U0266977

不孕不育诊断与治疗丛书·第一辑

BUYUN BUYU ZHENDUAN YU ZHILIAO CONGSHU·DIYIJI

名誉主编◎刘以训　丛书主编◎熊承良

*B*UYUN BUYU ZHONGYI LINCHUANG YIAN

不孕不育中医临床医案

主编◎张迎春

长江出版传媒　湖北科学技术出版社

图书在版编目(CIP)数据

不孕不育中医临床医案 / 张迎春主编. —武汉：湖北
科学技术出版社，2021.12
（不孕不育诊断与治疗丛书 / 熊承良主编. 第一辑）
ISBN 978-7-5706-1683-1

Ⅰ.①不… Ⅱ.①张… Ⅲ.①不孕症－中医治疗法 ②男性
不育－中医治疗法 Ⅳ.①R271.14 ②R256.56

中国版本图书馆 CIP 数据核字(2021)第 170134 号

策　　划：冯友仁
责任编辑：徐　丹　　　　　　　　　　　　　　封面设计：胡　博

出版发行：湖北科学技术出版社　　　　　　　　电话：027－87679454
地　　址：武汉市雄楚大街 268 号　　　　　　　邮编：430070
　　　　　（湖北出版文化城 B 座 13—14 层）
网　　址：http：//www.hbstp.com.cn

印　　刷：湖北恒泰印务有限公司　　　　　　　邮编：430223

787×1092　　　　　　1/16　　　　　　14.5 印张　　　　　　310 千字
2021 年 12 月第 1 版　　　　　　　　　　　2021 年 12 月第 1 次印刷
　　　　　　　　　　　　　　　　　　　　　　　　　定价：88.00 元

《不孕不育中医临床医案》

编 委 会

主　编　张迎春

副主编　张　花　姚国晋　韩红伟

编　委（按姓氏拼音排序）

陈玥婷　代　莉　戴少莲　甘雨娟

高　凯　高亚萍　郭希庆　韩红伟

黄碧琴　姜朵生　金三珊　李芳园

李兰荣　李艳波　林　云　王　蕊

谢　平　徐淑琴　薛婷婷　姚国晋

尹　燕　余　盼　喻磊杰　张　花

张迎春　赵　倩

主编简介

张迎春，女，主任医师，专技二级，硕士生导师，湖北省妇幼保健院中医科主任，国家中医药管理局"十二五"重点专科培育项目学科带头人，中国妇幼保健协会中医和中西医结合培训基地执行主任，第六批全国老中医药专家学术经验继承工作指导老师，湖北省首届中青年知名中医，湖北知名中医。

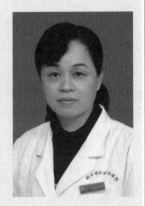

主要社会兼职：中华中医药学会妇科分会常务委员，中华中医药学会生殖医学常务委员，中国民族医药学会妇科专业委员会理事，中国妇幼保健协会中医和中西医结合分会常务委员，中国妇幼保健协会中医和中西医结合分会专家委员会常务委员，湖北省妇幼健康联盟中医专科联盟主任委员，湖北省中医药学会妇科分会副主任委员，湖北省中医药学会综合医院中医药工作委员会副主任委员，世界中医药联合会生殖医学专业委员会常务理事，世界中医药联合会国际妇科学会理事。

所获奖励：2012年获"全国优秀中医临床人才"称号；2013年在"三好一满意"活动中被湖北省卫生计生委授予"群众满意的医务人员"称号；2013—2014年度获湖北中医药大学教学基地授予的"优秀带教老师"荣誉称号；2015年被授予"湖北省首届中青年知名中医"称号；2016年大型公益评选中被评为"首届江城口碑医生"。2017年8月被国家卫生计生委授予"全国卫生系统先进工作者"称号。

科研：主持及参与科研项目数十项，获原国家卫生计生委科技进步二等奖1项，中国民族医药学会科学技术三等奖1项，湖北省科技进步三等奖3项，湖北省重大科学技术成果2项，主编著作5部，核心期刊发表论文30余篇。

从医30余年，主要从事中医药治疗PCOS及卵巢储备功能不足的应用基础及临床研究，对妇科疾病的诊治有独特的见解，特别是在复发性流产、先兆流产、不孕症、盆腔炎、卵巢功能低下等方面颇有造诣。

序　言

古人云:"不孝有三,无后为大。"随着现代社会工作、生活节奏的日趋加快,加上环境污染问题严重,人类生殖能力受到不同程度的影响,不孕不育患病率呈上升态势。不孕不育问题关系到社会稳定、家庭和睦。很多家庭为了能够生育,到处求医,研究和解决不孕不育问题迫在眉睫。

现代医学不断发展,不孕不育研究和诊疗技术也随之发展,如不孕不育免疫机制研究、男性不育机制研究、女性不孕机制研究、不孕不育心理问题研究、环境因素与不孕不育、中医对不孕不育的研究,以及微创技术、辅助生殖技术等新技术在不孕不育方面的研究都取得了长足的进步。但是不孕不育的机制究竟如何,诊断和治疗技术如何发展,孕育受阻,如何科学诊治,事关重大,尚需进一步探究。随着二孩生育政策的放开,希望生育二孩的家庭日趋增加,但是不孕不育成为障碍,尤其是大龄生育者更为焦虑。目前的图书市场上,以"不孕不育"为主题的专业著作数量不多,品质也良莠不齐,因此,组织不孕不育权威专家编写一套实用的不孕不育诊断和治疗技术相关的图书,为专业医生提供理论支持和技术上的参考,很有必要,具有极高的社会价值和现实意义。

"不孕不育诊断与治疗丛书"由华中科技大学同济医学院生殖医学中心专科医院院长、国家生育调节药物临床试验机构主任、中华医学会计划生育学会第八届主任委员、中国医师协会生殖医学专委会副主任委员熊承良教授牵头组织,由长期工作在不孕不育专业科研和临床一线的专家共同撰写。本丛书分别从不孕不育的免疫理论、环境因素、心理问题、男性不育、女性不孕、微创技术、辅助生殖、中医药、中西医结合及典型医案等方面,详细全方位解读不孕不育的有关问题。这些都是不孕不育基础理论和临床工作者必须面对和需要解决的问题,相信本丛书的出版,必将推动我国不孕不育的科学研究和临床生殖医学的发展,为优生优育做出贡献。

有鉴于此,我乐意将本丛书推荐给广大读者,是为序。

中国科学院院士

2019 年 7 月

前　言

　　不孕不育是世界妇科专家共同关注的疑难问题，发病因素复杂，包括影响生殖系统各个组成部分和神经内分泌机制各个环节，以及社会心理因素、环境因素等。在我国，不孕不育症发病率为 7％～10％，女方因素约占 40％，男方因素占 30％～40％，男女双方因素占10％～20％，严重影响了社会的稳定及家庭的幸福。

　　为此，湖北省妇幼保健院相关专家结合自身近 30 年的从医临床经验，编写了这本《不孕不育中医临床医案》。通过对多年累积的数个有代表性医案的个案分析，总结了从医近 30年的中医治疗不孕不育学术思想，病因病机分析，临床辨证、立法，以及中西医结合治疗手段和中医特色外治法等多程序的不孕不育临证经验。

　　本书系统阐述了中医治疗不孕不育相关疾病的优势，总结了有效的临床经验，从中医妇科治疗不孕症的发展史，再到各疾病的中医病因病机、西医病理、中西医结合治疗手段、临床验案及个案的分析总结等方面，介绍了排卵障碍性不孕、输卵管性不孕、子宫性不孕、免疫性不孕、复发性流产、先兆流产、辅助生殖与不孕、男性不育。书中用方大多为中医经典方的加减及临床工作的经验方，立方遣药，力求以最少的药味、最小的剂量达到最好的疗效，并且附上个人专病专方临床用药的临床观察。在编著中，力求做到实用性与科学性相结合，中医思辨过程与现代医学检测手段有机融合，相互佐证，从而使传统中医学更具有客观性及真实性，充分反映了当前中医治疗不孕不育领域的新进展。

　　学科发展永无止境。不断从个案中找到疾病的发生、发展演变规律，提高临床治疗能力，实乃我辈社会责任，亦是总结和发扬中医妇科学之所需。本书既总结了有效的临床治疗经验，也反映了治疗中的曲折与不足，可谓抛砖引玉。虽欲求尽善尽美，然书中难免存在不足、疏漏或不妥之处，敬请指正。

张迎春

2021 年 4 月

目 录

第一章　概述 …………………………………………………………………………… 1

  第一节　生殖器官的组成 …………………………………………………………… 1

  第二节　不孕症的定义、分类 ……………………………………………………… 2

  第三节　不孕症的中医特色治疗 …………………………………………………… 3

  第四节　不孕不育经典理论著作 …………………………………………………… 5

  第五节　中医辨证论治 …………………………………………………………… 11

  第六节　不孕不育相关疾病研究进展 …………………………………………… 13

第二章　排卵障碍性不孕 …………………………………………………………… 16

  第一节　多囊卵巢综合征 ………………………………………………………… 16

  第二节　卵巢储备功能不足 ……………………………………………………… 30

  第三节　卵巢早衰 ………………………………………………………………… 39

  第四节　子宫内膜异位症 ………………………………………………………… 49

  第五节　黄体功能不全 …………………………………………………………… 65

  第六节　未破裂卵泡黄素化综合征 ……………………………………………… 72

  第七节　高泌乳素血症 …………………………………………………………… 81

第三章　输卵管性不孕 ……………………………………………………………… 93

  第一节　盆腔炎性疾病 …………………………………………………………… 93

  第二节　异位妊娠 ……………………………………………………………… 108

第四章　子宫性不孕 ………………………………………………………………… 118

第五章　免疫性不孕 ………………………………………………………………… 129

第六章　复发性流产 ………………………………………………………………… 139

第七章　先兆流产 …………………………………………………………………… 156

第八章　辅助生殖技术与不孕 ……………………………………………………… 166

第九章　男性不育症 ………………………………………………………………… 176

  第一节　男性不育症概述 ………………………………………………………… 176

  第二节　无精子症 ……………………………………………………………… 178

  第三节　少精子症 ……………………………………………………………… 181

  第四节　畸形精子过多症 ………………………………………………………… 185

第五节　精子活力低下症 ……………………………………………… 187

第六节　死精子症 ……………………………………………………… 190

第七节　精液不液化 …………………………………………………… 193

第八节　不射精症 ……………………………………………………… 195

第九节　免疫性不育症 ………………………………………………… 200

第十节　临床案例 ……………………………………………………… 204

第十章　不孕不育专方专病临床研究 ………………………………… 210

第一节　消抗汤治疗免疫性不孕症 120 例 …………………………… 210

第二节　针药对卵巢储备功能影响的临床研究 ……………………… 211

第三节　中药配合介入术治疗输卵管阻塞性不孕临床观察 ………… 213

第四节　中药外治法治疗输卵管炎性阻塞性不孕临床观察 ………… 216

第五节　愈宫汤治疗子宫切口愈合不良临床观察 …………………… 218

第一章 概 述

第一节 生殖器官的组成

一、女性生殖器

女性生殖器由外生殖器和内生殖器组成。外生殖器又称为外阴，指生殖器的外露部位，它包括阴阜、阴蒂、大阴唇、小阴唇和阴道前庭，前庭部位有阴道和尿道开口，阴道口中间有带一小孔的处女膜，一般第一次性交时破裂并出血，形成处女膜痕，两旁有前庭大腺开口。内生殖器包括阴道、子宫、输卵管、卵巢，后两者称为子宫附件。

阴道是性交和胎儿娩出的软产道。其上端包绕宫颈的部位叫"阴道穹隆"，后穹隆最深。前壁长 7～9 cm，后壁长 10～12 cm。

子宫是壁厚、腔小的以肌肉为主要结构的器官，内壁覆盖黏膜，称为子宫内膜。青春期后，受性激素的周期性变化影响，发生周期性增生和脱落，脱落时即产生月经血；性交后精子从阴道通过子宫到输卵管；受精卵又回到子宫，以子宫内膜为"土壤"把自己种起来，即是我们说的"着床"，之后就在此发育；分娩时子宫收缩使胎儿及胎盘娩出。正常成年女性的子宫为倒置的梨形，上端称为子宫底，下端称为宫颈口。子宫长 7～8 cm，宽 4～5 cm，厚 2～3 cm，宫腔容量约 5 ml，子宫上部较宽称为子宫体，上端两侧连接输卵管，下部狭窄称宫颈，向下突出，其下 1/3 伸入阴道内，称为子宫颈阴道部，即是我们妇检能看到的部分，是宫颈糜烂和宫颈癌的好发部位。

输卵管为一对细长的、柔软的管，远端呈喇叭状，近端开口于宫腔，远端开口于盆腔，全长 10～12 cm。由近端向远端分为：输卵管子宫部、输卵管峡部（是输卵管最狭窄处，是结扎术的部位）、输卵管壶腹部（管径粗而弯曲，约占输卵管长的 2/3，是精卵受精部位，受精后蠕动送回子宫，此处也是宫外孕的好发部位）、输卵管漏斗部又称输卵管伞端，其末端游离，呈指状突起，是输卵管拾卵的部位。

卵巢是一对扁椭圆形的性腺，大小和形态随年龄而变化，是分泌性腺和产生卵泡、排卵的器官。其下端借卵巢固有韧带连于子宫底两侧。上端靠近输卵管伞端。

二、男性生殖器

男性生殖器包括内生殖器和外生殖器。内生殖器由生殖腺（睾丸、输精管道）和附属腺体（精囊腺、前列腺和尿道球腺）组成。输送管道包括附睾、输精管、射精管和尿道。

睾丸主要有两方面功能：产生精子和雄性激素。睾丸产生的精子，贮存于附睾内，射精时经输精管、射精管和尿道排出体外。精囊腺、前列腺、尿道球腺产生的分泌物组成精浆，是精液的重要组成部分，与精子生存和活力大小有密切关系。精液呈乳白色，弱碱性，正常一次排精 2～5 ml。

外生殖器包括阴囊和阴茎。阴囊内有睾丸、附睾和精索下部等部分内生殖器，起着保护这些内容物的作用，同时可调节囊内温度，为睾丸产生精子提供了良好的环境。

第二节 不孕症的定义、分类

一、不孕症的定义

世界卫生组织（WHO）有关不孕症的定义：一对夫妇具有正常性生活，未采取避孕措施 1 年而仍未能怀孕者诊断为不孕。发病率为 10％～15％，可能更多。每个周期排卵 1 次，卵子排出后存活 24～48 h，精子在女方体内存活约 72 h。一对夫妇同居一年，未避孕约有 80％的妊娠率。

二、不孕症的分类

1. 按夫妇两方面的原因分类

1）女性不孕症：男方检查正常，由女方原因引起的不孕者。

2）男性不育症：女方检查正常，由男方原因造成的女方不孕者。

3）男女双方性不孕症：由男女双方原因引起的不孕者。

2. 按曾是否受孕分类

1）原发性不孕：从未受孕者。《山海经》称"无子"，《千金要方》称"全不产"。

2）继发性不孕：曾有过妊娠，未避孕而又 1 年以上不再受孕者。《千金要方》称"断绪"。

3. 按预后情况分类

1）绝对性不孕：夫妻一方有先天性或后天性解剖生理缺陷，无法矫正而不能受孕者。

2）相对性不孕：夫妻一方因某种因素以致生育能力降低，或妨碍受孕，而经过治疗后能受孕者。

4. 按生理病理特点分类

1）生理性不孕：青春期、哺乳期、月经期等，由于生理特点而不能受孕者。

2）病理性不孕：生理功能紊乱、炎症、性病、结核、子宫内膜异位症、肿瘤或其他器质性病变等，由于病理原因而引起的不孕者。

5. 按病变属性分类

1）功能性不孕：由于生殖神经内分泌功能失调而不能受孕者。

2）器质性不孕：由于器质性病变原因而引起的不孕者。

6. 按病发部位、因素分类

1）按病发部位分类：卵巢性不孕、宫颈性不孕、子宫性不孕、输卵管性不孕等。

2）按发病因素分类：内分泌失调（排卵障碍）、性功能障碍、炎症、肿瘤、免疫、理化、环境及精神心理因素不孕等。

7. 按中医病因病机分类 分为肾虚、肝郁、痰湿、血瘀不孕等。

8. 按先天、后天因素分类

1）由于先天性发育异常或遗传性疾病引起的不孕，称为先天性不孕。

2）因后天的功能失调或生殖器官器质性病变所致的不孕，称为后天性不孕。

9. 世界卫生组织的分类法 WHO关于女性不孕简化调查中提出的诊断及分类方法如下。

1）性功能障碍：诊断标准是没有生育期的知识、性生活次数少（每月≤2次）、高泌乳素血症（诊断标准是血清泌乳素水平持续升高的患者，并未证实有下丘脑-垂体病变和无甲状腺功能减退症）。

2）下丘脑垂体区器质性病变：标准是蝶鞍异常，可能是垂体区或垂体内的肿瘤，包括泌乳素瘤或垂体外病变所导致的压迫，如脑膜瘤或颅咽管瘤。

3）闭经伴高促卵泡生成素：可能出现在原发性闭经或继发性闭经中且提示卵巢衰退，但染色体核型正常者。

4）闭经伴有足量内源性雌激素，可发生在原发性闭经或继发性闭经中并具有以下情况：①黄体酮撤退试验阳性或未做；②雌二醇水平正常。

5）闭经伴有低内源性雌激素，可发生在原发性闭经或继发性闭经任何一种诊断中并具有以下情况：①黄体酮撤退试验阴性或未做；②雌二醇水平低；③促卵泡生成素（FSH）正常；④甲状腺功能正常。

6）月经稀发：此诊断指有自然月经，出血间隔36 d至6个月，且患者不能列入其他诊断类型。

7）不规则月经和（或）排卵，诊断要求具有下列条件之一：①月经类型不规则；②月经规律或月经稀发，为非持续排卵；③月经类型为月经频发但有持续排卵。

8）无排卵但有规律月经，条件是月经规律或月经频发伴有持续无排卵。

第5～8项诊断必须伴有排卵功能失调，在没有找到任何病因学诊断时使用，需具备下列情况：①无药物治疗史；②无全身疾病史；③无环境和职业因素；④无酗酒或使用药物过量；⑤泌乳素水平正常。

第三节　不孕症的中医特色治疗

一、不孕症的检查顺序

不孕症的检查顺序如下。

（1）在排精后 72～168 h 检查精液常规，以帮助了解男方精子的情况。

（2）女方的排卵情况，一般在下次月经之前 18 d 左右，通过 B 超监测卵泡发育情况、排卵情况及子宫内膜情况。

（3）女方输卵管情况，一般是通过输卵管造影检查或宫腔镜、腹腔镜探查加通液术。

（4）查双方免疫性不孕抗体中的抗精子抗体。

二、不孕不育的中医特色治疗

早在 2000 多年前，《素问·骨空论》已有关于不孕的记载，继后，历代妇科医籍均有"无子""全不产""断绪""绝嗣"的描述，并辟有"求嗣""种子""嗣育"专门对不孕症的治疗进行专题讨论。中医治疗不孕不育历史悠久，具有一定的理论基础和丰富的临床实践经验，取得了较好的疗效。除了中药口服，针对某些特殊类型原因导致的不孕，中医还有相关的外治法，现简述如下。

1. 针对不孕不育的病因　不孕不育的病因复杂，针对卵巢、输卵管、盆腔、免疫及男性等因素，中医可采取以下治疗方法。

用中药、针灸、艾灸、耳针及穴位埋线法促排卵治疗排卵障碍。

中药保留灌肠、外敷、中药离子导入及内服治疗输卵管及盆腔粘连等，可大大提高妇女受孕率。

免疫性不孕者（抗精子抗体阳性），除采取隔离措施外，还可采用中西医等方法结合治疗，无副作用，疗效好。

男方精子质量差，数量少，也是影响不孕的重要因素之一，采用中药"补肾填精"之法，能提高男子精子质量，进而提高受孕率。

2. 复发性流产　复发性流产从中医辨证而言，有肾虚、脾肾两虚、血热和血瘀等虚实、寒热之不同。其中医病机为"肾虚，冲任不固，胎元不固"，证候以肾虚和脾肾两虚较为常见。平素体质虚弱，反复自然流产，常见于黄体功能不健、妊娠期 TH_1/TH_2 细胞因子平衡失调或封闭效应低下等，治疗方法是补肾健脾，养血安胎。素体阴虚、气阴两虚，常见于自身免疫损伤，如抗磷脂抗体阳性或母胎血型不合、病毒感染阳性等，治法是清热养血，滋肾安胎。有子宫肌瘤病史或精神因素的复发性流产患者，其中医证候多属气滞血瘀，治疗方法是理气和血安胎。宫寒也是导致复发性流产的一个重要原因，现在不良的生冷饮食习惯及少、短、透的着装习惯等均是造成宫寒的直接原因，运用暖宫贴、艾灸及暖宫散寒中药治疗。

采用现代医学最新检测手段检查流产原因，针对各种病因治疗的同时结合中医辨证施治，以"预防为主，防治结合"的原则，孕前补肾健脾，益气养血，调固冲任，为再次受孕打好基础，一旦受孕，即进行保胎治疗，避免再次流产等。

3. 妇科盆腔炎性疾病

1）宫颈炎：宫颈轻、中度糜烂，有生育要求的患者，我们采用纯中药"祛腐生肌散"喷洒宫颈糜烂面，起到祛腐生肌，修复溃疡的作用。

2）盆腔炎：对于慢性及亚急性盆腔炎患者，我们采用中药外敷与中药灌肠疗法，具有疗效好及不易复发的特点，方法如下。

（1）中药外敷法：运用引气活络、清热解毒的中药研成粉末，装袋蒸热外敷，经皮透络进行消炎治疗。

（2）中药灌肠的治疗方法：运用清热解毒、活血化瘀的中药药液灌注于直肠内，保留一晚上，经过渗透直达病变局部而除病，这一疗法既可消炎，又可起到排便及美容的作用。

（3）中药内服的治疗方法：我们运用疏肝理气、化瘀止痛的中药内服，起到消炎化包块的作用。

（4）消癥膏外治疗法：运用引气活络、活血化瘀的中药制成膏剂敷贴在某些穴位上，起到软坚散结、消包块的作用。

在临床上往往根据病情轻重，病变部位及是否有包块等多种情况，运用多种方法，内服外敷配合或内服外敷加灌肠等。另外，用导管丝疏通近端阻塞的输卵管加通液治疗，也能有效地保持输卵管通畅，提高妊娠率。根据这一特色疗法，解除了不少妇女的痛苦，更使不少不孕患者实现夙愿。

第四节　不孕不育经典理论著作

不孕不育随着人类的诞生而存在，它影响着种族繁衍，家庭和睦，中医古籍中有许多医书是专门或重点讲述生育内容的，可称为求嗣专著。主要有唐代昝殷《经效产宝》，宋代陈自明《妇人大全良方》，明代万全《广嗣纪要》，明代岳甫嘉《妙一斋医学正印种子篇》，清代叶天士《秘本种子金丹》，张介宾《妇人规》，清代傅山《傅青主女科》。今选其要者，简介如下。

一、《经效产宝》

昝殷，唐代，四川成都人。《经效产宝》，又名《产宝》，成书于公元847—852年。作者昝殷集唐代以前诸家关于胎产的论述，兼收民间验方，结合个人临床经验著成此书。

《经效产宝》3卷，分52篇，371方。上卷论述养胎、保胎、安胎、食忌、恶阻、胎动不安、漏胞下血、身肿腹胀以及难产诸疾，特别对横产、倒产做了重点介绍。中下卷论述产科各种疾病的治疗与方剂，共25篇。本书围绕妊娠、分娩、产后等病症详论证治。每类证型先列医论，后述方药；治疗上重视调理气血，补益脾肾，对产后血晕的急救措施符合实际，且简便易行。

该书收集了有关经闭、带下、妊娠、难产、产后诸症等备验药方378首。书中所载处方和短论简单明了，实用性强。如对胎动不安（即先兆流产），指出原因有二：一是孕妇有病，因而胎动流产；二是胎儿先天发育不良，引起流产。对胞衣不出的分析、对于难产的治法等，至今仍具指导意义。该书保留了唐以前产科方面的经验方药，为后世妇产科之法则，对中国产科发展有一定贡献。

二、《妇人大全良方》

陈自明出身于中医世家，从小随父学医，通晓《黄帝内经》《神农本草经》《伤寒杂病论》等经典医学著作，并将名家医论与祖传经验相结合，在临床实践中加以应用。他认为"医之术难，医妇人尤难，医产中数症，则又险而难"，因此，他潜心钻研中医妇产科，遍览医籍，博采众长，结合家传验方进行整理，形成对妇科独特的理论思想。陈氏强调了妇女月经的先天来源，突出了冲任、天癸与月经的关系，同时亦不可忽视后天脾胃运化的水谷精微在月经产生方面的重要作用。此外，他还将妇女的生理发育和病理变化分为3个类别，即室女、已婚和七七天癸尽数之后，即青春未婚期、已婚期、绝经期三个阶段，来归纳分析不同的病症。即室女期，由于青春期的变化，思虑等情志变化为多，故其病多在心脾。而对于绝经之后的胞宫出血，则多考虑肝肾虚热。至于一般的月经失调，则认为多与冲、任、肝、脾有关。对于妇科诸病的病机，陈氏抓住主要病理变化，注重气血逆乱，经脉逆行，五脏功能失常，可谓治病求本。

陈氏于嘉熙元年（1237年）编成我国历史上最早的一部妇产科专著《妇人大全良方》24卷。该书将妇产科疾病归纳为调经、众疾、求嗣、胎教、妊娠、难产、产后等八门，260余论。每门有病理分析和医治方案，内容丰富，条目清楚，论述简赅，处方精妥。其中对妇人乳悬、乳疬、乳硬、带乳、乳泣、吹乳诸症都有独到见解，特别是论述乳岩（癌）尤为精辟。此症当时尚未引起人们重视，他却详加论述，指出这种疾病"早期治疗或可内消；若不予治疗，乳将巉岩而崩，烈如热瘤，或内溃深洞，血水滴沥，则后果险恶"。对癌症观察、研究先于世界各国。《妇人大全良方》集宋以前妇产科医术之大成，为宋、元、明、清，以至现代医学治疗妇科疾病的重要参考资料和开展这一学科研究的理论基础。

三、《广嗣纪要》

《广嗣纪要》一书，为明代名医万全（密斋）所著，刊于1549年，是一部专论生育的著作。其主要内容为："一曰修德，以积其庆；二曰寡欲，以全其真；三曰择配，以昌其后；四曰调元，以却其疾；五曰协期，以会其神。遵而行之，有子之道也。"在择配篇中，指出了早婚早育的害处，强调了晚婚晚育的好处。指出女子有5种病影响交合与生育，为"螺、纹、鼓、角、脉"，后世称五不女；亦指出影响男子生育的"生、纵、变、半、妒"，后世称五不男。在寡欲篇中，主要指出求子之道，男子贵清心寡欲以养其精，女子贵平心定意以养其血。在调元篇中强调男方因素导致不孕的重要性，曰："无子之因，多起于父气之不足，岂可归罪于母血之虚寒。"还指出，男女健康是生育的基本条件，若体质不健，则应通过调养补益而后生育。该书设有许多男性不育的治疗方剂，如螽斯丸、壮阳丹、养精种子丸、血余固本九阳丹、乌发种子方、补阴丸等。

四、《妙一斋医学正印种子篇》

明代医家岳甫嘉所著《妙一斋医学正印种子篇》上卷，是论男性不育的专篇，对后世辨证论治该病有较大影响。其提倡的主要学术观点可归纳为：①审因论治益肾固本。指出男性不育有肾之本经病与他经病不同，如在肾，虚为不育之本，而他经之病为不育之因。岳氏诊治男子不育，重视因与本的关系，自始至终贯穿着治病审因的学术思想，强调先治他经之病以去其因，后议补肾种子。②种子宜固不宜涩。岳氏认为固精与涩精大有区别，固精乃正其本源，涩精乃治标对症之法。岳氏指出："种子之法，要在固精，而涩精之药，尤种子所忌。"③折心火以安相火。岳氏认为，男子不育以相火妄动为最多，心火宁则相火平，心火旺则相火扰动。论治以清滋心肾为主，尤重折其心火佐安心神。④平调阴阳温润并重。岳氏用药强调温润并重，阳虚病例也参以滋阴，反对一味壮阳之法。⑤调制众剂型内外并用。岳氏之专著载有汤、丸、散、膏、丹、酒等剂型，应用灵活，并创制擦牙漱津、熏脐、外洗等外用疗法，实乃男性不育综合治疗开拓之举。

五、《秘本种子金丹》

《秘本种子金丹》是清代名医叶天士之著作，刊于1896年，是历代讲男性不育症内容最丰富的一本求嗣专书。上卷全部为种子内容，且以男性不育内容为主。在种子总论中，强调种子之法："男当养其精而节其欲，使阳道常健，女当养其血而平其气，使月事以时下，交相培养，有子之道也。""种子之法，男子必先养精，女子必先养血……"主张养精之法有五，一曰寡欲，二曰节劳，三曰息怒，四曰戒酒，五曰慎味。强调受孕应注意掌握"真机""的候"，即在女性排卵期时交而易孕。该著对男性不育的病机变化和本质有详细阐述，对后世影响较大。记载了治男子精少艰嗣之固本丸、治男子瘦弱艰嗣之无比山药丸、治男子精薄艰嗣之梦熊丸、治男子精泻艰嗣之种子丹等众多不育治疗专方。

六、《妇人规》

张景岳，又名介宾，字会卿，别号通一子，明末会稽（今浙江绍兴）人，是明代杰出的医学家，他的学术思想对后世影响很大。张景岳晚年集临床各科、方药针灸之大成，辑成《景岳全书》64卷。其中《景岳全书·妇人规》2卷是张景岳的妇产科专著，共分9类论述，即经脉类、胎孕类、产育类、产后类、带浊类、乳病类、子嗣类、瘰类、前阴类，反映了他强调妇科病症多有情志病因，调经贵在补养脾肾，安胎须详察寒热虚实，求嗣之术唯以填补命门，产后诸症有虚有实，不能概行大补等学术特点。

1. 妇人之病，七情之伤为甚　张景岳在《妇人规》中首引谚语："宁治十男子，莫治一妇人。"并指出："此谓妇人病不易治也。何也？不知妇人之病，本与男子同，而妇人之情，则与男子异。盖以妇人幽居多郁，常无所伸，阴性偏拗，每不可解。加之慈恋爱憎，嫉妒忧恚，罔知义命，每多怨尤，或有怀不能畅遂，或有病不可告人，或信师巫，或畏药饵，故染着坚牢，根深蒂固，而治之有不易耳，此其情之使然也。"临证因情志因素而致病者，女性远远高于男性。与男子相较，女子有经、带、胎、产等生理特点。张氏指出："女子以血为主，血旺则经调，而子嗣、身体之盛衰，无不肇端于此，故治妇人之病，当以经血为先。"而经血失调所出现的经早、经迟、经乱，"病之肇端，则或由思虑，或由郁怒，或以积劳……，多起于心、肺、肝、脾四脏，及其甚也，则四脏相移，必归脾肾"。

张氏还认为妇人"凡欲念不遂,沉思积郁,心脾气结,致伤冲任之源,而肾气日消,轻则或早或迟,重则渐成枯闭"。这里张氏说明了情志失调是形成妇科疾患的重要因素。

张氏在论及月经病时强调:"但使精气无损,情志调和,饮食得宜,则阳生阴长,而百脉充实,又何不调之有?苟不知慎,则七情之伤为甚,而劳倦次之。"此处阐明了心理调摄是妇女健康的重要保证。

对于妇科某些精神疾患的成因,张氏更有其独到见解。如"妇人梦与鬼交"一症,古代医家多从鬼神立说,而张氏明确指出了该病病因非由鬼神作祟,而是由患者情志异常所致。他认为:"妇人之梦与邪交,……由欲念邪思,牵扰意志而为梦者,此鬼生于心,而无所外干也……"现代精神病学也认为,女性出现"梦交"一症,多因精神情绪紊乱,或神经衰弱,或内分泌失调而致。

2. 调经之要,贵在补养脾肾 张景岳认为妇女月经与脾肾至关重要。女子以血为本,所以,月经调与不调,与其健康关系密切。张氏云:"女子以血为主,血旺则经调,……故治妇人之病,当以经血为先。"认为天癸"乃后天之阴气",为"无形之水",具长立之功。故天癸为人体生长发育至衰老阶段的重要物质,主宰月经,显然,天癸必赖肾气以滋养生发。张氏认为:"月经之本……,所重在胃气,所重在心脾生化之源。"依张氏之见,"调经之要,贵在补脾胃以资血之源,养肾气以安血之室"。临证观察,不论七情、六淫、饮食起居伤于心、肺、肝、脾者,然"及其甚也,则四脏相移,必归脾肾"。而且妇人之病,虚证多,实证少,故治疗多用补肾补脾之法,尤以补肾为重点。妇女经乱,食少,神疲肢倦,或统摄无权,为崩为漏,张氏喜用甘药补脾,以益血之源。"故凡见血脱等证,必当用甘药先补脾胃,以益发生之气",如此,"则阳生阴长,而血自归经矣"。若房室纵肆不慎,戕伤肾阴,施泄失职,冲任亏败,泉源日涸,则致经少血淡,经后腹痛,困惫难支,腰膝如折,甚或源断其流,血枯经闭,羸弱困倦,咳嗽咯血,潮热,食减等虚损之证。张氏认为"妇人因情欲、房室以致经脉不调者,其病皆在肾经,此证最多"。所以,肾精匮乏,真阴耗竭,非培补不能为功。若肾阴亏者,用左归饮(丸)、六味地黄丸之类;若肾阳亏者,用右归饮(丸)、金匮肾气丸之类,可见张氏调经重在脾肾的治疗特点。

3. 安胎之法,须详察寒热虚实 张景岳诊治妊娠病,每"随证随经,因其病而药之",并非固守成方不变。如胎气不安,因于寒者,喜热畏寒,吞酸胀满呕恶,泄泻,脉沉细,宜温其中;因于热者,烦热口渴,漏血溺赤,脉滑数,宜清其热;因于虚者,心脾不足则心悸气短,神疲乏力,肝肾不足则腰酸腹坠,头晕耳鸣,小便频数,宜补其虚;因于实者,恶心呕吐,胀满不食,宜泻其实。概言之,"宜凉则凉,宜补则补,唯以安之、固之为主治"。古人咸推白术、黄芩为安胎圣药,张氏以为不辨寒热虚实而投之,必然为害匪浅。张氏认为,"盖胎气不安,必有所因,或虚或实,或寒或热,皆能为胎气之病,去其所病,便是安胎之法"。如恶阻因冲任之气上逆者,用半夏茯苓汤降逆和胃;因脾胃气虚者,用五味异功散助其运化;肝肾阴虚者,用理阴煎温补肝肾。胎漏乃"妊妇经血不固"所致,其"有因胎气者,有因病气者"。因血热者,用保阴煎;脾不摄血者,用寿脾煎、四君子汤;脾肾俱虚者,用五阴煎。张氏指出:"胎孕不固,无非气血损伤之病。盖气虚则提摄不固，血虚则灌溉不周，所以多致小产，故善保胎者，必当专顾血虚。"可见张氏保胎须详察寒热虚实，治疗侧重益气养血补虚。

4. 求嗣之术，唯以填补命门　关于不孕症，张景岳认为："男子则在精，女人则在血，无非不足而然。"责之于男女双方。张景岳认为，"妇人所重在血，血能构精，胎孕乃成，欲察其病，唯于经候见之；欲治其病，唯于阴分调之"。故经候不调，皆属真阴之病。"真阴既病，则阴血不足者，不能育胎；阴气不足者，不能摄胎，凡此摄育之权，总在命门，……所以凡补命门，则或气或血，皆可谓之补阴，而补阴之法，即培根固本之道也"。张氏认为："调经种子之法，亦唯以填补命门，顾惜阳气为之主。"指出肾乃藏精之所，内寄水火，为人体阴阳的根本。若水亏火衰，则易致阴虚之病，故培补命门，可冀孕育。张氏独具匠心，创制诸如毓麟珠、赞育丹、左归饮（丸）、右归饮（丸）、归肾丸等名方，足有调补真阳、益肾填精之妙用。可见张氏治疗不孕重在培补命门真阴真阳。

5. 产后诸证，不得概行大补　对于产后诸证，张景岳指出："凡产后气血俱去，诚多虚证。然有虚者，有不虚者，有全实者。凡此三者，但当随证随人，辨其虚实，以常法治疗，不得执有成心，概行大补。"说明产后证多虚，但不全是虚证。若产后"形气不足，病气有余，或兼火邪，或兼外邪，或以饮食停滞，是亦虚中有实"，不得不先行攻其有余，或攻补兼施，决不能以为产后形气不足，而概行大补气血以壅邪。若拘泥于产后"皆当以大补为先"之说，不辨证候虚实，一味蛮补，就会犯"实实"之戒。产时气血暂见耗损，不日来复，大可不必概行大补。当然须用补法处，还是用补法的。如产后阴血大亏发痉，或产后气血俱虚，血淡、血下津津不已者，用大补元煎或十全大补汤大补气血之法，即为产后用补法之例证。重要的是产后证有虚有实，不能概行大补。

综上所述，张景岳的《妇人规》是我国古代重要的妇产科专著之一，对祖国医学的妇产科理论与临床的发展做出了较大贡献。

七、《傅青主女科》

傅青主（1607—1684 年），名傅山，字青竹，后改字青主，山西阳曲人，是明末清初著名的医学家。著有《傅青主女科》《傅青主男科》等传世之作，在当时有"医圣"之名。先就种子十法简述如下。

傅青主提到的第一个不孕是身瘦不孕：妇人有瘦怯身躯，久不孕育，一交男子，即卧病终朝……是血虚之故乎……肝气不和，则精不能泄，肾精既泄，则肝气亦不能舒……此阴虚火旺，不能受孕……方用养精种玉汤，水煎服……服此者果能节欲三月，心静神，清自无不孕之理。这是属于精血亏损型的，其证候可表现为婚久不孕或孕后易堕，形体消瘦，面色萎黄，皮肤不润，头晕目眩，或有月经后期，量少、色淡等。现代西医检测，会发现排卵功能紊乱或黄体功能不足的情况。

第二个不孕是胸满不思饮食：妇人饮食少思，胸膈满闷，终日倦怠思睡，一经房事，呻吟不已……是肾气不足……治法必以补肾气为主……兼补脾胃……方用升提汤，水煎服，三月而肾气大盛，再服一月，未有不能受孕者……补脾胃之气与血，正所谓补肾之精与水也。此条为脾肾两虚的不孕症，临床上属于卵巢功能低下或子宫发育不良，即本方有增加卵巢与子宫的重量及促进排卵的作用。

第三个不孕是下部冰冷不受孕：妇人有下身冰冷，非火不暖，交感之际，阴中绝无温热之气……是胞胎寒之极乎；夫寒冰之地不生草木，重阴之渊，不长鱼龙，今胞胎既寒，何能受……乃心肾二火之衰微也……方用温胞饮，水煎服，一月而胞热……若改汤为丸，朝夕吞服，尤能摄精。临床见宫寒不孕者，多有先天发育不良的情况，如子宫或卵巢发育小，或仅现月经量少、色淡，甚至闭经，形寒肢冷，性欲淡漠，纳少便溏等。故询问发育史相当重要。

第四个不孕是胸满少食不孕：妇人有素性恬淡，饮食少则平和，多则难受或作呕……脾胃虚寒……然脾之母源在肾之命门，胃之母源在心之包络，欲温补脾胃二经之火，益母旺子必不弱……方用温土毓麟汤，水煎服，一月可以种子矣。这个不孕，与胸满不思饮食不孕的肾气不足，治以温肾养气的升提汤不同，升提汤在滋补精血（气虚），不同于温土毓麟汤的温养脾肾之阳气。升提汤有终日倦怠思睡之证，是气虚。温土毓麟汤则有呕吐清水的阳虚之证。需要仔细辨别。

第五个不孕是少腹急迫不孕：妇人有少腹之间自有紧迫之状，急而不舒不能生育……带脉之拘急……由于腰脐之气不利也……由于脾胃之气不足也……必大补其脾胃之气与血而腰脐可利，带脉可宽，自不难于孕育矣，方用宽带汤，水煎，四剂少腹无紧迫之状，服一月即受胎。此为继发不孕或屡孕屡堕的滑胎者……临床多为习惯性流产而继发不孕的，或患慢性盆腔炎及体质差多病者等。以上先介绍傅青主的五个不孕诊治，但在临床上，所有方剂还有赖医生视患者实际状况，加减方剂才是正途。

第六个不孕是嫉妒不孕：妇人有怀抱素恶不能生子者……谁知是肝气郁结乎？夫妇人之有子也，必然心脉流利而滑，脾脉舒舒徐徐而和，肾脉旺大而鼓指，始称喜脉，未有三部脉郁而能生子者……以肝木不舒必下剋脾土而致塞脾土之气，塞则腰脐之气必不利……必不能通任脉而达带脉，则带脉之气亦塞矣……胞胎之门必闭，精即到不得其门而入矣……方用开郁种玉汤……一月则郁结之气开。临床上较多见的是肝郁型不孕。在妇科产检上也往往呈多样性，如排卵功能障碍中的无排卵或黄体功能不健；生殖器官疾病中的宫颈炎、输卵管炎、盆腔炎等。但在中医辨证上，不论出现何种证候，总有情志抑郁，多虑善太息，或烦躁易怒等情绪不宁，治法上均可考虑用疏肝解郁的开郁种玉汤。笔者在临床上遇到许多女性因工作压力导致情绪低落，多主用开郁种玉汤治疗。使用针灸治疗时，往往都用到宁神的针法，用意即在此。

第七个不孕是肥胖不孕：妇人有身体肥胖，痰涎甚多，不能受孕者……谁知是湿盛之故乎……湿盛者多肥胖，肥胖者多气虚，气虚者多痰涎，外似健壮而内实虚损也……治法必须以泄水化痰为主……方用加味补中益气汤……八剂痰涎尽消，再十剂水湿利，子宫涸出，易于受精而成孕矣。临床证候为不孕，月经失调，稀发或量少，甚则闭经，形体渐胖，肢体多毛，胸闷纳减，喉中多痰，嗜睡乏力，头晕目眩，白带增多，年轻女性还可有面部痤疮较多等。类似多囊卵巢综合征，高雄激素血症所致卵巢排卵障碍。

第八个不孕是骨蒸夜热不孕：妇人有骨蒸夜热，遍体火焦，口干舌燥，咳嗽吐沫，难于生子者……骨髓过热则骨中空虚，唯存火烈之气，又何能成胎？……方用清骨滋肾汤……水煎连服三十剂而骨热解，再服六十剂自受孕。由服用方剂数量可知，骨蒸夜热不孕颇难治疗。临床上此证类似血枯经闭型，应特别注意经水之变化，是否受到慢性消耗性疾病的影响，尤其肺结核一类。

第九个不孕是腰酸腹胀不孕：妇人有腰酸背楚胸满腹胀，倦怠欲卧，百许求嗣不能如愿……是任督之困……方用升带汤……水煎连服三十剂而任督之气旺，再服三十剂而疝瘕之症除。此证相当现代医学中的输卵管炎伴有炎性肿块、卵巢囊肿、子宫肌瘤及子宫内膜异位症等。

第十个不孕是便涩腹胀足浮肿不孕：妇人有小水艰涩，腹胀脚肿不能受孕者，人以为小肠之热也，谁知膀胱之气不化乎……水湿之气必且渗入胞胎之中，而成汪洋之势矣。汪洋之田，又何能生物也哉……方用化水种子汤……二剂膀胱之气化，四剂艰涩之症除，又十剂虚胀脚肿之病形消，再服六十剂，肾气大旺，胞胎温暖易于受胎而生育矣。此不孕症的症状，类似现代医学的泌尿系疾患，如膀胱炎、肾盂肾炎等。这些慢性疾病的存在是可以导致不孕的发生，但治疗时应分清主次，在确诊的情况下先治内科疾患，待愈后方可议不孕之治疗。否则即使受孕，对以后妊娠中的母体及胎儿双方身体健康都不利。

上述介绍仅列举历代求嗣专著精华中的一小部分内容，实难反映其全貌。从中亦不难看出，祖国医学确实是治疗男女不孕不育之宝库，有待我们进一步发掘、整理，更好地加以运用。

第五节　中医辨证论治

中医传统理论认为，机体对生殖功能的调节是通过脑-肾-冲任-胞宫这条轴线进行的，相当于现代医学中枢神经系统的下丘脑-垂体卵巢间的生殖功能调节。冲、任、督三脉主妊娠，冲脉虚则见不孕；任脉损伤，元阴不足，则生殖功能衰退，也会导致不孕；督脉主持一身之阳气，故其为病主要致宫寒不孕。而肾虚者则阴精不足，生殖功能低下，月经不能按期而致则月经失调，不能摄精成孕。故治疗不孕不育要以温肾健脾、养血调经为首要治则，方可治病求源培本，取得良好疗效。

不孕症病因复杂，治疗大多较困难，疗程较长，但亦有经短期一般治疗即受孕者，临证必须因人施治。

一、肾虚证

1. 肾气虚证

【主证】婚久不孕，月经不调或停闭，经量或多或少，色暗，头晕耳鸣，腰酸膝软，精神疲倦，小便清长，舌淡苔薄，脉沉细，两尺尤甚。

【病机概要】肾气不足，冲任虚衰，不能摄精成孕，而致不孕；冲任失调，血海失司，故月经不调，量或多或少；腰为肾之府，肾虚则腰酸膝软；神疲，小便清长，舌淡，脉沉细，尺脉弱，均为肾气虚之象。

【治法】补肾益气，温养冲任。

【代表方剂】毓麟珠加减。

【常用药物】人参、白术、茯苓、白芍、当归、川芎、熟地、炙甘草、菟丝子、杜仲、鹿角霜、川椒等。

2. 肾阳虚证

【主证】婚久不孕，月经迟发，或月经推后，或停闭不行，经色淡暗，性欲淡漠，小腹冷，带下量多，清稀如水，或子宫发育不良，头晕耳鸣，腰酸膝软，夜尿多，眼眶暗，面部暗斑，或环唇暗，舌质淡暗，苔白，脉沉细尺弱。

【病机概要】肾阳不足，命门火衰，阳虚气弱，肾失温煦，不能触发氤氲乐育之气以摄精成孕，故而不孕；肾阳亏虚，天癸不充，故月经迟发或经闭；先天不足，生化失期，故子宫发育不良；阳虚水泛，水湿下注任带，故带下量多，清稀如水；腰膝酸软，面斑多，环唇暗，脉沉细尺弱，均为肾阳亏虚之征。

【治法】温肾暖宫，调补冲任。

【代表方剂】温胞饮或右归丸加减。

【常用药物】巴戟天、补骨脂、菟丝子、肉桂、附子、杜仲、白术、山药、芡实、人参等。

3. 肾阴虚证

【主证】婚久不孕，月经常提前，经量少或月经停闭，经色较鲜红，或行经时间延长，甚则崩中或漏下不止，形体消瘦，头晕耳鸣，腰酸膝软，五心烦热，失眠多梦，眼花心悸，肌肤失润，阴中干涩，舌质稍红略干，苔少，脉细或细数。

【病机概要】肾阴亏虚，精血不足，冲任血海匮乏，月经量少或停闭不行，阴虚血少，不能摄精则婚久不孕；若阴虚生内热，冲任胞宫蕴热，不能摄精凝孕，亦不孕，热迫血行，则月经常提前，行经期延长甚或崩中漏下；腰膝酸软，五心烦热，舌红，脉细数，均为肾阴虚之征。

【治法】滋肾养血，调补冲任。

【代表方剂】养精种玉汤加减。

【常用药物】当归、白芍、熟地、山茱萸肉等。

二、肝气郁结证

【主证】婚久不孕，月经或先或后，经量多少不一，或经来腹痛，或经前烦躁易怒，胸胁乳房胀痛，精神抑郁，善太息，舌暗红，或舌边有瘀斑，脉弦细。

【病机概要】肝气郁结，气机不畅，疏泄失司，血海蓄溢失常，故月经或先或后，经量多少不一；肝失条达，气血失调，冲任不能相资，故婚久不孕；肝郁气滞，血行不畅，不通则痛，故经来腹痛；经前烦怒，胸乳胀痛，脉弦，均为肝气郁结之征。

【治法】疏肝解郁，理血调经。

【代表方剂】开郁种玉汤或百灵调肝汤加减。

【常用药物】当归、白芍、白术、茯苓、天花粉、丹皮、香附、牛膝、川楝子、瓜蒌、青皮、甘草、王不留行等。

三、瘀滞胞宫证

【主证】婚久不孕，月经多推后，或周期正常，经来腹痛，甚或呈进行性加剧，经量多少不一，经色紫暗，有血块，块下痛减，有时经行不畅，淋漓难净，或经间出血，或肛门坠胀不适，性交痛，舌质紫暗或舌边有瘀点，苔薄白，脉弦或弦细涩。

【病机概要】瘀血内停，阻滞冲任胞宫，故月经多推后，不能摄精成孕，故婚久不孕；瘀血阻滞，冲任不畅，不通则痛，故经来腹痛，经色紫暗有块；瘀阻胞宫，血不归经，故经来难净，或经间少量出血；舌暗、脉涩也是瘀滞之征。

【治法】逐瘀荡胞，调经助孕。

【代表方剂】少腹逐瘀汤或膈下逐瘀汤加减。

【常用药物】小茴香、干姜、肉桂、延胡索、当归、川芎、赤芍、没药、蒲黄、五灵脂、桃仁、丹皮、枳壳、乌药、香附、甘草等。

四、痰湿内阻证

【主证】婚久不孕，多自青春期始即形体肥胖，月经常推后、稀发，甚则停闭不行，带下量多，色白、质黏、无臭，头晕心悸，胸闷泛恶，面目虚浮或白，舌淡胖，苔白腻，脉滑。

【病机概要】脾肾素虚，水湿难化，聚湿成痰，痰阻冲任、胞宫，气机不畅，经行推后或停闭；痰阻冲任，脂膜壅塞，遮隔胞宫，不能摄精成孕而致不孕；亦可因痰阻气机，气滞则血瘀，痰瘀互结于冲任、胞宫，不能萌发启动氤氲乐育之气而致不孕；胸闷泛恶，舌淡胖，苔白腻，均为痰湿内阻之征。

【治法】燥湿化痰，行滞调经。

【代表方剂】苍附导痰丸加减。

【常用药物】茯苓、法半夏、陈皮、甘草、苍术、香附、胆南星、枳壳、生姜、神曲等。

第六节　不孕不育相关疾病研究进展

一、排卵障碍性不孕

排卵障碍所致的不孕占不孕症的 $25\%\sim30\%$ ，主要包括两方面，即无排卵和黄体功能不全，伴发的病种有卵巢早衰、卵巢储备功能不足、子宫内膜异位症、多囊卵巢综合征、高催乳素血症、未破裂卵泡黄素化综合征、无排卵性功能失调性子宫出血。西医认为，由于下丘脑-垂体-卵巢轴以及与下丘脑有关的内分泌腺体间正常调节失衡，各个环节的不协调导致卵泡发育不良，卵泡发育到一定阶段停滞不前，卵泡闭锁，卵泡未破裂黄素化或虽排卵但黄体功能不足而致不孕，因此以促排卵为主要的治疗目的。中医理论认为，卵子是生殖之精，藏于肾，其发育成熟与肾精充盛密切相关，而卵子的正常排出有赖于肾阳鼓动、肝之疏泄、冲任气血调畅，其中任何一个环节失调，均会导致排卵功能障碍，从而导致不孕。历代医家认为排卵障碍性不孕总以肾虚为本，兼见肝郁、血瘀、痰湿等证，不论何种原因，总以补肾为大法，针对不同病因随证加减，将辨病与辨证结合。无排卵者，多治以补益肾气，平衡肾阴阳，调整肾-天癸-冲任-胞宫生殖轴以促排卵，如《罗元恺论医集》促排卵汤；对于多囊卵巢综合征多兼痰湿，治疗偏重燥湿化痰；高催乳素血症多兼肝郁，宜补肾疏肝理气；卵泡未破裂黄素化综合征，属小卵泡黄素化者，多以精血虚寒为主，以补肾阳填肾精为治则，对卵泡滞留型或大卵泡型，偏于气机阻滞，在补肾的基础上理气活血以利排卵，或采用专病专方，或采取周期疗法、中西医结合疗法，或配合针刺促排卵。

二、输卵管因素不孕

输卵管阻塞性不孕症在古医籍中并无明确阐述，但根据其症状，可归于"无子""断绪""带下""癥瘕"等范畴。陈士铎《石室秘录》提道："任督之间，倘有疝瘕之证，则精不能施，因外有所障也。"此"疝瘕"即积聚和癥瘕瘀阻脉络，使精不能施，血不能摄，故无子。众多医家认为其病机与血瘀有关。不孕症的病因中，女方因素占60%，其中输卵管阻塞占女性不孕因素的1/3，是不孕症的最主要病因。输卵管阻塞性不孕主要由感染引起，慢性输卵管炎约占一半以上。目前，西医治疗主要包括输卵管通液术、输卵管复通术、腹腔镜等方法，但普遍存在费用较高、创伤较大、术后输卵管易再度堵塞、低妊娠率等问题，而临床最终治疗目的并非单纯使输卵管一过性通畅，尚要涉及远期疗效和安全性的研究。中医药对改善内环境、减少输卵管粘连梗阻有确切疗效，近年来，中医在保守治疗及协同西医治疗中占有重要地位。

三、免疫性不孕

免疫性不孕是西医学的病名，指患者排卵及生殖道功能均正常，无致病因素出现，配偶精液常规检查在正常范围，未采取避孕措施，同居2年而未能受孕，检查有抗生育免疫证据存在者。研究发现，与不孕有关的自身抗体分为非器官特异性自身抗体和器官特异性自身抗体两类，在妇女中相关的自身免疫性抗体有抗精子抗体（AsAb）、抗子宫内膜抗体（EMAb）、抗卵巢抗体（AoAb）、抗心磷脂抗体（ACA）、抗透明带抗体（ZPAb）、抗核抗体（ANA）、抗双链抗体（ds-DNA）、抗绒毛膜促性腺激素抗体（AhCGAb）等。抗精子抗体阳性或抗卵透明带抗体阳性是免疫性不孕的重要原因之一。据国内外研究表明，在原因不明不孕不育夫妇中有10%～30%可能是由于AsAb所致。西医学认为，本病的主要原因是由于精液在阴道内作为一种抗原，被阴道或宫颈上皮吸收后，使人体发生免疫反应，而在血清和生殖道局部（尤其是宫颈）产生抗精子抗体（AsAb），使精子凝聚，失去活力，或者阻止精子穿透卵子，或者影响受精卵着床，以致不孕。

现代医学对AsAb阳性的治疗方法是使用隔绝方法（即使用避孕套），或用免疫抑制法及宫腔人工授精等，妊娠率仍很低，而近年来中医药对此病的认识及治疗有很大进展，并常获满意疗效。本病属于中医学"不孕症"范畴，对本病的治疗已成为不孕症中一个新的课题。中医学认为,肾为先天之本,肾藏精,主生殖,肾中精气肾阴肾阳充盛,天癸至,任通冲盛,是受孕的关键。若肾气不充,先天不足,或后天失养,耗伤肾气,加之肝郁、血瘀及湿热下注等原因,不能摄精成孕,则致不孕,可采用中药周期疗法,或中医辨证论治,或中药配合类固醇激素同时应用,可取得较好的疗效。

四、男性不育

男性免疫性不育主要是由生殖道损伤、感染、梗阻等因素造成血生精小管屏障破坏、精浆免疫抑制物缺失以及自然免疫和生殖道淋巴细胞改变造成的免疫耐受机制破裂,在男子的血液、精浆和精子表面发生免疫应答,产生了抗精子抗体(AsAb),从而引起生育能力下降。有关资料统计显示,男子免疫性不育发病率占不育夫妇的3%左右,在10%的不育男性的血清和(或)精浆中可以发现抗精子抗体。因为男性不育的诊治有其复杂性和特殊性,现代医学尚无理想的治疗药物,目前已成为一个亟须规范化和进一步深入研究的问题。中医学对男性不育的认识已有两千多年的历史,中医古籍有较多相关论述,如《千金方求子论》载:"凡人无子当为夫妻俱有五劳七伤、虚羸百病所致,故有绝嗣之患。"《金匮要略》曰:"男子脉浮弱而涩,为无子,精气清冷。"关于男性不育病因病机的认识多从肾论治,认为"肾藏精,主生殖",肾精充盛促使"天癸"成熟,在男子则表现为"精气溢泻",能和阴阳而有子,若肾精衰少,肾气不足则"无子"。中医学以辨证论治为主,多层次、多环节、多靶点作用于机体,在男性不育的治疗中取得了较好的疗效。

中医重视整体调理,辨证论治,将男性不育的局部病变与全身状况、合并疾病、心理变化及气候等因素综合在一起分析,采取多种综合性的治疗措施,达到治疗的目的,较西医治疗效果明显。从现代中医临床发展来看,中医采用多种治疗方法为其趋势所在,并且应借鉴西医治疗优势较为明显的方法,如生殖系统急性炎症的抗生素治疗、输精管阻塞的手术治疗,以及人工授精、试管婴儿等辅助生殖技术等,不能太过拘泥。根据男性不育病因的不同,有所侧重,合理运用不同治法制订具体的治疗方案,充分发挥中医在男性不育治疗上的优势,做到取长补短、互补结合、互相协同、互相促进,才能取得更好的治疗效果。

第二章 排卵障碍性不孕

第一节 多囊卵巢综合征

多囊卵巢综合征（polycystic ovarian syndrome，PCOS）是育龄妇女常见的一种极为复杂的内分泌及代谢异常所导致的疾病，发病率达5％～10％。它是一种高度异质性疾病，临床表现多样，是由多方面的异常引起的共同最终表现。其发病原因至今未明，病理生理变化涉及神经、内分泌、代谢系统和卵巢局部调控因素，治疗方面仍然令临床医生感到困惑。近30年来，中医，尤其是中西医结合诊断治疗方面，取得了一定的成效和进展。

一、历史沿革

中医无多囊卵巢综合征病名，但根据其临床表现为闭经或月经稀发，甚至多毛、肥胖等证候，与中医"闭经""月经后期""月经失调""不孕"有某些相似之处而归为此类。

元·朱丹溪《丹溪心法》中就指出："若是肥盛妇人，禀受甚厚，恣于酒食之人，经水不调，不能成胎，谓之躯脂满溢，闭塞子宫，宜行湿燥痰。""凡人身上中下有块者多是痰。问其平日好食何物。吐下后方为药。许学士用苍术治痰窠囊，旁行极妙。痰谐瘀血，遂成窠囊。"其中"窠囊"如同多囊卵巢改变。明·万全《万氏妇人科》载："唯彼肥硕者，膏脂充满，元室之户不开；挟痰者，痰涎壅滞，血海之波不流，故有过期而经始行，或数月经一行，及为浊，为带，为经闭，为无子之病。"清·傅山《女科仙方·卷二》："且肥胖之妇，内肉必满，遮子宫，不能受精。"

二、西医病因病理

有关PCOS的病因尚无统一意见，已有的研究资料提示可能的发病机制及病理变化如下。

1. 下丘脑垂体功能障碍　下丘脑垂体功能失常是本病的起始发病因素，促性腺释放激素（GnRH）分泌急剧增多，故早在青春期发病，垂体对GnRH的敏感性增加，导致异常的促性腺激素（LH）分泌增加，过量的LH分泌刺激卵巢卵泡膜细胞和间质细胞产生过量的雄激素，雄激素在外周组织芳香化酶作用下转化为雌酮，持续高水平而无周期变化的雌酮可使垂体对下丘脑的GnRH敏感性增加，而对促卵泡激素（FSH）产生选择性的抑制作用，卵泡产生的抑制素亦有抑制FSH的作用，一定量的FSH持续刺激卵泡发育到一定时期，分泌一定量的雌激素，但无优势卵泡及排卵形成，而形成多囊卵巢，如此反复，恶性循环。

2. 肾上腺皮质功能异常　部分 PCOS 患者肾上腺功能出现亢进可发展为 PCOS，约 50％的 PCOS 患者主要表现为肾上腺分泌过多脱氢表雄酮（DHEA）和硫酸脱氢表雄酮（DHEAS），引起性腺轴的反馈失常。

3. 胰岛素抵抗（insulin resistance）与高胰岛素血症　目前认为胰岛素抵抗与高胰岛素血症是 PCOS 常见的表现。超过半数的患者，尤其是肥胖患者，尤为明显。①胰岛素与胰岛素样生长因子-1（IGF-1）共同作用于卵泡膜细胞，使雄烯二酮和睾酮升高，并加强 LH 促使卵泡膜细胞合成雄激素的作用；②过多的胰岛素还可作用于颗粒细胞、卵泡膜细胞的相应受体，通过刺激一系列刺激卵巢内雄激素合成的关键酶活性的增加，促使细胞内孕烯醇酮转化为雄激素增加，使大量卵泡启动发育为初级卵泡，而局部雄激素抑制卵泡成长为优势卵泡；③高胰岛素血症还可抑制肝脏合成性激素结合球蛋白，使游离雄激素含量增加，从而使生物学效应增强。

4. 遗传因素　有人认为 PCOS 是遗传性疾病，可能是伴性显性遗传方式。大多数患者具有正常的 46，XX 核型。染色体异常者表现为 X 染色体长臂缺失和 X 染色体数目及结构异常的嵌合体等。

三、中医病因病机

1. 肾主生殖学说　中医认为肾藏精，主生长、发育与生殖，为先天之本。卵子的发育和成熟与肾中精气密切相关，而肾中精气又分为肾阴和肾阳。前者是卵子的发育与成熟的物质基础和前提条件，起着滋养、濡润作用；后者是卵子正常排出的必备条件，起着推动、温煦作用。肾阴亏虚，精亏血少，血海无法按时满溢，胞宫得不到很好的滋养、濡润，均可致月经稀少或闭经。肾阳虚衰，命火不足，气血运行不畅，水湿中阻，内生痰湿，或胞宫胞脉无气血温煦而瘀阻经脉，均可引起经水后期或闭经。脾肾阳虚不能生化精血为天癸，则冲不盛，任不通，诸经之血不能汇集冲任而下，乃成闭经而不孕。而无论是肾阴虚还是肾阳虚，都将发生因虚致瘀、冲任气血瘀滞，使卵子难以排出、卵巢增大而致 PCOS。故肾虚是排卵障碍的根本原因。

2. 冲任学说　胞宫为奇恒之腑，生殖之脏，是发生月经和孕育胎儿的器官。冲任二脉起于胞中，是联系脏腑与胞宫之间的通路，是运行气血的通道。冲脉与肾经并行，与阳明脉相通，能调节十二经脉的气血，有"冲为血海"之称。冲脉既可秉承肾脏而滋养胞宫，又能联系先天之肾和后天之脾胃，从而输布精血供养胎儿。任主胞胎，在小腹部与足三阴经相会，能调节全身的阴经，有"阴脉之海"之称。任又与"妊"意义相通，与女子妊娠有关，为妇女妊养之本。十二经脉气血充盈，才能溢入冲、任二脉，经过冲、任二脉的调节，注入胞宫。冲任阻滞可致月经稀发、闭经、不孕，卵巢成多囊性改变。

总之，该病病因病机涉及肾、脾、肝三脏器失调，并有痰湿、血瘀等病理产物使肾-

天癸-冲任调节功能紊乱。

四、临床表现

1. 月经失调、排卵异常及不孕 此为 PCOS 患者的主要症状，常见于初潮后发病，以无排卵月经失调为主，继发性闭经者占 51%～77%，原发性闭经者仅占 5%，少数患者表现为月经过多或功能性子宫出血。长期无排卵所导致的不孕占 19%～30%。

2. 高雄激素症状 多毛、痤疮。多毛的发生率为 60%～69%。按照 Ferriman-Gallawy 评分，大于 7 分，主要由高雄激素引起痤疮的发生率为 60%，可呈丘疹样或囊性样结节，以额面部为主。

3. 肥胖 40%～60%的 PCOS 患者体重指数＞25，腰臀围比值＞0.85，呈向心性上腹部肥胖。

4. 黑棘皮症 约 10%的患者出现颈项侧、腋下、腰围部、外阴部黑棘皮现象，被认为是 PCOS 高胰岛素血症，胰岛素抵抗的主要临床表现。

5. 卵巢增生 50%～75%的患者双侧对称性多囊性增大 2～4 倍，或为子宫体积 1/3～1/4 的多囊型，亦有 20%～30%卵巢并不增大呈硬化型。

五、诊断标准

参照 2003 年鹿特丹标准，以下三项符合其中两项即可诊断。

（1）偶发排卵或无排卵。

（2）临床表现和（或）生化指标提示高雄激素血症，并排除其他可能致病的因素，如先天肾上腺增生、Cushing 综合征等。

（3）卵巢多囊性改变，B 超检查示每个切面有≥12 个直径 2～9 mm 的卵泡和（或）卵巢容量＞10 ml。也就是说，如果少女及育龄妇女出现月经几个月一次甚至一年半载来潮一次，且伴痤疮、多毛、肥胖，B 超检查示每个切面有≥12 个直径 2～9 mm 的卵泡和（或）卵巢容量＞10 ml，即卵巢呈多囊改变，就可诊断为 PCOS。

六、辅助检查

1. 基础体温测定 单相体温，月经后半周期体温无升高。

2. 妇科检查 外阴阴毛较密，阴道通畅，子宫大小正常或略小，质中，无压痛，双附件（－）。

3. 实验室检查

1）B 超检查：双侧卵巢多囊样改变，单侧或双侧卵巢有 10 个以上 2～9 mm 的无回声区，连续监测未见优势卵泡及排卵迹象。

2）内分泌测定：血清睾酮、脱氢表雄酮、硫酸脱氢表雄酮升高，通常不超过正常范围上限 2 倍；LH/FSH＞2～3；E_1/E_2＞1；空腹血糖、糖耐量实验及胰岛素释放实验排除胰岛素抵抗。

3）诊断性刮宫：月经前数日或月经来潮 6 h 内行诊刮，子宫内膜呈增生期或增生过长，无分泌期变化。

4）腹腔镜检查：通过腹腔镜直接窥视，可见卵巢增大，包膜增厚，表面光滑，呈灰白色，有新生血管。包膜下显示多个卵泡，但无排卵征象。

七、中医辨证论治

1. 肾虚痰湿证

【主要证候】月经稀少、经行后期，甚则闭经，婚久不孕。兼证：带下量多或甚少，形体肥胖，多毛，痤疮，腰骶酸楚，小腹或有冷感，子宫偏小，或胸闷烦躁，口腻多痰，舌苔白腻，舌质淡暗，脉象细濡而滑。

【证候分析】肾气虚，精血不足，则天癸延迟不至，冲任不通，月经至期不行或量少，甚则停闭，亦不能摄精成孕；肾虚夹有痰湿则带下量多或带下甚少，痰湿壅滞则形体肥胖，腰为肾之腑，肾阳虚弱、冲任虚寒，则见腰膝酸软，冷痛，口腻多痰；舌苔白腻，舌质淡暗，脉象细濡而滑均为痰湿之象。

【治法】补肾化痰，活血调经。

【方药】六味地黄丸加减。

2. 脾虚痰湿证

【主要证候】经行后期，量少，甚则闭经。带下量多，婚久不孕。兼证：形体肥胖，多毛，头晕胸闷，喉间多痰，四肢倦怠，疲乏无力，大便溏薄，舌体胖大，色淡，苔厚腻，脉沉滑。

【证候分析】痰湿脂膜阻滞于冲任，胞脉气机不畅，则月经后期、量少，甚则停闭；痰湿困扰于子宫，则不能摄精成孕；脾虚痰湿不化，下注冲任则带下量多；痰湿内困，清阳不升，浊阴下降则头晕胸闷，喉间痰多；痰湿留滞于经脉不去则四肢倦怠，疲乏无力；舌体胖大，色淡，苔厚腻，脉沉滑为痰湿内盛之象。

【治法】化痰除湿，通络调经。

【方药】苍附导痰汤加减。

3. 气滞血瘀证

【主要证候】婚久不孕，月经失调，常为先后无定期，经量多少不一，色紫暗夹块，甚者经闭不行。兼证：伴经行小腹胀痛拒按，块下痛减，或性情抑郁，经前烦躁易怒，善太息，胸胁胀痛，乳房胀痛，毛发浓密，舌质紫暗夹有瘀点，脉沉弦或沉涩。

【证候分析】精神压力过大，情怀不畅，气机郁结，经脉瘀阻，病及冲任，则月经后期，或经闭不孕。每遇情志刺激，则易心烦易怒，胸胁小腹满闷，乳房胀痛。血行阻滞，经脉失畅而痛，舌脉均为气滞血瘀之象。

【治法】理气行滞，活血化瘀。

【方药】柴胡疏肝散合桃红四物汤。

4. 肝经湿热证

【主要证候】不孕，月经稀发或闭经。兼证：乳房胸胁胀满或胀痛，形体消瘦，痤疮，口干，大便干结，小便黄，带下量多，阴痒，舌质红，苔黄厚，脉沉弦或弦数。

【证候分析】肝气郁结，湿热内盛，肝失条达升发，疏泄不时，月经紊乱，则月经或先或后，或淋漓不止，或经闭不行；肝经湿热上逆，则面生痤疮。肝气郁结日盛不得发散，则经前胸胁乳房、肢体肿胀，经行气随血泄，则胀缓；湿热内盛伤津则便秘；湿热下注熏灼则小便黄，阴痒，带下量多；舌质红，苔黄厚，脉沉弦或弦数为肝经湿热之象。

【治法】清热利湿，疏肝调经。

【方药】丹栀逍遥散和龙胆泻肝汤加减。

八、中医外治法

1. 针刺 从月经第 5 天开始针刺，痰湿者选穴阴陵泉、丰隆、太溪、三阴交等；肾虚者加肾俞、关元；脾虚者加脾俞、天枢、内关；气滞血瘀者选穴气海、血海、归来、地机、三阴交、膈俞；肝经湿热者选穴肝俞、中脘、中极、血海、三阴交、太冲。用平补平泻手法，直刺 1.5 寸，直至"得气"，留针 20min，隔日 1 次；从月经第 13 天开始，加用电针，留针 30min，连续 3 d；若见宫寒症状，可加用艾灸和暖宫贴。

2. 穴位埋线 选穴同上，可随证加减。

3. 脐疗 将药物共同研成细末，治疗时取药末 10 g，以温开水调成糊状，纱布包裹，敷于脐部，胶布固定，3 d 换药 1 次，方药（可随证加减）：熟地黄 60 g、山药 40 g、枸杞子 20 g、五味子 20 g、沙参 20 g、当归 20 g、白芍 60 g、丹皮 25 g、郁金 25 g、炒柴胡 10 g、川楝子 20 g、炙远志 20 g。

4. 耳针 耳穴压丸法，主穴选内分泌、内生殖器、皮质下、交感、神门，可随证加减。肾虚者加肾；肝阳上亢者加肝；痰湿重者加脾。

5. 敷贴疗法 顺应二十四节气，辨证选穴用药，将药物研为细末，与各种不同的液体调制成糊状制剂，敷贴于所需的穴位。

6. 中药离子透入 中药泡脚，选方可参考脐疗，也可根据个体随证加减。

7. 穴位注射 选穴如足三里、血海，用丹参注射液每穴注射 0.5～1 ml。以上治疗均每日 1 次，7 次为 1 个疗程，一般治疗 2～3 个疗程。

九、中西医结合治疗

中药补肾结合西药促排卵。

（1）使用方法：中药补肾（具体见前），然后结合西药促排卵。一般用枸橼酸氯米芬，或再结合 hCG。月经周期第 3～5 天开始服用，连服 5 d，2～3 个疗程后，如无效，可增至 100 mg/d，连服 5 d。若仍无效，直至 150 mg/d 为止。若经氯米芬治疗无效，可考虑加用 HMG，即 CC＋HMG 法，氯米芬用法同上，隔日肌内注射 HMG 75～150 U/d，待出现优势卵泡时，肌内注射 hCG 5 000～10 000 IU，以诱发排卵。若上法无效，则可以选择来曲唑（2.5 mg/d）诱发排卵。

（2）使用范围：排卵障碍，经中药周期疗法治疗 3～5 个月经周期无效者。

（3）注意事项：预防卵泡过度刺激综合征（OHSS）的发生。

十、调整生活方式

1. 运动 通过运动使身体脂肪减少有助于恢复排卵，逆转 PCOS 患者的代谢异常。

2. 控制体重 体重降低 5%～10%，可使 55%～90% 的 PCOS 患者，在减重计划 6 个月内恢复排卵。

3. 生活起居要有规律 早睡早起，避免熬夜。保持心情舒畅，摒弃忧郁焦虑。劳逸适度，防止过劳。

4. 调整饮食 应进食含糖指数低的碳水化合物，减少脂肪和单糖的摄入。忌食含雄激素的动物及器官。

十一、存在问题及展望

PCOS 患者不能根治，只能防治结合，减少远期并发症是处理 PCOS 的新观念。PCOS 患者不仅会出现月经失调、不孕、肥胖，重要的是从远期影响而言，它是 2 型糖尿病、高血压、心脏病、子宫内膜癌发生的高危因素，国外对此已有研究，而国内目前对其远期影响的研究甚少，也未引起众多的妇产科医生重视，患者更是不知其情，在妇科领域如何将 PCOS 患者的保健问题提到议事日程是一个十分重要的方面。PCOS 的治疗原则：无生育要求的患者的治疗，原则上应该 2～3 个月让月经来潮 1 次，治疗上以中医药方法为主，中草药、中成药及针刺治疗，必要时用西药（达英 35 及黄体酮），主要是保护子宫内膜疗法。需要生育的患者，采用中医药、针灸的中医疗法或中西医结合促排卵疗法治疗 PCOS，中医认为该病病因病机涉及肾、脾、肝三脏器失调，并有痰湿、血瘀等病理产物使肾-天癸-冲任调节功能紊乱，通过辨证论治，中药或补肾化痰，或疏肝活血，或清热利湿，诸如此类之法调整月经周期，结合针刺、枸橼酸氯米芬或 HMG 促排卵，多可成功妊娠。PCOS 的预防：运动、减肥，控制体重，节制饮食及清淡饮食，加强体育锻炼是行之有效的方法，可改善内分泌、恢复月经来潮，还可改善胰岛素抵抗，是重要的保健方法之一。中医药、针灸与西药连用的中医疗法或中西医结合疗法治疗 PCOS 有一定的优势，值得进一步研究和推广，国内开展的相关实验研究已经不在少数。PCOS 病因复杂，已经涉及神经-内分泌-代谢紊乱，治疗方面也存在很多未能解决的问题，使得本病不能根治，这些都有待我们研究和解决。

十二、临证案例

案例一

【初诊（2009 年 6 月 2 日）】赵某，女，29 岁，职员。

【主诉】结婚 3 年未避孕未孕，月经稀发 10 余年。

【现病史】患者自初潮开始月经稀发，40 d 至 4 个月一行，量少，3 d 净，服药后月经方潮。末次月经时间为 2009 年 4 月 10 日，量少、色暗、夹小血块，痛经（＋），基础体温单相。平素精神抑郁，烦躁易怒，乳房胀痛，经前尤甚，外院诊断为"多囊卵巢综合征"，后予以氯米芬等药物促排卵治疗 3 个月（具体不详），停药后经阻一个半月。察其形体偏胖，多毛，面部痤疮明显，舌质暗红夹有瘀点，苔腻，脉沉涩。妇科检查：外阴（一）、阴道（一）；宫颈光滑；宫体前位，子宫大小正常，质地中等，活动可；双附件未触及异常。辅助检查：内分泌检查，LH/FSH＞3；B 超提示双侧卵巢可见多个小卵泡，每个切面＞10 个，呈多囊样改变；2009 年 3 月复查 LH/FSH＞3；B 超提示双侧卵巢呈多囊样改变；HSG 提示双侧输卵管通畅，宫腔未见明显异常；女方不孕全套、TORCH、支原体、衣原体均正常；男方精液常规正常，抗精子抗体阴性。

【西医诊断】原发性不孕、多囊卵巢综合征。

【中医诊断】不孕症、月经稀发。

【中医辨证】肝气郁结，肝失疏泄，肝木克脾土，脾虚生痰，痰湿阻滞，气血不畅，痰瘀互结证。

【治法】疏肝解郁，化痰祛湿，活血行气。

【方药】自拟调经祛痰加味（张迎春经验方）。柴胡 10 g、陈皮 15 g、法半夏 15 g、茯苓 15 g、香附 12 g、枳壳 12 g、当归 12 g、川芎 12 g、白芍 12 g、益母草 15 g、丹参 12 g、红花 12 g、苍术 12 g、薏苡仁 20 g。10 剂，每日 1 剂，水煎 2 次，取药汁约 200 ml，分次温服。

【二诊（2009 年 6 月 12 日）】服上药后无明显不适，舌质暗红，苔腻，脉沉涩。治宗原法，守上方加仙茅 12 g、淫羊藿 12 g，继服 1 个月。

【三诊（2009 年 7 月 12 日）】月经于 7 月 5 日来潮，色稍转红，量较前稍增多，面部痤疮好转。舌质红稍暗，苔微腻，脉细。治宗原法，守上方加巴戟天 12 g，继服 3 个月。

【四诊（2009 年 10 月 12 日）】月经 40~50 d，经色转红，量增加，无明显血块，舌质红稍暗，苔薄，脉细。治宗原法，继服上方。

【五诊（2009 年 12 月 30 日）】来诊已孕，后随访于 2010 年 9 月产下一男婴。

按语 祖国医学认为，肾与脑相通，共主月经的生理功能，情绪紧张或忧郁等精神因素，可使大脑受抑，以致肾中精气亏损、紊乱，冲任血海无以充养，不孕、月经稀发之症由此产生。此患者素体肥胖，痰湿阻滞，加之肝郁痰凝化火，阻碍气机，气滞血瘀，痰瘀互结，阻滞胞宫，不能摄精成孕而致不孕。如赵献可在《医贯》中云："七情内伤郁而生痰。"严用和在《济生方》中说："人生气道贵乎顺，顺则精液流通，绝无痰饮之患。"方中柴胡、白芍、当归、香附、枳壳、川芎有疏肝理气活血之功，二陈汤加苍术、薏苡仁湿化痰，益母草、红花、丹参活血化瘀。"久痰必瘀""痰湿非温不化"，痰为阴邪，伤人阳气，故在二诊中加入仙茅、淫羊藿温补肾阳之品，使痰湿去，气血畅，阳气生，故受孕。

案例二

【初诊（2011 年 5 月 21 日）】李某，女，27 岁，职员。

【主诉】结婚5年未避孕未孕，月经稀发10余年。

【现病史】患者平素月经稀发，40 d至2个月一行，量中等，痛经（－），末次月经时间为2011年4月12日，量色如常。自诉3年前西医诊断为"多囊卵巢综合征"后予人工周期治疗，停药后月经仍不规则。后于外院多次促排卵治疗，予以来曲唑、氯米芬等（具体不详），察其身体肥胖，头晕胸闷，四肢倦怠，疲乏无力，时有大便溏薄，日1～2次，舌质淡红，苔白腻，脉沉细。妇科检查：外阴（－）、阴道（－）；宫颈光滑；宫体前位，子宫大小正常，质地中等，活动可；双附件未触及异常。辅助检查：外院输卵管造影示子宫腔正常，双侧输卵管通畅。内分泌：FSH 4.48 mIU/ml、LH 15.02 mIU/ml、E$_2$ 18 pg/ml、T 0.36 ng/ml。女方不孕全套、TORCH、支原体、衣原体均正常；男方精液常规正常，抗精子抗体阴性。

【西医诊断】原发性不孕、多囊卵巢综合征。

【中医诊断】不孕症、月经后期。

【中医辨证】脾虚失运，痰湿内阻。

【治法】健脾燥湿，化痰行滞。

【方药】苍附导痰丸加减。苍术10 g、浙贝母10 g、香附10 g、陈皮10 g、法半夏10 g、川芎10 g、砂仁10 g、云苓15 g、丹参15 g、枳壳15 g、天丁15 g、王不留行15 g、胆南星10 g、薏苡仁20 g、白术15 g。10剂，每日1剂，水煎2次，取药汁约200 ml，分次温服。另予配合针刺穴位治疗：关元、丰隆、足三里、肾俞、脾俞等穴位，隔日或两日1次。

【二诊（2011年5月30日）】用上药后月经于5月29日自然来潮，量中等，色红，无痛经，纳眠可，二便调，舌质淡红，苔薄白，脉沉细。治法同前，守上方去砂仁加郁金15 g、柴胡6 g，15剂，服法同前；针刺同前。

【三诊（2011年6月14日）】月经第17天卵泡监测提示：子宫内膜厚1.0 cm，左侧卵泡0.9 cm×0.8 cm，右侧卵泡1.1 cm×1.0 cm。纳可，眠安，二便调。舌质淡红，苔薄白，脉沉细。守5月21日方去砂仁加党参、黄芪、菟丝子、补骨脂各15 g，柴胡10 g，郁金12 g。5剂。针刺加中脘、内关、太冲等，隔日1次。

【四诊（2011年6月19日）】月经第22天卵泡监测提示：子宫内膜厚1.4 cm，左侧卵泡0.8 cm×0.7 cm，右侧卵泡1.6 cm×1.2 cm，陶氏腔未见液性暗区。纳眠安，二便调。舌质淡红，苔薄白，脉沉细。守5月21日方去砂仁加乌药10 g，煅牡蛎、茜草各15 g。3剂。针刺同6月14日，隔日1次。

【五诊（2011年6月23日）】月经第26天卵泡监测提示：子宫内膜厚1.34 cm，左侧卵泡0.9 cm×0.7 cm，右侧卵泡1.0 cm×0.6 cm，陶氏腔可见液性暗区，白带增多，似蛋清样。纳眠安，二便调。舌质淡红，苔薄白，脉沉细。守5月2日方去丹参、枳壳、天丁、王不留行，加菟丝子、枸杞子、五味子各15 g。10剂，服法同前。

【六诊（2011年7月3日）】停经36 d，查血hCG 54.35 mIU/ml，现双侧乳房略胀，纳眠安，二便调。舌质淡红，苔薄白，脉滑。法当补肾安胎，自拟方固胎合剂口服：党参15 g、菟丝子15 g、枸杞子15 g、炒白术15 g、熟地15 g、续断15 g、寄生15 g、山茱萸肉

15 g、炒白芍 15 g、山药 15 g、阿胶 10 g、砂仁 10 g、甘草 10 g。上方 7 剂，每日 1 剂，水煎 2 次，取药汁约 200 ml，分次温服。

【七诊（2011 年 7 月 11 日）】 停经 44 d，查血 hCG 1 089 mIU/ml、P 26.24 ng/ml，现双侧乳房胀痛，无阴道流血及腹痛，纳眠安，二便调。舌质淡红，苔薄白，脉滑。守上方加黄芩 10 g。10 剂，服法同前。后随访患者于 2012 年 3 月中旬顺产一健康活婴。

按语 中医认为肾主生殖，肾阳虚不能温脾，脾虚则健运失司，水湿内停，湿聚成痰，痰阻气机，不能启动氤氲乐育之气而致不孕。正如《丹溪心法》云："若是肥盛妇人，秉受甚厚，恣于酒食之人，经水不调，不能成胎，谓之躯脂满溢，闭塞子宫，宜行湿燥痰……痰久积聚多，随脾胃之气以四溢，则流溢于肠胃之外，躯壳之中，经络谓之壅塞，皮肉为之麻木，甚至结成囊，牢不可破，其患因不一矣。"四诊合参，辨证为"脾虚痰湿"，方用"苍附导痰丸"加减，以燥湿化痰、行滞调经，配合针刺关元、三阴交、肾俞补肾调经；针刺阴陵泉、丰隆、脾俞等穴位祛湿化痰，共奏补肾健脾、化痰祛湿之功。中药治疗 3 月余，患者自然受孕，再予以中药补肾以固胎元。

案例三

【初诊（2011 年 8 月 24 日）】 吕某，女，34 岁，已婚，电台主持人。

【主诉】 未避孕 2 年未孕，月经周期延长 10 年。

【现病史】 患者自 10 年前开始无明显诱因出现月经稀发，2～3 个月一行，轻微痛经，尚可忍受，喜温喜按，末次月经时间为 2011 年 8 月 17 日。自诉平素基础体温单相，外院诊断为"多囊卵巢综合征"，予以氯米芬等治疗 1 年余，效果不显。平素四肢怕冷，腰部酸软冷痛，带下量多，纳可，二便调，察其体胖，舌质淡暗，苔薄白腻，脉沉细。妇科检查：外阴（一）、阴道（一）；宫颈光滑；宫体前位，子宫大小正常，质地中等，活动可；双附件未触及异常。辅助检查：2010 年 1 月于当地医院行内分泌检查提示 FSH 5.42 mIU/ml、LH 20.02 mIU/ml、E_2 17 pg/ml、T 0.56 ng/ml，2010 年 5 月、6 月、7 月、8 月卵泡监测均提示未见优势卵泡生长，女方不孕全套、TORCH、支原体、衣原体均正常；男方抗精子抗体阴性，男方精液常规：精子密度 28×10^6/ml，精子活力低。

【西医诊断】 原发性不孕、多囊卵巢综合征。

【中医诊断】 不孕症、月经后期。

【中医辨证】 肾虚痰湿证。

【治法】 补肾养血，化痰填精助孕。

【方药】 右归丸加减：熟地 15 g、山药 15 g、枣皮 15 g、枸杞 15 g、菟丝子 15 g、当归 20 g、杜仲 10 g、桂枝 10 g、鹿角胶 12 g、川芎 10 g、白芍 15 g、巴戟天 10 g、党参 15 g、夜交藤 12 g、紫石英 10 g、石楠叶 10 g、浙贝 10 g、陈皮 10 g、茯苓 15 g、苍术 10 g。

7 剂，每日 1 剂，水煎 2 次，取药汁约 200 ml，分次温服。

另配合针刺关元、气海、三阴交、地机等穴位，同时温灸关元穴。

【二诊（2011 年 8 月 30 日）】 做卵泡监测，未见优势卵泡，纳可，二便调，舌质淡红，苔白，脉沉细。守上方加香附 12 g、枳壳 10 g。15 剂，水煎服；针刺上述穴位。

【三诊（2011 年 9 月 28 日）】末次月经时间为 2011 年 9 月 27 日，量中等，痛经较前明显缓解，纳眠可，怕冷、腰痛好转。查内分泌：FSH 6.4 mIU/ml，LH 5.38 mIU/ml，E_2 28 pg/ml。处方：守 8 月 24 日方药加黄芪 15 g，橘络 10 g。10 剂，服法同上；针刺上述穴位。

【四诊（2011 年 10 月 13 日）】第 17 天做卵泡监测，内膜 1.0 cm，右侧卵巢可见 1.8 cm×1.2 cm 的卵泡，纳可，二便调。处方：针刺上述穴位加灸穴位（关元穴）；守 8 月 30 日方药加紫河车粉 5 g、三七粉 5 g。2 剂，服法同上，粉剂另包冲服。

【五诊（2011 年 10 月 15 日）】第 19 天卵泡监测内膜 1.4 cm，右侧卵巢可见 2.0 cm× 1.7 cm 的卵泡。纳可，二便调。处方：①hCG 10 000 IU 肌注；②当归 15 g、川芎 15 g、熟地 15 g、桃仁 10 g、红花 10 g、羌活 10 g、巴戟天 10 g、天丁 15 g、鹿角霜 10 g、红藤 15 g、桂枝 10 g。5 剂，服法同前。

【六诊（2011 年 11 月 1 日）】现停经 36 d，乳房胀痛，纳可，二便调。舌质淡红，苔薄白，脉滑。处理：①查血 hCG 476.07 mIU/ml，P 26.95 ng/ml；②补肾固胎方以保胎：续断 15 g、寄生 15 g、菟丝子 15 g、枸杞 15 g、枣皮 12 g、杜仲 15 g、党参 15 g、山药 15 g、砂仁 19 g、阿胶 10 g（烊化）、黄芩 15 g、炒白术 15 g。7 剂，服法同上。

后补肾安胎 3 月余，于 2012 年 6 月 30 日产一女婴。

按语　月经产生的机制，主要是女子生长发育到一定阶段，肾气盛，天癸至，任脉通，太冲脉盛，月事方能以时下。如《医学正传》云："月经全借肾水施化，肾水既乏，经血日益干涸。"肾气虚，精血不足，则天癸延迟不至，冲任不通，月经至期不行或量少，甚则停闭，亦不能摄精成孕；肾虚夹有痰湿则带下量多，痰湿壅滞则形体肥胖，腰为肾之腑，肾阳虚弱、冲任虚寒，则见腰膝酸软，冷痛。予以"右归丸"补肾温阳，养血填精助孕；加川芎、白芍、党参与右归丸中的当归、熟地、山药以补养气血；加巴戟天、紫石英、石楠叶以加强温阳暖宫之功，加贝母、苍术、陈皮、茯苓化痰健脾。全方补肾温阳，养血填精，精血充足，血海按时满盈，月事以时下，故有子。我们在服中药的同时，配合针刺、艾灸，以助补肾调经之功，种子之法，实先调经，经水调，精卵相资，故能受孕。

案例四

【初诊（2010 年 4 月 4 日）】严某，女，26 岁，职员。

【主诉】未避孕未孕 2 年，月经周期延长 5 年。

【现病史】患者 5 年前开始无明显诱因出现月经稀发，2～3 个月一行，量少，2 片卫生巾/d，末次月经时间为 2009 年 12 月 24 日。外院予以中西药调经促孕治疗 1 年余（具体不详）未孕。目前症见面部痤疮频发，纳差，眠差，盗汗，小便调，大便秘结，带下量多，时有阴痒；察其体型偏瘦，舌质红，苔薄黄；诊其脉弦数。妇科检查：外阴（一）、阴道（一）；宫颈光滑；宫体前位，子宫大小正常，质地中等，活动可；双附件未触及异常。辅助检查（2009 年 9 月）：FSH 7.13 mIU/ml、LH 22.48 mIU/ml、E_2 40 pg/ml、T 0.76 ng/ml；输卵管造影提示双侧输卵管通畅，宫腔正常；女方不孕全套、TORCH、支原体、衣原体均正常；男方精液常规正常，抗精子抗体阴性。

【西医诊断】不孕症、多囊卵巢综合征。

【中医诊断】原发不孕、月经周期延长。

【中医辨证】肝气郁结，疏泄失职，气机不畅，肝郁化热，湿热内盛。

【治法】疏肝解郁，清热利湿调经。

【方药】自拟调经滋肝汤加减：柴胡 6 g、白芍 15 g、当归 15 g、丹皮 15 g、栀子 10 g、炒白术 15 g、云苓 15 g、甘草 6 g、薏苡仁 15 g、石菖蒲 10 g、石楠叶 6 g、香附 10 g、川芎 10 g、菟丝子 15 g、女贞子 10 g。

15 剂，每日 1 剂，水煎 2 次，取药汁约 200 ml，分次温服。

【二诊（2010 年 4 月 20 日）】月经于 4 月 14 日来潮，量较前增多，面部痤疮较前减少，纳可，二便调，舌质红，苔薄黄，脉弦细。处方：守上方加沙参 15 g、旱莲草 10 g、生地 15 g。15 剂，服法同前。

用上方加减治疗 3 个多月后，患者月经 40～45 d 能来潮一次，面部痤疮好转，纳增，眠安，盗汗好转。

【三诊（2010 年 7 月 25 日）】月经于 2010 年 7 月 21 日来潮，量中等，纳可，二便调，舌质红边有齿痕，苔薄，脉弦细。处理：守 2010 年 4 月 20 日方加五味子 15 g，10 剂。经净后针刺治疗，隔日 1 次，取穴：气海、关元、足三里、三阴交、太冲、肾俞等。

【四诊（2010 年 8 月 3 日）】今月经第 13 天 B 超卵泡监测：子宫内膜 0.7 cm，左侧卵巢内见 2.1 cm×1.4 cm 无回声区，右侧卵巢见 1.8 cm×1.9 cm、1.9 cm×1.7 cm 无回声，现腹胀不适。处理：守 2010 年 4 月 20 日方，加三棱 15 g、莪术 15 g、莱菔子 30 g。5 剂，服法同前。针刺上述穴位。

【五诊（2010 年 8 月 5 日）】今月经第 15 天 B 超卵泡监测：子宫内膜 0.9 cm，左侧卵巢内可见 2.1 cm×1.8 cm 无回声区，右侧卵巢内可见 2.5 cm×1.9 cm、2.0 cm×1.6 cm 无回声区，陶氏腔可见 2.1 cm×2.2 cm×1.2 cm 的液性暗区。处理：hCG 10 000 IU 肌肉注射；针刺上述穴位；继服上药。

【六诊（2010 年 8 月 7 日）】月经第 17 天 B 超卵泡监测：子宫内膜 1.1 cm，左侧卵巢内见 1.1 cm×1.0 cm 无回声区，右侧卵巢内见 1.6 cm×1.1 cm、1.4 cm×1.3 cm 无回声区，陶氏腔积液，自测基础体温已升。处方：自拟固胎方服用，续断 15 g、寄生 15 g、枸杞 15 g、枣皮 15 g、菟丝子 15 g、党参 15 g、山药 15 g、杜仲 10 g、阿胶 10 g（烊）、炒白术 12 g。10 剂，服法同前。

【七诊（2010 年 8 月 30 日）】停经 39 d，小腹稍胀，纳可，二便调，舌质红，苔薄黄，脉滑细。处理：查血 hCG 932.8 mIU/ml，P 78.24 ng/ml；继服上方补肾安胎。服法同前。

2011 年 3 月剖宫产一对龙凤胎。

按语 祖国医学认为，月经的正常与否受脏腑、气血、经络的调节，同时人体的精神、情志等亦直接影响着月经的期、量、色、质。如《傅青主女科·调经》："妇人有经来断续，或前或后无定期，人以为气血之虚也，谁知是肝气郁结乎！夫经水出诸肾，而肝为肾之子，肝郁则肾亦郁矣，肾郁而气必不宣前后之或断或续，正肾之或通或闭耳……治法宜疏肝解郁，即开肾之郁也。肝肾之郁既开，而经水自有一定之期矣……疏肝肾之气，非痛经之药也；补肝肾之精，非利水之品也。"此病例是典型的多囊卵巢综合征，患者长期不孕，婆媳关系紧张，心情郁闷，肝气郁结，湿热内盛，肝失条达升发，疏泄不时，月经紊乱，则月经稀发，夜寐不安；肝经湿热上逆，则面生痤疮，盗汗；肝热内盛伤津则便秘；湿热下注则阴痒，带下量多；中医辨属肝经湿热，治以清热利湿，疏肝调经，自拟调经疏肝滋肝方疏肝清热利湿，佐以补肾。再配合针刺疏肝补肾健脾的相关穴位使得肝郁解，脾湿除，胞脉畅而受孕。

案例五

【初诊（2007 年 6 月 30 日）】罗某，女，30 岁，职员，武汉人。

【主诉】未避孕 3 年余未孕，月经稀发 10 年余。

【现病史】患者结婚 3 年余，正常夫妻生活，未避孕而未孕，伴月经稀发，月经推后 10 年余，在外院经过两年多中西医结合治疗仍未孕，遂求助于湖北省妇幼保健院中医科。症见月经推后，2～4 个月一行，量中等偏少，无痛经，末次月经时间为 2007 年 6 月 16 日，量如常，平素怕冷，纳可，二便调。察其形体肥胖，舌质淡紫，边有齿印，苔白微腻。诊其脉沉细。实验室检查：曾做造影检查提示左侧输卵管通畅，伞端上举，右侧输卵管扭曲成团，通畅欠佳；查 AsAb-IgM（＋）；B 超检查提示双侧卵巢多囊性改变。

【西医诊断】原发性不孕、多囊卵巢综合征、慢性盆腔炎。

【中医诊断】不孕症、月经后期。

【病因病机】痰湿壅盛，阻滞胞脉。

【治则】燥湿化痰，活血通络。

【治法】拟先运用中医活血通络，佐以化痰燥湿以疏通输卵管，同时配合外用药物以治疗输卵管炎症，同时治疗抗精子抗体阳性。

【方药】

（1）工具避孕 2～3 个月。

（2）肠溶阿司匹林片 25 mg，一日 1 次，口服。

（3）自拟消炎 1 号方（张迎春经验方）：当归 15 g、赤芍 15 g、败酱草 15 g、金刚藤 15 g、丹参 20 g、三棱 15 g、莪术 15 g、忍冬藤 15 g、三七粉另包冲服 3 g、穿山甲粉另包冲服 3 g、荔枝核 20 g、香附 15 g、薏苡仁 20 g、苍术 15 g、浙贝母 20 g、皂角刺 15 g、柴胡 6 g、路路通 15 g。10 剂，每日 1 剂，水煎 2 次，取药汁约 200 ml，分次温服。

（4）中药外敷加灌肠。运用此方法治疗 4 个月后，复查抗精子抗体转为阴性。遂改变治疗方案如下：运用燥湿化痰佐以通络活血以治疗月经不调，同时配合外用治疗方法治疗输卵管炎症。目前患者月经周期仍推后，40～60 d 一行，量中等，怕冷，无痛经，肢软乏力，二便调。查其舌体肥胖，舌质紫暗，边有齿痕，苔白腻，诊其脉弦细。辨属脾肾两虚、痰湿壅盛、阻滞胞脉，治拟燥湿化痰，健脾补肾，活血通络。处理：柴胡疏肝散加减。柴胡 10 g、当归 15 g、川芎 10 g、苍术 15 g、香附 12 g、枳壳 20 g、紫石英 10 g、川椒10 g、鹿角霜10 g、菟丝子10 g、桑葚子12 g、丹参15 g、乌药10 g、浙贝母15 g、党参10 g、薏苡仁20 g、路路通15 g、皂角刺15 g、泽兰10 g。10剂，每日1剂，水煎2次，取药汁约200 ml，分次温服。

运用此方案治疗了近半年，患者于2008年4月怀孕，次年1月顺产一男婴。

按语 此不孕患者，既有月经稀发的痼疾（PCOS），又有输卵管炎症，同时伴有抗精子抗体阳性等多种不孕因素，那么孰先孰后、孰重孰轻，治疗先后顺序的选择恰当，当事半功倍。此患者先以治疗输卵管炎症为主，同时运用隔离法及阿司匹林片治疗抗精子抗体，治疗当以活血通络化痰为主，方中以当归、赤芍、三棱、莪术、三七粉、穿山甲粉、丹参、皂角刺、路路通以活血通络为主，辅以败酱草、金刚藤、荔枝核以清热解毒，佐以薏苡仁、香附、苍术、浙贝母、柴胡以化痰燥湿。待输卵管炎症治疗瘥后，此患者月经延期，身体肥胖，怕冷，舌质紫暗，边有齿痕，苔白腻，脉弦细，一派脾肾两虚、痰湿壅盛、阻滞胞脉之象，此时治疗上以燥湿化痰，健脾补肾为主，活血通络为辅，运用柴胡疏肝散加补肾温阳健脾之紫石英、川椒、鹿角霜、菟丝子、桑葚子、党参，佐以路路通、皂角刺、泽兰之活血通络之品，治疗过程的始终均运用外敷加灌肠中药以活血通络，消除输卵管炎症。经过半年多的治疗，患者终于怀孕，实现夙愿。

案例六

【初诊（1995年2月17日）】付某，女，27岁，护士，湖北武汉人。

【主诉】未避孕3年余未孕，伴月经不调。

【现病史】患者1992年孕2月自然流产，流产后3年未避孕而未孕，并伴有月经不调，月经40～60 d一行。末次月经时间为1995年2月5日（服用黄体酮后月经来潮），量中等。患者辗转多家医院治疗均未能受孕，遂于湖北省妇幼保健院中医科就诊，症见月经推后，量中等，经前双下腹隐痛，喜温喜按，伴肛门坠胀，平素劳累时腰痛，形寒肢冷，纳可，大便干结。察其形体肥胖，舌质淡紫，舌体胖大，边有瘀斑，苔薄白。诊其脉沉涩尺弱。辅助检查：曾于外院通液示无阻力，B超提示双侧卵巢多囊样改变。

【西医诊断】继发不孕、多囊卵巢综合征。

【中医诊断】不孕症、月经后期。

【病因病机】寒湿阻滞，气滞血瘀，胞脉受阻。

【治法】温通经脉，燥湿化痰，疏肝温肾。

【方药】少腹逐瘀汤加减：小茴香10 g、桂枝10 g、陈皮10 g、法半夏12 g、茯苓15 g、苍术15 g、香附12 g、当归15 g、川芎10 g、延胡10 g、蒲黄包煎10 g、五灵脂包煎10 g、浙贝10 g、乌药10 g、赤芍10 g、紫河车粉另包冲服3 g。

共10剂，每日1剂，水煎2次，取药汁约200 ml，分次温服。

【二诊（1995年3月1日）】服上药后大便次数增加，腰痛、怕冷好转，余无不适。舌脉同前。处理：守上方加瓜蒌仁15 g，皂角刺15 g，桃仁10 g。共15剂，水煎服，一日1剂，服法同上。

【三诊（1995年5月9日）】末次月经时间为1992年5月1日，月经自然来潮，量如常，经前腹痛较前好转。纳可，二便调，舌脉同前。处理：守 2 月 17 日方加枳实 15 g、石楠叶10 g、皂角刺 15 g、泽兰 10 g。共 15 剂，水煎服，一日 1 剂。

【四诊（1995 年 5 月 26 日）】少腹隐隐作痛，诉基础体温上升 3 d，纳可，二便调，舌脉同前。处理：鹿角霜 10 g、肉苁蓉 10 g、桂枝 10 g、巴戟天 10 g、陈皮 10 g、甘草 10 g、皂角刺 10 g、法半夏 10 g、茯苓 10 g、泽泻 10 g、菟丝子 10 g、淫羊藿 10 g、续断 10 g、寄生 10 g。共 15 剂，水煎服，一日 1 剂。

【五诊（1995 年 6 月 13 日）】基础体温上升 19 d，自觉乏力，嗜睡，乳房胀痛，纳差，二便调。舌质淡红，苔薄白，脉滑。查血 hCG 258.7 mIU/ml。处理：予补肾养血之药口服安胎。

患者告之于 1996 年 2 月顺产一健康男婴。

按语 患者身体肥胖，经前腹痛，喜温喜按，平素腰酸腰痛，形寒肢冷，舌质淡紫，舌体胖大，边有瘀斑，脉沉涩尺弱。此谓"痰湿阻滞，肾虚肝郁，气滞血瘀，胞脉受阻"所致不孕及月经不调，方用"少腹逐瘀汤"以温经散寒，活血化瘀。加陈皮、茯苓、法半夏、苍术、香附以燥湿化痰，加浙贝、乌药以行气化痰，加紫河车以温补肾阳。在患者的基础体温上升后，用巴戟天、鹿角霜、肉苁蓉、桂枝、淫羊藿、续断、寄生、菟丝子以温阳补肾，助阳生长。确诊怀孕后予补肾养血之品以养胎固胎。

案例七

【初诊（2009 年 10 月 27 日）】郭某，女，25 岁，农民。

【主诉】未避孕 2 年余未孕，伴月经不调 10 余年。

【现病史】患者结婚 2 年余，未避孕而未孕，月经紊乱，曾服达英-35 及促排卵药物仍未孕。症见月经不调，月经先后无定期，20 d 至 3 个月一行，量中等。末次月经时间是 2009 年 9 月 14 日，量如常，经前乳胀，烦躁易怒，纳可，二便调。察其面部痤疮，体胖，舌质红，苔薄黄。诊其脉弦细。实验室检查：尿 hCG 阴性，男方精液常规正常，双方抗精子抗体阴性，曾 B 超提示双侧卵巢多囊样改变，内分泌检查：LH/FSH ≥ 2.5，T 1.08 ng/ml。

【西医诊断】不孕症、多囊卵巢综合征。

【中医诊断】不孕症、月经先后无定期。

【病因病机】肝郁疏泄失常，湿热阻滞，痰热互结。

【治法】疏肝解郁，清利湿热，活血化瘀。

【方药】丹栀逍遥散合苍附导痰丸加减：丹皮 15 g、白芍 15 g、法半夏 15 g、茯苓 15 g、苍术 15 g、香附 15 g、当归 15 g、泽泻 15 g、王不留行 15 g、栀子 10 g、陈皮 10 g、川芎 10 g、石菖蒲 10 g、茺蔚子 10 g、黄柏 10 g、柴胡 6 g。共 10 剂，每日 1 剂，水煎 2 次，取药汁约 200 ml，分次温服。

【二诊（2009 年 11 月 24 日）】患者于 2009 年 11 月 11 日做卵泡监测提示未见优势卵泡，面部痤疮较前好转，纳可，二便调，舌脉如前。处理：守上方加石楠叶、橘叶、巴戟天、月季花各 10 g，土茯苓 15 g。共 15 剂，水煎服，一日 1 剂。

【三诊（2010年3月8日）】患者末次月经时间是2009年12月15日（月经自潮），诉服药后2个月月经正常，现月经定期而来潮。嘱患者服用达英-35三个月经周期，同时服以上中药3个月。

【四诊（2010年6月23日）】患者末次月经时间是2010年6月20日，达英-35服完3个月经周期，舌脉同前。处理：①来曲唑2.5 mg，每日1片，连服5 d（月经第5天开始）；②HMG 150IU，隔日肌内注射（月经第6天、第8天、第10天）；③守10月27日方，加黄柏10 g、巴戟天10 g、羌活6 g，共10剂，水煎服，一日1剂。

【五诊（2010年7月4日）】今日卵泡监测提示内膜1.0 cm，左侧卵泡1.6 cm×1.2 cm，面部痤疮消失，纳可，二便调，舌脉如前。处理：①守上方加续断、寄生各10 g，党参、山药15 g。共4剂，水煎服，一日1剂；②针刺足三里、关元、气海、三阴交、子宫、归来等穴位。

【六诊（2010年7月6日）】今日卵泡监测提示内膜0.9 cm，左侧卵泡1.9 cm×1.8 cm。处理：①三七粉另包冲服10 g，穿山甲粉另包冲服10 g，分次吞服，每日2次，每次各2 g；②针刺关元、气海、三阴交、阴陵泉等穴位；③当归、川芎、赤芍、桃仁、泽兰、红花、鹿角霜、五灵脂、羌活、桂枝各10 g，天丁、三棱、莪术各15 g。共3剂，水煎服，一日1剂。

【七诊（2010年7月8日）】今日卵泡监测提示内膜1.1cm，左侧卵泡0.8 cm×0.6 cm，陶氏腔可见少量积液。处理：党参、炒白术、续断、寄生、菟丝子、山药、枸杞、茯苓各15 g，山茱萸、黄芩各12 g，淫羊藿、覆盆子、甘草各10 g。共10剂，水煎服，一日1剂。

【八诊（2010年7月28日）】停经38 d，有恶心感，乳房胀痛，大便调，小便频。舌质淡红，苔薄白，脉滑。处理：①血hCG 483.6 mIU/ml，P 19.34 ng/ml；②守上方去淫羊藿、覆盆子，加阿胶烊化、竹茹各10 g，砂仁6 g。共10剂，水煎服，一日1剂。嘱服上药保胎至孕3个月。

患者告之于2011年3月产一男婴，母子平安。

按语 此患者月经先后不定期，伴体胖，面部痤疮，舌红苔黄，脉弦细，当属"肝气郁结，肝失疏泄，湿热蕴结，阻滞气机，痰热互结"，治当疏肝泻火，清利湿热，活血化瘀。方用丹栀逍遥散以疏肝泻火，苍附导痰丸合二妙散以燥湿化痰，经过中药治疗，月经正常，但仍不排卵，此病案还配合西药达英-35先调节月经周期，再用促排卵药物及针刺、中药，以达到排卵的目的。此病案运用中西医结合方法成功受孕。

第二节 卵巢储备功能不足

卵巢储备功能是指卵巢内存留卵泡的数量和质量，反映女性的生育潜能。各种原因导致卵巢产生卵子能力减弱，卵泡细胞质量下降，造成妇女生育能力下降及性激素的缺乏，称为卵巢储备功能下降（decline in ovarian reserve, DOR）。临床以不孕不育、月经紊乱、闭经等症状为主，其进一步可发展为卵巢功能衰竭，出现多种围绝经期症状，潮热出汗、激动、骨质疏松、心脑血管疾病等，严重影响了妇女的身心健康和生活质量。

一、历史沿革

中医学文献中尚无相对应 DOR 的病名，根据其临床表现，涉及"月经后期""闭经""不孕""经断前后诸症"等病症范畴。

二、中医病因病机

中医理论认为，肾藏精，主生长、发育与生殖。精气是构成人体的基本物质，也是人体生长发育及各种功能活动的物质基础。《素问·上古天真论》云："女子七岁，肾气盛，齿更发长；二七而天癸至，任脉通，太冲脉盛，月事以时下，故有子；……七七，任脉虚，太冲脉衰少，天癸竭，地道不通，故形坏而无子也。"这是中医学理论中最早对女性生殖过程生理活动的描述。肾中精气充盛，天癸成熟，月经来潮而有子，标志着女性卵巢生殖周期活动的开始；肾中精气衰退，天癸耗竭，月经闭绝，形坏而无子，提示女性卵巢生殖功能的结束。所以，肾与女性卵巢生理功能密切相关，主宰着女性生殖功能的发育、旺盛与衰退，肾对女性卵巢生理功能的实现起着决定性作用。正如《傅青主女科》云"经本于肾""经水出诸肾"。肾中精气的生理效应概括为肾阴和肾阳两个方面，肾阴亏虚，施化乏源，血海空虚，则月经后期而至、经来涩少、闭绝不行或年未老经水断，正如《医学正传·妇人科》言："月经全靠肾水施化，肾水既乏，则经血日以干涸，……渐而至于闭塞不通。"而肾阳亏虚，推动乏力，即可导致血行不畅，瘀血内蕴，胞脉闭阻，临床同样可见月经后期而至、经来涩少、闭绝不行。肝肾同源，肝阴失去肾阴的滋养，即"水不涵木"，可出现肝肾阴虚、肝阳上亢证，由此，提出"肾虚肝郁血瘀"这一卵巢储备功能低下的主要病机观点，遵循中医学辨证论治原则，在滋补肝肾、调理冲任基础之上，临证可结合肝、心、脾三脏的功能失调，根据各证型的偏颇，临床又各有侧重。

三、西医病因学研究

本病病因尚不明确，初步认为心理因素、环境污染、感染因素、月经不规律史、初潮早、生活习惯不良、遗传及手术史均与之密切相关。近来，有关研究发现卵巢囊肿剔除术可能影响卵巢功能，使卵巢储备下降，主要原因是盆腔卵巢严重粘连，正常卵巢组织部分丢失、电热损伤等。国外的研究认为与小基因变异有关，原因包括自体免疫、医源性原因（放化疗、手术）、感染（带状疱疹、巨细胞病毒、腮腺炎病毒）、基因突变（性染色体、常染色体）以及特发性因素。有研究发现，*BMP*-15、*GDF*-9 和 *GPR*-3 影响着原始卵泡池到生长卵泡的起始募集率，那些释放已知激素效应的基因，如 *LHR*、*FSHR*、*CYP*-17、*CYP*-19 主要影响卵泡功能，这些基因的突变影响着生殖的寿命。有学者认为，基因在卵子生成时被表达可能导致不同程度的生殖细胞形成，并包括了 DNA 结合蛋白如 NANOS 和某些转录因子，这些基因的突变会直接导致卵巢早衰。一个基因组关联的分析揭示：一个候选区域与 *ADAMts*9 相关联。此外，CNV 也被认为是其一个表型。

四、卵巢储备功能的测定方法

目前在临床应用的卵巢储备功能评估指标主要有：①年龄；②性激素及细胞因子水平测定：基础尿促卵泡素（FSH）、雌二醇（E_2）、FSH/黄体生成激素（LH）、黄体酮、抑制素 B（INH B）、抗苗勒管激素（AMH）；③卵巢超声检查：基础窦状卵泡数、卵巢体积、卵巢平均直径和卵巢间基质血流；④卵巢刺激试验：氯米芬刺激试验（CCCT）、外源性 FSH 卵巢储备试验（EFORT）或称 FSH 刺激试验（FCT）和促性腺激素释放激素激动剂（GnRHa）刺激试验。

五、临床诊断标准

目前尚无统一的诊断标准，主要是临床表现和实验室检查相结合。临床有月经失调史，或不孕不育史。血清学检查：10 IU/L ＜血 FSH＜40 IU/L，伴或不伴有 E_2 水平＞294 pmol/L。

六、中医辨证论治

（一）肝肾阴虚证

【主要证候】闭经日久伴有不孕，头晕耳鸣，腰酸腿软，烘热汗出，五心烦热，烦躁易怒，阴户干涩，失眠多梦，两目干涩，视物昏花，胁痛，舌红苔少，脉弦细数。

【治法】滋补肝肾，养血调经。

【方药】育阴汤加减：熟地、山药、续断、桑寄生、山茱萸、龟甲、牡蛎、白芍、阿胶、杜仲。

【治疗法则】滋肾益阴，育阴潜阳。

（二）肾虚肝郁证

【主要证候】闭经日久伴有不孕，腰酸膝软，头晕耳鸣，胸胁胀痛，郁闷不舒，舌暗淡苔薄，脉弦迟脉无力。

【治法】补肾疏肝，理气调经。

【方药】六味地黄丸合逍遥散：白芍、当归、柴胡、白术、甘草、茯苓、生姜、薄荷。

（三）脾肾阳虚证

【主要证候】闭经日久伴有不孕，腹中冷痛，面色白，面浮肢肿，畏寒肢冷，腰酸膝软，带下清冷，性欲淡漠，久泻，或五更泄泻，或小便不利，舌淡胖有齿痕，苔白滑，脉沉细迟弱。

【治法】温肾调经，暖宫调经。

【方药】温土毓麟汤：巴戟天、覆盆子、白术、人参、山药、神曲。（《傅青主女科》）

（四）心肾不交证

【主要证候】闭经日久伴有不孕，心烦不寐，心悸怔忡，头晕耳鸣，腰酸膝软，五心烦热，烘热汗出，咽干口燥，舌尖红，苔薄白，脉细数。

【治法】补肾滋阴，清心降火。

【方药】黄连阿胶汤：黄连、黄芩、阿胶、白芍、鸡子黄。（《伤寒论》）

（五）肾虚血瘀证

【主要证候】闭经日久伴有不孕，头晕神疲，腰酸膝软，口渴不欲饮，胸闷痹痛，舌质紫暗，边有瘀点或瘀斑，脉沉涩无力。

【治法】补肾益气，活血调经。

【方药】肾气丸合失笑散：山药、山茱萸、泽泻、茯苓、丹皮、肉桂、附子、五灵脂、蒲黄。（《金匮要略》）

七、中医外治法

1. 针刺 从第 5 天开始，主穴选气海、中极、子宫、足三里、三阴交、太溪、肝俞、肾俞、脾俞等。肾阴亏虚者加太溪、照海；肾阳不足者加关元、命门；肝阳上亢者加风池、太冲；痰气郁结者加中脘、阴陵泉、丰隆。脾俞、肝俞、肾俞用平补平泻法；三阴交用捻转补法使针感向小腿及足部放射；太溪用捻转补法。针刺得气后留针 20min，每日 1 次，连续 10 次为 1 个疗程。停 5 d 再针刺下一个疗程，经期停用。宫寒者可加艾灸、暖宫贴。

2. 耳针 内分泌、内生殖器、肝、脾、肾、皮质下、交感、神门，每 5d 1 次，两边交替。

3. 穴位埋线 穴选同上，可随证加减。

4. 脐疗 将药物共同研成细末，治疗时取药末 10 g，以温开水调成糊状，纱布包裹，敷于脐部，胶布固定，3 d 换药 1 次，方药（可随证加减）：熟地黄 60 g、山药 40 g、枸杞子 20 g、五味子 20 g、沙参 20 g、当归 20 g、白芍 60 g、丹皮 25 g、枣皮 15 g、菟丝子 20 g、桑寄生 20 g。

5. 敷贴疗法 顺应二十四节气，辨证选穴用药，将药物研为细末，与各种不同的液体调制成糊状制剂，敷贴于所需的穴位。

6. 中药离子透入，中药泡脚 选方可参考脐疗，也可根据个体随证加减。

7. 穴位注射 选穴如足三里、血海，用丹参注射液每穴注射 0.5～1 ml。以上治疗均每日 1 次，7 次为 1 个疗程，一般治疗 2～3 个疗程。

八、西医治疗

目前，西医主要采用雌激素和孕激素结合的激素替代疗法。研究发现，经妈富隆治疗后，患者 FSH 水平显著性下降，停避孕药后予小剂量雌激素治疗，可通过协同体内 FSH 的作用，诱导颗粒细胞上的 FSH 受体及芳香化酶，恢复卵泡对促性腺激素的敏感性，使卵巢恢复排卵。研究发现这类药物长期应用有一定的优势，但缺陷也是十分可怕的。临床的风险主要是增加了子宫内膜增生、乳腺癌、子宫内膜癌、中风等疾病的发病危险。而对于加入雄激素替代的价值则在研究中依然不能确定。

九、存在问题与展望

卵巢储备能力下降是一种病因复杂、容易被忽视的疾病。目前,对于 DOR,现代医学对其病因及发病机制仍不明确,在治疗上缺乏有效方法,多采用性激素治疗(雌、孕激素序贯疗法)为主,治疗时间长,药物有一定副作用,对子代的安全性尚存在争议,且停药后复发率较高,患者难以接受。因此,试图探索出一条安全、有效的途径来改善卵巢储备功能、提高女性的生育潜能是我们努力的方向。前期研究表明,疏肝补肾活血中药能降低性激素水平、提高女性的生育能力,改善 DOR 临床症状,但药物作用机制仍不明确,仍需进一步研究。

十、临床案例

案例一

【初诊(2012 年 2 月 11 日)】丁某,女,28 岁,职员,武汉人。

【主诉】未避孕 2 年余未孕,月经稀发 1 年余。

【现病史】患者结婚 2 年,正常性生活,未避孕而未孕。1 年前无明显诱因出现月经稀发,经水 2～4 个月一行,量偏少,色淡,无痛经,曾多次查内分泌均提示促卵泡生成素(FSH)高于正常,最高达到 21 mIU/ml,外院予以人工周期及中药治疗半年(具体不详),停药后经水 2～3 个月一潮,量少,较前正常经量减少一半,色淡,末次月经 2011 年 12 月 25 日,目前经阻 1 月余,伴有潮热汗出,阴道干涩,肢软无力,少气倦怠,腰酸不适,纳可,眠差,二便调;察其唇色淡红,舌质淡,苔薄白;诊其脉沉细。实验室检查如下。2012 年 2 月 10 日内分泌:FSH 15.86 mIU/ml,E_2 16 pg/ml;不孕全套、TORCH、支原体、衣原体、甲状腺功能均在正常范围。

【西医诊断】卵巢储备功能下降。

【中医诊断】月经后期。

【中医辨证】肝肾两虚,气血不足。

【治法】滋养肝肾,补益气血。

【方药】一贯煎合四物汤加减:麦冬 15 g、生熟地各 15 g、沙参 12 g、川芎 10 g、当归 15 g、山药 15 g、白芍 15 g、甘草 10 g、菟丝子 15 g、五味子 10 g、枸杞 15 g、山茱萸 12 g、巴戟天 10 g、女贞子 10 g、旱莲草 10 g、党参 15 g。

15 剂,每日 1 剂,水煎 2 次,取药汁约 200 ml,分次温服。

针刺(中极、关元、气海、足三里、三阴交、血海等)穴位,隔日 1 次,经期停用,每次留针 30 min。

【二诊(2012 年 3 月 1 日)】末次月经 2012 年 2 月 18 日,量中等,无痛经,潮热汗出较前好转,阴道分泌物增多,睡眠安。继服上药,同时配合针刺治疗。

【三诊至五诊(2012 年 3 月 25 日)】末次月经 2012 年 3 月 24 日,量中等,色红,无痛经,无腰酸不适。守方守法 2 个月。

【六诊（2012 年 5 月 29 日）】末次月经 2012 年 5 月 26 日，此次经行第 3 天复查内分泌：FSH 8.07 mIU/ml，E_2 47 pg/ml，嘱患者备孕；月经第 5 天开始口服氯米芬 50 mg，每日 1 片，连服 5 d；月经第 12 天开始卵泡监测。

【七诊（2012 年 6 月 11 日）】月经第 15 天卵泡监测示内膜 0.9 cm，左侧卵泡 2.0 cm×1.7 cm，右侧卵泡 1.5 cm×1.0 cm；嘱患者试孕。

【八诊（2012 年 6 月 29 日）】今血 hCG 206.78 mIU/ml，P 19.56 ng/ml，提示早孕，予以中药固胎合剂口服补肾安胎，达芙通 10 mg，每日 2 次，口服 3 个月，后随访，于次年 3 月顺利分娩一男婴。

按语　此病案属西医"卵巢储备功能下降"范畴，中医辨证为"肝肾两虚，气血不足"。如《景岳全书·妇人规·经脉类》："后期而至者，本属血虚，然亦有血热而燥瘀者，不得不为清补；有血逆而留滞者，不得不为疏利。"《薛氏医案·女科撮要·经候不调》："其过期而至者有因脾经血虚，有因肝经血少，有因气虚血瘀。主治之法……脾经血虚者，人参养荣汤；肝经血少者，六味地黄丸；气虚血弱者，八珍汤。"可见，气血是维持人体生命活动的基本物质与动力，妇女以血为本，经带胎产全赖于精血充足，任脉充盛。气血亏虚，冲任不足，则月经后期、闭经，甚者婚久不孕。肾主生殖，肾虚则精血不生，冲任失调而致不孕。本案选用一贯煎合四物汤加减滋养肝肾，补益气血，经过 3 个月的中药调理，最终受孕。

案例二

【初诊（2010 年 11 月 8 日）】朱某，女，26 岁，职员，湖北武汉人。

【主诉】未避孕未孕 3 年，月经稀发 5 年余。

【现病史】患者 5 年前开始出现月经稀发，40～50 d 一行，量少，为原经量的一半，无痛经，纳可，二便调，结婚 3 年余，未避孕而不孕。素感腰酸胀不适，纳可，二便调。察其体形适中，舌质淡红，苔薄白，脉沉细。辅助检查：2010 年 5 月子宫输卵管碘油造影示子宫正常，左侧输卵管通畅，右侧输卵管通而不畅；内分泌：FSH 20.07 mIU/ml，LH 28.50 mIU/ml，E_2 16 pg/ml，T 0.68 ng/ml；B 超提示双侧卵巢多囊样改变；不孕全套、TORCH、支原体、衣原体、甲状腺功能均正常；男方精液常规：A 级 19.13%，B 级 19.80%，余正常。

【西医诊断】卵巢储备功能下降，原发性不孕。

【中医诊断】月经后期，不孕症。

【中医辨证】肾气不足，气血亏虚。

【治法】补肾养血，调经助孕。

【方药】自拟调经补肾方：当归 15 g、炒白芍 15 g、熟地 15 g、山药 15 g、党参 15 g、枸杞 15 g、菟丝子 15 g、川芎 15 g、五味子 10 g、山茱萸 12 g、黄精 12 g、桑葚 12 g、覆盆子 10 g。（张迎春经验方）

共 15 剂，每日 1 剂，水煎 2 次，取药汁约 200 ml，分次温服。

另配合鹿胎膏口服补肾养血以调经助孕；中药外敷＋中药灌肠外用以清热解毒、通络散结以治疗输卵管炎症；针刺关元、气海、足三里、三阴交、血海、太溪等穴位补肾健脾调经。

经过上述方案加减药物治疗4月余，月经35 d一行，经量较前增多，2011年4月复查内分泌：FSH 7.48 mIU/ml，LH 6.68 mIU/ml，E₂ 38 pg/ml。2011年7月3日因停经36 d，查血 hCG 75.07 mIU/ml，P 24.96 ng/ml，予以中药补肾安胎至孕3月，后随访，患者于2012年3月产一男婴。

按语 此患者病情复杂，3年不孕，既有输卵管炎症因素，又有卵巢储备功能下降，鉴于此，分两个方面同步进行治疗：口服"补肾调经方"补肾养血调经及辅以针刺来调节卵巢功能为主，同时用"活血通络、清热解毒"之中药外敷及灌肠法疏通输卵管为次。方中四物汤养血，党参、山药补气，枸杞、山茱萸、黄精、桑葚、五味子、菟丝子、覆盆子共奏补肾填精，辅以鹿胎膏中之鹿胎及紫河车、阿胶等血肉有情之品以补肾暖宫养血，并配合针刺疗法补肾健脾调经。经综合治疗，患者怀孕成功。如《万氏妇人科·种子章》云："女子无子，多因经候不调，药饵之辅，尤不可缓。若不调其经候而与之治，徒用力于无用之地。此调经为女子种子紧要也。"

案例三

【初诊（2006年4月27日）】蒋某，女，32岁，公务员，湖北襄阳人。

【主诉】未避孕2年余未孕，月经推后1年余。

【现病史】患者结婚2年，正常夫妻生活，未避孕而未孕，伴月经稀发一年余，当地医院诊治，诊断为卵巢功能下降，用过人工周期及克龄蒙等药调理，用药时月经来潮，停药后月经不来，遂于湖北省妇幼保健院就诊。症见月经稀发一年余，既往月经尚规则，一月一行，4～5 d干净，量中，伴血块，轻痛经，块下痛减。前次月经2006年1月5日，量较少。末次月经2006年4月18日，量偏少（服用黄体酮后），时有下腹疼痛隐隐，伴腰酸，烦躁，眠差，纳可；察其舌质淡红，苔黄微腻，脉沉细。辅助检查：2006年4月25日B超提示子宫4.6 cm×3.8 cm×3.7 cm大小，子宫内膜0.6 cm，双侧卵巢分别为2.1 cm×2.5 cm，2.4 cm×1.9 cm大小。内分泌检查：FSH 38.6 mIU/ml，LH 23.8 mIU/ml，E₂＜10 pg/ml。子宫输卵管碘油造影提示子宫未见异常，左侧间质部梗阻，右侧输卵管通而不畅。

【西医诊断】卵巢储备功能下降、原发不孕、子宫发育不良。

【中医诊断】闭经、不孕症。

【中医辨证】脾肾两虚，伴湿热瘀结。

【治法】先以清热利湿，化瘀通络为主，辅以健脾补肾。

【方药】自拟通管汤：赤芍15 g、炒白芍15 g、路路通15 g、皂角刺15 g、王不留行15 g、败酱草15 g、金刚藤15 g、忍冬藤15 g、三棱15 g、莪术15 g、红藤20 g、荔枝核20 g、香附12 g、三七粉另包冲服3 g、穿山甲粉另包冲服3 g。20剂，每日1剂，水煎2次，取药汁约200 ml，分次温服。

另予中药灌肠及外敷治疗；配合针刺（关元、气海、足三里、三阴交、中极、肾俞、太溪等穴位）；鹿胎膏补肾养血；建议下次月经干净后行输卵管介入治疗。

【二诊（2006 年 5 月 31 日）】患者月经仍未来潮，现无腹痛及乳胀，纳眠可，二便调。守上方加柴胡、川楝子各 10 g，益母草 15 g，红花 6 g。共 10 剂，水煎服，一日 1 剂；另予中药灌肠及外敷治疗，鹿胎膏口服补肾养血，配合针刺治疗。

【三诊（2006 年 6 月 16 日）】患者于 2006 年 6 月 7 日月经自行来潮，量中等，无痛经，3 d 干净，诉月经干净后至今未同房。予以介入疗法，提示双侧输卵管已疏通，压力 12 kPa；守上方继服 20 剂，水煎服，一日 1 剂；中药灌肠及外敷治疗；鹿胎膏口服补肾养血，同时配合针刺治疗。

患者经过 3 个月的中药通管汤口服、中药灌肠、外敷及通液治疗，以疏通输卵管炎症为主，辅以鹿胎膏及针刺穴位等补肾调经治疗，经水 2 个月一行，2006 年 7 月份复查内分泌：FSH 7.48 mIU/ml，LH 12.34 mIU/ml，E_2 24 pg/ml。

根据患者病情，拟定后阶段的治疗：配合针刺治疗，并以中药灌肠及外敷以疏通输卵管炎症为辅，口服补肾健脾、活血调经之中药为主。

党参 15 g、炒白术 15 g、茯苓 15 g、黄精 15 g、菟丝子 15 g、枸杞子 15 g、五味子 15 g、沙参 15 g、葛根 15 g、丹参 15 g、王不留行 15 g、桑葚 12 g、淫羊藿 10 g、覆盆子 10 g、女贞子 10 g。共 20 剂，每日 1 剂，水煎 2 次，取药汁约 200 ml，分次温服。

连续上述治疗 3 个月，经期停用。患者末次月经 2006 年 11 月 29 日，量中，无不适，第 5 天予小剂量氯米芬促排卵治疗，当月即孕，后予以固胎合剂补肾安胎 3 个月。后随访，患者于 2007 年 9 月 6 日自然分娩一男婴。

按语　该患者病情复杂，既有继发性闭经、卵巢储备功能下降、子宫发育不良，又有输卵管炎症，均需要同时治疗。如《诸病源候论·妇人杂病诸候·八瘕候》："若经水未尽而合阴阳，即令妇人血脉挛急，小腹重急支满，胸胁腰背相引，四肢酸痛，饮食不调，结牢恶血不除，月水不时，或月前月后，因生积聚如怀胎壮……腰背相引痛，月水不利，令人小产，小腹下，阴中如刀刺，不得小便，时苦寒热，下赤黄病，令人无子。"根据患者病情需要及妊娠所需的条件，我们先以疏通输卵管炎症为主（中药通管汤口服、中药灌肠、外敷及通液治疗），配合鹿胎膏及针刺穴位等补肾养血调经，经过 3 个月的中西医结合治疗，患者输卵管炎症得以控制，备孕后以补肾健脾、活血调经之中药调经助孕，配合针刺加强疗效，辅以中药灌肠及外敷以疏通输卵管炎症，如此治疗仅用了半年的时间，患者便得以顺利妊娠。

案例四

【初诊（2011 年 10 月 25 日）】张某，女，29 岁，武汉人，职员。

【主诉】未避孕 2 年未孕，伴月经不调 3 年。

【现病史】患者结婚 2 年，未避孕未孕。近 3 年出现月经不调，经水 50～60 d 一行，量中，痛经，喜温喜按，易疲劳，睡眠多梦，有潮热盗汗，腰膝酸软等症状，末次月经时间为 10 月 24 日（用黄体酮），察其舌质淡红，苔薄白，诊其脉沉细。实验室多次查内分泌 FSH 在 30～40 mIU/ml 波动，E_2＜20 pg/ml，2011 年 10 月 25 日查内分泌 FSH

33.78 mIU/ml，LH 45.12 mIU/ml，E_2＜20 pg/ml，2011 年 9 月 B 超显示，子宫肌瘤 2.1 cm×2.3 cm×1.8 cm 大小。

【西医诊断】原发不孕，卵巢储备功能下降，子宫肌瘤。

【中医诊断】不孕症，月经不调。

【病因病机】脾肾两虚，气血亏虚，肾精不足，冲任亏损，胞脉失养。

【治则】健脾补肾，补益气血。

【方药】方用五子衍宗丸加四物汤加二至汤：当归 20 g、川芎 10 g、白芍 15 g、熟地 15 g、枸杞 15 g、山茱萸 12 g、菟丝子 15 g、五味子 15 g、覆盆子 10 g、女贞子 10 g、沙参 15 g、麦冬 15 g、巴戟天 15 g、旱莲草 15 g、夜交藤 15 g、酸枣仁 20 g、车前子 10 g。7 剂，每日 1 剂，水煎 2 次，取药汁约 200 ml，分次温服。

配合针刺（选气海、关元、三阴交、太溪等穴位），一周 2～3 次。

【二诊（2011 年 11 月 2 日）】末次月经时间为 10 月 24 日，服用上药后阴道分泌物增多，精神倍增，睡眠好，纳可，二便调，舌脉同前。处理如下。①鹿胎膏用法：1 片，口服，一日 2 次；②守 10 月 25 日方，加石斛 15 g、葛根 15 g，10 剂，服法同前；③针刺（选气海、关元、三阴交、太溪等穴位），一周 2～3 次。

【三诊（2011 年 11 月 16 日）】精神可，睡眠安，纳可，二便调。辅检：妇科 B 超提示子宫内膜 0.8 cm，子宫肌瘤 2.1 cm×2.3 cm×1.8 cm，右侧卵泡 1.2 cm×1.0 cm。处理：①针刺，一周 2～3 次；②守上方加香附 12 g、枳壳 12 g、薏苡仁 20 g。10 剂，服法同前。

【四诊（2011 年 12 月 19 日）】末次月经时间为 12 月 5 日，量中等，痛经较前明显好转，12 月 6 日查内分泌 FSH 4.79 mIU/ml，LH 2.57 mIU/ml，E_2 48 pg/ml，妇科 B 超提示子宫内膜 0.8 cm，右侧卵泡 1.4 cm×1.3 cm。处理：守 10 月 25 日方，加香附 12 g、枳壳 10 g、石斛 15 g。10 剂，服法同前。

【五诊（2011 年 12 月 27 日）】白带呈鸡蛋清样，拉丝状，纳可，二便调。处理：守 12 月 19 日方加续断 10 g、寄生 10 g、杜仲 10 g。10 剂，服法同前。

【六诊（2012 年 1 月 15 日）】停经 42 d，乳房胀，小腹隐隐不适，纳可，二便调，舌质淡红，苔薄白，脉滑细。辅检：自测尿 hCG（＋），血 hCG 12 454.68 mIU/ml，P 21.5 ng/ml，E_2 468 pg/ml。处理：①固胎合剂（续断、寄生、菟丝子、枸杞、党参、黄芩、炒白术等药组成），口服，一次 1 袋，一日 2 次；②达芙通（地屈黄体酮片），10 mg，口服，一日 2 次。

后诊一直用固胎合剂保胎至孕 3 月，于 2012 年 9 月初顺利分娩。

按语 患者虽然只有 29 岁，可月经稀发，60 d 一行，查内分泌属于卵巢储备功能储备不足，故不孕。患者伴有痛经，喜温喜按，易疲劳，潮热盗汗，睡眠多梦，腰膝酸软等症状，一派脾肾两虚，气血不足的症状。"种子先调经""肾主生殖"，故补益脾肾，益气养血，方用"五子衍宗丸加四物汤加二至汤"加减治疗，配合针刺。经过 2 个多月的治疗，患者月经正常，查内分泌：FSH 下降至正常水平，故受孕。

第三节　卵巢早衰

卵巢早衰（premature ovarian failure，POF）是指已建立规律月经的妇女 40 岁以前，由于卵巢功能衰退而出现持续性闭经和性器官萎缩，常有促性腺激素水平的上升和雌激素的下降，临床表现伴见不同程度的潮热多汗、阴道干涩、性欲下降等绝经前后症状，称为卵巢早衰，本病好发于青春育龄期妇女，发病率占成年女性的 1%～3%，在继发性闭经妇女中占 4%～18%。本病使患者卵巢功能未老先衰，还可对神经、代谢、心脑血管和骨骼等全身诸多器官产生影响，给患者身心健康和夫妻生活带来极大痛苦。其病因诊断和治疗均比较困难。生育预后差。

一、历史沿革

中医并没有卵巢早衰之名，从疾病特点来看，与古医籍记载的"月水先闭""经水早断""闭经""不孕"相似，可参照闭经、不孕和经断前后诸症相关文献进行研究。

二、中医病因病机

中医认为，肾为先天之本，五脏六腑之根，藏真阴而寓元阳，是人体发育和生殖的根本。早在《黄帝内经》中就有阐述，其《素问·上古天真论》就强调了"肾气盛"是"天癸至"的先提条件，同时明确了天癸的时限，云："女子七岁，肾气盛，齿更发长；二七而天癸至，任脉通，太冲脉盛，月事以时下，故有子；……七七，任脉虚，太冲脉衰少，天癸竭，地道不通，故形坏而无子也。"肾中精气充盛与衰竭，主宰着冲任的"盛"与"通"、月经的"行"与"止"，在"肾气-天癸-冲任-胞宫"的环节中占有重要的主导地位。正如《傅青主女科》云"经本于肾""经水出诸肾""肾气本虚，何能盈满而能化经水外泄""妇人受孕本于肾气之旺也，肾旺是以摄精"。《医学正传·妇人科》言："月经全靠肾水施化，肾水既乏，则经血日以干涸，……渐而至于闭塞不通。"《景岳全书》云："五脏之伤，穷必及肾，此源流之必然，即治疗之要着。"总之，历代医家均认为肾为月经与孕育之本，而卵巢早衰就是未至七七绝经之年，未老先衰，出现月经早绝伴发不孕，与肾密切相关，故肾虚乃是本病的发病关键。

天癸的"至"与"竭"不但由肾气所主导，亦与心、肝、脾相关。正如《傅青主女科》云："经水早断……吾以为心肝脾之气郁者，盖以肾水为主，原不由于心肝脾，而肾水之化，实有关于心肝脾……，心肝脾俱郁，即肾水真足，尚有茹而难吐之势……执法必须散心肝脾之郁，而大补其肾水，仍大补其心肝脾之气。"本病以肾虚为本，涉及心、肝、脾三脏，有虚实两端，产生瘀血、痰浊、郁火等病理产物。虚者血海无源以泻，冲任不充，而经断无子；实者经血无路可行，冲任不畅，胎孕不受。故治以补肾为主，结合清心、疏肝、健脾诸法。补肾不宜过于滋腻，疏肝不宜过于辛辣，清心不宜过于苦寒，健脾不宜过于升散，更不可妄用攻伐，以免犯虚虚之戒。

1. 肝肾阴虚　素禀肾虚，或房劳多产、惊恐伤肾，暗耗真阴；或久病伤肾，元阴亏损；或情志内伤，五志化火，内劫真阴。肝肾阴虚，精血匮乏，天癸乏源，冲任空虚，血海无源以泄，而月经早绝；冲任不充，胞脉失养，难以凝精成孕，导致不孕。

2. 肾虚肝郁 素禀肾虚，或房劳多产损伤肾气；或惊恐久病伤肾推动温煦无力，致肝郁不畅；或素体肾虚又为愤怒抑郁七情所伤，而肾虚肝郁，天癸乏源，致冲任不充，血海不能满溢而致月经早绝，冲任二脉不能相资，不能摄精成孕，导致不孕。

3. 心肾不交 大病久病及肾，耗伤阴液，或房劳多产，损伤精血，肾阴亏虚，肾水不能上济心火，心火独亢，或心火下灼肾阴，使精血更虚，天癸乏源，冲任不足，血海无源以泄而致月经早绝，冲任不足，胞脉失养，难以摄精成孕，导致不孕。

4. 脾肾阳虚 素禀肾虚，或房劳损伤肾气，又饮食劳倦，损伤脾气，肾阳虚无以温煦脾土，脾虚无以生精益肾，导致天癸早竭，冲任空虚，血海无源以泄，月经早绝；胞脉虚寒而难于摄精成孕，导致不孕。

5. 肾虚血瘀 素禀肾虚，或房劳多产，久病及肾，或外寒伤肾滞于冲任，气血受阻，血行不畅，天癸难充，致冲任虚且瘀，血海不能满溢，而月经早绝；冲任二脉不能相资，胞脉阻滞，导致不孕。

三、西医发病机制

POF 的病因尚不清楚。目前研究资料显示，遗传因素所致的染色体异常、基因突变、性腺发育不全、FSH、LH 受体变异、酶缺乏、代谢异常、放化疗损伤、病毒感染、免疫因素、免疫抑制剂及抗精神病药物的应用、环境污染、精神心理因素等是可能原因。这些因素或使先天性卵细胞减少，或使卵泡加速闭锁，或使卵泡直接损伤，从而使卵泡过早耗竭。总之卵巢早衰的病因尚不确定，绝大多数 POF 患者得不到确切病因诊断。从病理生理角度考虑，POF 病因可分为两大类：卵泡衰竭和卵泡功能失调。原始卵泡池不足和卵泡闭锁加速是导致卵泡衰竭的原因。

四、诊断标准

目前尚无统一的诊断标准，主要是临床表现和实验室检查相结合。临床有月经失调史，或不孕不育史，40 岁以前闭经达 6 个月以上的妇女，至少 2 次（其中间隔至少 1 个月）血清 FSH>40 IU/L 或 LH>30 IU/L，E_2<73.2 pmol/L。

五、临床表现

1. 闭经 分为原发闭经和继发闭经，继发闭经发生在 40 岁之前。闭经之前并没有特征性的月经异常的先兆。有的是在规律的月经后突然闭经，有的是停避孕药或分娩以后闭经，有的则在闭经之前表现为月经周期及经期的紊乱。

2. 不孕 部分患者因不孕就诊而发现卵巢早衰。不孕是卵巢早衰患者就诊和苦恼的主要原因。有原发不孕和继发不孕，所以建议有卵巢早衰家族史者应尽早计划怀孕。

3. 低雌激素症状 低雌激素症状可见潮热、性交困难、萎缩性阴道炎、萎缩性尿道炎等，原发闭经者少见，大多与既往用过雌激素替代治疗有关，继发闭经者常见，这与雌激素撤退引起的理论相一致。

4. 伴发的自身免疫性疾病　如 Addison's 病、甲状腺疾病、糖尿病、红斑狼疮、类风湿性关节炎、白癜风和克罗恩病等。另外还有肾上腺功能不全的隐匿症状，如近期体重的减轻、食欲减退、不明确的腹部疼痛、衰弱、皮肤色素沉着加重和嗜盐。

5. 卵巢功能间断的自然恢复　多个研究证实，染色体正常的 POF 患者仍有间断的卵巢功能恢复（包括有 2 次或 2 次以上的 FSH 升高者）。阴道 B 超可发现 30%～40% 的患者有卵泡结构，以血清 $E_2 > 50$ pg/ml 为标准则 50% 患者有卵泡功能，以血清 $P > 3$ ng/ml 为标准则 20% 患者有排卵。所以，卵巢早衰并不等于卵巢功能的完全丧失，短暂的或间断的卵巢功能的恢复是可能的。POF 患者在确诊后仍有 5%～10% 的机会怀孕。

六、中医辨证论治

本病以肾虚为本，累及心、肝、脾三脏，产生瘀血、痰浊、郁火等病理产物，从而多脏受累，本虚标实，治以补肾为主，结合清心、疏肝、健脾诸法。补肾不宜过于滋腻，疏肝不宜过于辛燥，清心不宜过于苦寒，健脾不宜过于升散，更不可妄用攻伐，以免犯虚虚之戒。

（一）肝肾阴虚证

【主要证候】闭经日久伴有不孕，头晕耳鸣，腰酸腿软，烘热汗出，五心烦热，烦躁易怒，阴户干涩，失眠多梦，两目干涩，视物昏花，胁痛，舌红苔少，脉弦细数。

【治法】滋补肝肾，养血调经。

【方药】左归丸合二至丸加减：熟地、山药、续断、桑寄生、山茱萸、龟甲、牡蛎、白芍、阿胶、杜仲。

（二）肾虚肝郁证

【主要证候】闭经日久伴有不孕，腰酸膝软，头晕耳鸣，胸胁胀痛，郁闷不舒，舌暗淡苔薄，脉弦迟脉无力。

【治法】补肾疏肝，理气调经。

【方药】六味地黄丸合逍遥散：白芍、当归、柴胡、白术、甘草、茯苓、生姜、薄荷。

（三）脾肾阳虚证

【主要证候】闭经日久伴有不孕，腹中冷痛，面色白，面浮肢肿，畏寒肢冷，腰酸膝软，带下清冷，性欲淡漠，久泻，或五更泄泻，或小便不利，舌淡胖有齿痕，苔白滑，脉沉细迟弱。

【治法】温肾调经，暖宫调经。

【方药】温土毓麟汤：巴戟天、覆盆子、白术、人参、山药、神曲。（《傅青主女科》）

（四）心肾不交证

【主要证候】闭经日久伴有不孕，心烦不寐，心悸怔忡，头晕耳鸣，腰酸膝软，五心烦热，烘热汗出，咽干口燥，舌尖红，苔薄白，脉细数。

【治法】补肾滋阴，清心降火。

【方药】黄连阿胶汤：黄连、黄芩、阿胶、白芍、鸡子黄。(《伤寒论》)

(五) 肾虚血瘀证

【主要证候】闭经日久伴有不孕，头晕神疲，腰酸膝软，口渴不欲饮，胸闷痹痛，舌质紫暗，边有瘀点或瘀斑，脉沉涩无力。

【治法】补肾益气，活血调经。

【方药】肾气丸(《金匮要略》)合失笑散：山药、山茱萸、泽泻、茯苓、丹皮、肉桂、附子、五灵脂、蒲黄。

七、中医外治法

1. 脐疗　方药：熟地黄 60 g、山药 40 g、枸杞子 20 g、五味子 20 g、沙参 20 g、当归 20 g、白芍 60 g、丹皮 25 g、郁金 25 g、炒柴胡 10 g、川楝子 20 g、炙远志 20 g，将上述药物共同研成细末，治疗时取药末 10 g，以温开水调成糊状，纱布包裹，敷于脐部，胶布固定，3 d 换药 1 次。

2. 针刺　从月经第 5 天开始，主穴选中极、子宫、足三里、三阴交、太溪、肝俞、肾俞、脾俞等。肾阴亏虚者加太溪、照海；肾阳不足者加关元、命门；肝阳上亢者加风池、太冲；痰气郁结者加中脘、阴陵泉、丰隆。脾俞、肝俞、肾俞用平补平泻法；三阴交用捻转补法使针感向小腿及足部放射；太溪用捻转补法。针刺得气后留针 20 min，每日 1 次，连续 10 次为 1 个疗程。停 5 d 再针刺下一个疗程。经期停用。

3. 耳针　耳穴压丸法，主穴内分泌、内生殖器、皮质下、盆腔、交感、子宫、神门，可随证加减。

4. 穴位埋线　选穴同针刺，可随证加减。

5. 敷贴疗法　顺应二十四节气，辨证选穴用药，将药物研为细末，与各种不同的液体调制成糊状制剂，敷贴于所需的穴位。

6. 中药离子透入，中药泡脚　选方可参考脐疗，也可根据个体随证加减。

7. 穴位注射　选穴如足三里、血海，用丹参注射液每穴注射 0.5～1 ml。以上治疗均每日 1 次，7 次为 1 个疗程，一般治疗 2～3 个疗程。

八、西医治疗

本病由于卵泡提前耗竭的机制不明，目前尚无理想的治疗方法，只能对症治疗。

1. 激素替代治疗 (HRT)　HRT 可通过负反馈作用降低血中的高促性腺激素水平，诱导卵泡颗粒细胞上的促性腺激素受体形成，恢复卵巢对促性腺激素的敏感性，减少高促性腺激素对卵泡的刺激，减少抗卵巢抗体、抗颗粒细胞抗体、抗透明带抗体等的合成；避免生殖器官的萎缩，诱导人工月经来潮，保证患者能有正常的性生活，防止卵巢激素缺乏引起的继发性健康损伤，防止骨质疏松，对有适应证而无禁忌证患者可按照常规方法科学、合理、规范地用药，并定期监测。

2. 促排卵治疗　个别 POF 患者卵巢内有卵泡，可能对人工周期促性腺激素释放激素、尿促性腺激素、氯米芬等促排卵方法治疗有效。

3. 冻存卵巢及卵巢移植　将卵巢组织冷冻保存后，经解冻再移植患者体内，有希望保护甚至恢复放化疗患者卵巢功能。

4. 其他治疗　对自身免疫抗体阳性者可采用免疫抑制剂治疗；对特纳综合征患者，可采用生长激素及小剂量雌激素促进身高的生长。

九、研究进展

卵巢早衰病因及发病机制尚不清楚，目前西医只是采用激素替代、促排卵、冻存卵巢及卵巢移植方法对症治疗。近几年中药对卵巢早衰作用机制的研究主要集中在以下几个方面。对子宫的作用：补肾中药能使子宫的重量指数增加，功血加强，子宫内膜腺体增多，分泌现象明显，雌孕激素受体增加。

对卵巢的作用：补肾中药能促进卵巢血管生成，明显改善卵巢的血供，促卵泡发育，增加卵巢的卵泡数、黄体数及卵泡直径；使卵巢重量指数显著增加；使卵巢内雌孕激素受体增加。

通过现代药理研究可以看出，中药有多系统、多环节的整体调节作用。近期可以迅速改善卵巢早衰患者临床症状，提高其生存质量，远期可以预防骨质疏松，坚持中西医结合治疗，极少数患者可以恢复卵巢功能，实现生育愿望。

十、临床案例

案例一

【初诊（2007 年 4 月 23 日）】曾某，女，25 岁，工人，武汉黄陂人。

【主诉】3 年未避孕未孕，经阻 1 年余。

【现病史】患者 13 岁初潮，平素 22～60 d 一行，量中，结婚 3 年，正常夫妻生活，未避孕而未孕，伴闭经一年，多家医院诊治，用过人工周期、克龄蒙后月经来潮，医者告知卵巢早衰，欲求子，需赠卵方可如愿，遂于湖北省妇幼保健院就诊。症见经阻一年余，既往月经尚规则，一月一行，4～5 d 干净，量中，伴血块，痛经（+），块下痛减。前次月经 2006 年 4 月 5 日，量较少。末次月经 2007 年 4 月 3 日，量偏少（服用黄体酮后），时有下腹疼痛隐隐，伴腰酸，阴道干涩，头昏，烦躁，盗汗，眠差，纳可；察其舌质淡红，苔黄微腻，脉沉细。辅助检查：2007 年 4 月 23 日 B 超提示子宫 3.6 cm×2.8 cm×2.7 cm 大小，子宫内膜 0.6 cm，双侧卵巢分别为 2.1 cm×1.5 cm，1.9 cm×1.6 cm 大小，查窦卵泡左侧 2 个，右侧 1 个。内分泌检查：FSH 49.36 mIU/ml，LH 23.8 mIU/ml，E_2 < 10 pg/ml。子宫输卵管未查。

【西医诊断】卵巢早衰，原发不孕，子宫发育不良。

【中医诊断】闭经、不孕症。

【中医辨证】脾肾两虚、气血亏虚、冲任不荣。

【治法】补气养血、健脾益肾。

【方药】自拟补肾调经 1 号（张迎春经验方）。当归 15 g、炒白芍 15 g、川芎 10 g、生熟地各 20 g、党参 15 g、黄芪 15 g、茯苓 15 g、枸杞 15 g、枣皮 15 g、菟丝子 15 g、五味子 15 g、女贞子 20 g、旱莲草 12 g、紫河车粉 3 g、沙参 15 g、葛根 15 g，20 剂，每日 1 剂，水煎 2 次，取药汁约 200 ml，分次温服。

配合鹿胎膏口服，补肾养血。

【二诊（2007 年 5 月 20 日）】患者月经 5 月 4 日来潮，阴道分泌物增多，头昏、腰酸、盗汗好转，纳眠可，二便调。守上方加续断、寄生、淫羊藿各 10 g。20 剂，水煎服，一日 1 剂；鹿胎膏 2 盒口服。

【三诊（2007 年 6 月 20 日）】患者月经仍未潮，近 2 d 白带多，纳眠可，守 5 月 20 日方加玫瑰花 10 g、王不留行 10 g。20 剂，水煎服，一日 1 剂。

【四诊（2007 年 7 月 13 日）】月经于 2007 年 6 月 26 日来潮，量中等，持续 7 d 干净，无头昏及腰酸。守上方加茺蔚子 10 g。20 剂，水煎服，一日 1 剂。

【五诊（2007 年 9 月 11 号）】停经 42 d，有恶心感，嗜睡，查血 hCG 103 571.41 mIU/ml，P 28 ng/ml，B 超提示胚胎存活。

后随访，患者于 2008 年 9 月 6 日自然分娩一男婴。

按语 该患者是典型的卵巢早衰患者，B 超显示子宫小、窦卵泡少，内分泌显示卵巢早衰，经过西药人工周期治疗无效。在病患无望情况下，采用中药治疗 4 月余怀孕，实乃一大奇迹。方中有八珍汤补气养血，五子衍宗丸补肾填精，紫河车血肉有情之品补肾。二至丸加沙参、麦冬以滋补肾阴，整个方阴阳气血均补。故能出奇制胜。

案例二

【初诊（2011 年 5 月 28 日）】赵某，女，34 岁，商人，湖北通山县人。

【主诉】月经稀发半年，未避孕未孕 2 年。

【现病史】患者半年前无明显诱因出现月经稀发，2～3 个月一行，量较前稍有减少，无痛经，末次月经时间为 2011 年 3 月 25 日，外院予以克龄蒙治疗 3 个月，停药后月经不来潮，目前经阻 2 月余。平素烦躁易怒，烘热汗出，腰酸腿软，头晕耳鸣，带下稀少，性欲淡漠，舌质红，苔薄黄，脉沉细。妇科检查：外阴（-）、阴道（-）；宫颈光滑；宫体前位，子宫大小正常，质地中等，活动可；双附件未触及。辅助检查：内分泌 FSH 46 mIU/ml，E_2 20 pg/ml；妇科 B 超提示子宫及双附件未见明显异常；输卵管造影提示双侧输卵管通畅；女方不孕全套、TORCH、支原体、衣原体均正常；男方精液常规正常，抗精子抗体阴性。

【西医诊断】卵巢早衰。

【中医诊断】月经周期延长。

【中医辨证】肝肾阴虚。

【治法】滋补肝肾，养血调经。

【方药】

1. 左归丸加二至丸加减 熟地 15 g、山药 15 g、枣皮 15 g、云苓 15 g、枸杞 15 g、甘草 10 g、女贞子 15 g、旱莲草 10 g、黄精 15 g、桑葚子 15 g、丹参 20 g、沙参 15 g、麦冬

15 g、当归 15 g、三七粉另包冲服 3 g。

10 剂，每日 1 剂，水煎 2 次，取药汁约 200 ml，分次温服。

2. 针刺治疗 选足三里、三阴交、关元、肾俞、肝俞、脾俞、子宫等穴。根据其伴随症状随证加减，自月经第 5 天起针刺，隔日或隔 2d 1 次。

【二诊（2011 年 6 月 13 日）】服用上药后白带略多，腰酸好转，仍有心烦等不适。处方：守 5 月 28 日方，加柴胡 6 g、凌霄花 12 g、益母草 15 g。15 剂，水煎服，服法同前。同时配合针刺治疗。

【三诊（2011 年 6 月 26 日）】月经于 6 月 22 日来潮，3 d 干净，量偏少，色红。现腰酸较前明显好转，白带增多，无头晕、耳鸣。6 月 25 日查内分泌：FSH 12 mIU/ml，E_2 38 pg/ml。处方：守 5 月 28 日方，继服 1 个月，同时配合针刺治疗。嘱患者坚持治疗 3 个月后复查。

【四诊（2011 年 10 月 18 日）】末次月经时间为 2011 年 10 月 8 日，5 d 干净，量较前增多，色红，少量血块。内分泌：FSH 7.8 mIU/ml，E_2 35 pg/ml。

后记：月经正常后予以中西医结合治疗，用少量促排卵药配合中药治疗，前后治疗共 8 月余，患者怀孕。

按语 根据卵巢早衰的临床表现，当属于中医学"月经不调""血枯""血隔""闭经""不孕""经断前后诸证"等范畴。中医学认为，肾主生殖，辨证肾虚为本，肾精不足为其基本病机。此例患者月经稀发，伴潮热心烦不适，腰酸腿软、头晕耳鸣、带下稀少、性欲淡漠，舌质红，苔薄黄，脉沉细，均符合肝肾阴虚的临床表现。故运用滋补肝肾法治疗后，患者体内血 E_2 升高，FSH 下降，肾虚症状有不同程度的改善，月经来潮。同时配合针刺治疗，针刺能激活脑内多巴胺系统，调整脑-垂体-卵巢的自身功能，使其功能恢复，从而使生殖内分泌系统恢复正常生理的动态平衡，取得较好的疗效。针刺关元、肾俞补肾气、滋肾阴，足三里、脾俞、肝俞、地机健脾疏肝，三阴交补肾健脾疏肝，气海、子宫局部养血活血，共奏补肾健脾、疏肝活血之功，故有子。

案例三

【初诊（2010 年 5 月 2 日）】熊某，女，35 岁，职员，武汉人。

【主诉】月经稀发 2 年，未避孕 1 年未孕。

【现病史】患者 2 年前开始无明显诱因出现月经稀发，40 d 至半年一行，5 d 干净，量少，较前减少一半，末次月经时间为 2010 年 1 月 19 日，自诉基础体温单相，外院予以补佳乐加黄体酮人工周期治疗半年，停药后经水不来潮。目前未避孕 1 年未孕，男方精液常规检查正常；抗精子抗体阴性。平素畏寒肢冷，大便溏薄，每日 1～2 次，腰酸膝软，带下清冷，纳可，小便调，夜寐安，舌淡胖边有齿痕，苔白腻，脉沉细。妇科检查：外阴（－）、阴道（－）；宫颈光滑；宫体前位，子宫大小正常，质地中等，活动可；双附件未及。辅助检查：2010 年 4 月 HSG 提示双侧输卵管通畅，宫腔未见明显异常；实验室报告为 FSH 42.11 mIU/ml、LH 15.52 mIU/ml、E_2 <10 pg/ml，女方不孕全套、TORCH、支原体、衣原体均正常；男方精液常规正常，抗精子抗体阴性。

【西医诊断】卵巢早衰。

【中医诊断】不孕症，月经失调。

【中医辨证】脾肾阳虚。

【治法】温肾健脾，暖宫调经。

【方药】温土毓麟汤加减：巴戟天15g、覆盆子15g、白术15g、党参20g、山药15g、扁豆15g、续断10g、杜仲10g、益智仁10g、薏苡仁20g、仙茅10g、淫羊藿10g。10剂，每日1剂，水煎2次，取药汁约200ml，分次温服。

另予针刺加灸穴位治疗，选取关元、气海、三阴交、地机、肾俞、肝俞、脾俞等穴位，隔1d或2d1次。

【二诊（2010年5月12日）】用上药后腰酸较前好转，阴道分泌物较前减少，纳可，二便调，月经仍未来潮，舌淡胖边有齿痕，苔白腻，脉沉细。处方：守上方加茺蔚子10g、丹参20g、王不留行15g。20剂，服法同前。针刺同以往隔1d或2d1次。

【三诊（2010年6月3日）】5月30日月经来潮，量中等，纳可，二便调，腰酸较前好转，舌淡胖边有齿痕，苔白腻，脉沉细。处方：守5月2日方加五味子、菟丝子各15g，香附、寄生各12g。30剂，服法同前。针刺同以往隔1d或2d1次。

【四诊（2010年7月13日）】月经于7月12日来潮，量中等，查内分泌：FSH 10.83mIU/ml、LH 6.89mIU/ml、E₂ 49.20pg/ml，内分泌较前恢复，舌淡胖齿印较前减轻，苔白腻，脉沉细。处方：守5月2日方，加黄精、桑葚子、菟丝子、五味子各15g。10剂，服法同前；针刺同以往隔1d或2d1次，经上述治疗1年又2个月，患者月经恢复正常，并于末次月经2011年6月8日怀孕。

按语 "调经之要，贵在补脾胃以滋血之源，养肾气以安血之室，知斯二者，则尽善矣。"妇人以血为本，以气为用，月经为气血所化，气血是胞宫行经的物质基础。气血充足，天癸有源，任通冲盛，血海按时满盈，则经事如期。若气虚血弱，不能下注养胞，肾精无所生，肾气无所化，天癸无所养，冲任不足，经血无源，致月水难生，血海难充，终致停闭不行，发为本病。《本草衍义》曰："夫人之生以气血为本，人之病未有不先伤其气血者……思虑过当，多致劳损……女则月水先闭。"补肾培土，先后天同调。党参、山药、白术、扁豆、薏苡仁健脾利湿实大便，仙茅、淫羊藿补肾壮阳，菟丝子、五味子、黄精、桑葚子补肾阴，阴阳双补，温土毓麟汤配合针灸治疗，共奏温肾健脾，暖宫调经之效。

案例四

【初诊（2010年10月4日）】王某，女，28岁，职员，湖北武汉人。

【主诉】未避孕未孕2年，月经稀发2年余。

【现病史】患者既往月经规则，30d一行，4～5d干净，量中，色红，无痛经，2年前结婚后无明显诱因出现月经稀发，3个月至半年一行（用西药后方能来潮），末次月经时间为2010年6月3日（用克龄蒙），外院诊断为"卵巢早衰"，并经过克龄蒙、妈富隆及溴隐停治疗一年余，效果不显，停药后月经不来潮。近2年余，正常夫妻生活，未避孕而未孕。患者平素烦躁易怒，口干，潮热汗出，阴道干涩，察其舌质淡红，苔薄黄，脉弦细。妇科检查：外阴（－）、阴道（－）；宫颈光滑；宫体前位，子宫大小正常，质地中等，活动可；双附件未及。辅助检查：2010 年 6 月内分泌检查提示 FSH 62.97 mIU/ml，LH 93.97 mIU/ml，PRL 77.31 ng/ml，E_2 3 pg/ml，B 超显示子宫及卵巢均小于正常；女方不孕全套、TORCH、支原体、衣原体均正常；男方精液常规正常，抗精子抗体阴性。

【西医诊断】卵巢早衰，原发不孕。

【中医诊断】月经稀发，不孕症。

【中医辨证】肝肾阴虚，精血不足。

【治法】滋养肝肾，调补冲任。

【方药】养精种玉汤合一贯煎加减：当归 15 g、川芎 10 g、白芍 15 g、生熟地各 20 g、枸杞子 15 g、枣皮 12 g、女贞子 15 g、旱莲草 15 g、麦冬 10 g、沙参 15 g、黄精 15 g、桑葚子 15 g、丹参 15 g、川楝子 10 g、夜交藤 20 g。14 剂，每日 1 剂，水煎 2 次，取药汁约 200 ml，分次温服。

另予以针刺肾俞、天枢、气海、关元、脾俞、肝俞、地机、子宫、足三里、三阴交。月经第 5 天开始，隔日 1 次，每次留针 20min。

【二诊（2010 年 10 月 23 日）】服上药后潮热汗出，口干，心烦好转，纳眠可，二便调，舌质淡红，苔薄黄，脉沉细。中药守上方减夜交藤、川楝子加菟丝子 15 g、五味子 15 g、郁金 10 g。14 剂，服法同上。针刺如前。

【三诊（2010 年 11 月 10 日）】月经仍未至，自查尿 hCG 阴性，现一般情况可，阴道分泌物增多，纳眠可，二便调，舌质淡红，苔薄黄，脉沉细。中药守 10 月 4 日方，减夜交藤、川楝子，加菟丝子 15 g、川牛膝 10 g、益母草 15 g、丹皮 15 g。14 剂，服法同上。针刺加用血海穴。

【四诊（2010 年 12 月 6 日）】末次月经时间为 11 月 26 日，量少，2 d 干净，色暗，无痛经，纳眠可，二便调，舌质淡红，苔薄黄，脉沉细。11 月 28 日查 FSH 43 mIU/ml，LH 12.04 mIU/ml，P 72 ng/ml。中药守 10 月 4 日方，减夜交藤、川楝子加石斛 10 g、山药 15 g、丹皮 10 g、紫石英 10 g、王不留行 15 g。14 剂，服法同上。针刺加用阴陵泉。

经中药调治半年后，末次月经时间为 3 月 22 日，5 月 30 日查血 hCG 39 719 mIU/ml，P 14.09 ng/ml，予以中药补肾固胎，于 2011 年 12 月产一健康女婴。

按语 肾为天癸之源，冲任之本，主月经、生殖、系胞。肾是藏精之处，施精之所，女性的生理过程无不与肾相关。《素问·上古天真论篇》云："女子七岁，肾气盛，齿更发长……七七任脉虚，太冲脉衰少，天癸竭，地道不通，故形坏而无子也。"说明肾气的盛衰主宰着天癸的至与竭、冲任二脉的盛衰以及月经的行与止。故云："经水出诸肾。""种子之法，宜先调经。"肾虚冲任虚衰，血海空虚，无血而下是本病的主要病机。肾阴不足，精亏血少，天癸不足，冲任血虚，胞宫失于濡养，经水渐断；肾阳不足，不能温化肾精以生天癸，冲任气血不通，胞宫失于温养，月水难至；肾精不足，天癸难充，冲任失畅，胞宫失养，月经的化源亏乏。只有肾气盛，肾的阴阳平衡，天癸才能泌至，冲任二脉才能通盛，经血方能注入胞宫成为月经，胞宫才能受孕育胎。本案患者月经稀发，烦躁易怒，口干，潮热汗出，阴道干涩，舌质淡红，苔薄黄，属肾阴不足，肾水亏虚，肝肾同源，母病及子，肝肾两虚，精血不足，冲任失养，用熟地、枣皮、当归、白芍养精种玉汤以滋肾益精，养肝调冲；用枸杞子、女贞子、旱莲草、麦冬、沙参、黄精、桑葚子、川楝子取其一贯煎之意，以加强滋补肝肾之阴之功。在经前期加益母草、川牛膝活血催经，在经后期加菟丝子、五味子以补肾填精，经间期加用紫石英、山药等以阳中求阴，精血充足，血海按时满盈，月事自以时下，经水调，精卵相资，故能受孕。配合针刺，该针刺治疗中，关元、肾俞、气海、天枢补肾气、滋肾阴；足三里、脾俞、肝俞、地机健脾疏肝；三阴交补肾健脾疏肝；气海、子宫局部养血活血，共奏补益肝肾健脾、疏肝活血之功。针药配合，相辅相成，疗效倍增。此例患者能在治疗半年后怀孕，真正是一奇迹。

案例五

【初诊（2010 年 8 月 10 日）】何某，女，38 岁，武汉人，职员。

【主诉】未避孕 5 年余未孕，试管失败 3 次。

【现病史】患者平素月经尚规则，14 岁初潮，45 d 至 3 个月一行，3～4 d 干净，量偏少，色暗红，无痛经，末次月经时间为 7 月 8 日，量色如常。2004 年人流。近 5 年未避孕未孕，2008 年外院 HSG：宫腔内炎症可能，左侧输卵管炎症，尚通畅，右侧间质部梗阻，后行 IVF-ET 辅助治疗 3 次均失败，目前患者已无冻胚，要求中医调理，故来湖北省妇幼保健院中医科就诊。平素形体偏胖，素感腰酸不适，纳可，二便调，阴道稍干涩，舌质淡红，边有齿印，苔白腻，脉沉细。妇科检查：外阴（—）、阴道（—）；宫颈尚光滑；宫体前位，子宫大小正常，质地中等，活动可，无压痛；双附件未及。辅助检查（2010 年 3 月 15 日）：内分泌提示 FSH 48.93 mIU/ml，E_2 20 pg/ml；2008 年 HSG 提示左侧输卵管炎症，尚通畅，右侧间质部梗阻。

【西医诊断】继发不孕、卵巢早衰。

【中医诊断】不孕症。

【中医辨证】脾肾两虚，痰湿内盛，肾气不足，冲任亏虚。

【治则】补益脾肾，祛湿化痰，佐以活血通脉。

【方药】左归饮和苍术导痰丸加减：苍术 15 g、香附 15 g、法半夏 12 g、陈皮 10 g、枳壳 20 g、胆南星 10 g、薏苡仁 20 g、川芎 10 g、枸杞 15 g、枣皮 12 g、菟丝子 15 g、山药 15 g、熟地 15 g、鹿角胶烊 10 g、川牛膝 10 g、石菖蒲 10 g、丹参 20 g、三七粉另包冲服 3 g。15 剂，每日 1 剂，水煎 2 次，取药汁约 200 ml，分次温服。

予中药外敷＋灌肠，清热活血通络，另予针灸调节卵巢功能。

【二诊（2010 年 8 月 23 日）】末次月经时间为 8 月 19 日，量较前稍多，无痛经，阴道分泌物少，仍有腰酸，舌脉同前。守上方加巴戟天 10 g。20 剂，水煎服，一日 2 次；另予中药外敷＋灌肠和针灸治疗。

【三诊（2010 年 10 月 10 日）】末次月经时间为 8 月 19 日，自 9 月 17 日开始，阴道少量出血至今未净，无腹痛等不适，血 hCG 230.54 mIU/ml，拟行 B 超检查，患者要求观察，故暂缓检查，嘱患者 2 d 后复诊，其间若腹痛剧烈，阴道出血量多，随时就诊。

【四诊（2010 年 10 月 12 日）】今复查血 hCG 269.55 mIU/ml，阴道仍有少量出血，

B 超提示：子宫肌瘤 1.9 cm×1.4 cm，右附件可见 2.4 cm×1.5 cm 混合性包块，提示宫外孕。建议患者住院治疗。

【五诊（2010 年 11 月 9 日）】患者住院行药物保守治疗，今复查血 hCG 9.91 mIU/ml，无腹痛及阴道出血，要求中药治疗。予以中药外敷＋灌肠，另予中药活血化瘀消癥。

当归 15 g、赤芍 15 g、三棱 15 g、莪术 15 g、蜈蚣 2 条、丹参 20 g、红藤 15 g、天丁 15 g、土鳖粉另包冲服 3 g、山甲粉另包冲服 3 g、三七粉另包冲服 3 g、冬葵子 15 g、没药 20 g、荔枝核 20 g。30 剂，每日 1 剂，水煎 2 次，取药汁约 200 ml，分次温服。

【六诊（2010 年 12 月 12 日）】经净 3 d，要求行输卵管造影：左侧输卵管通畅，右侧壶腹部梗阻，盆腔炎症可能，B 超提示子宫肌瘤 2.0 cm×1.4 cm。守 10 月 8 日方，加山甲粉 3g、巴戟天 10 g。20 剂，水煎服，一日 2 次；另予中药外敷加灌肠。

【七诊（2011 年 3 月 6 日）】上法治疗 3 月余，复查内分泌提示 FSH 7.45 mIU/ml，E_2 34 ng/ml；今来诊，停经 31 d，自查尿 hCG（＋），无腹痛及阴道出血等不适，纳可，二便调，夜寐安，舌淡红，苔薄白，脉滑。辅助检查：血 hCG 145.36 mIU/ml，P 14.6 ng/ml；予以中药固胎合剂及达芙通保胎治疗 3 个月，后随访，于 2011 年 10 月底剖宫产一女婴。

按语　此患者年龄大，历经数次试管失败，卵巢功能差，无冻胚，要求中医治疗受孕。纵观患者病情，不仅卵巢功能欠佳，且盆腔炎症严重，内膜炎、输卵管炎，只能一方面通过外用活血化瘀通络的中药消除输卵管的炎症，另一方面又运用中医辨证补益脾肾，化痰除湿来调节卵巢功能，辅以针刺加强调节作用，经达 2 个月的治疗，患者怀有宫外孕，住院期间咨询是双侧切除以求试管一条路还是保守治疗，医者建议保守治疗以中医求嗣。经过内外结合治疗，双管齐下（即消炎和调节卵巢功能并重），内服左归饮以补肾调冲任，苍术导痰丸健脾化痰燥湿，前后经过半年的治疗，终于得子，完成做母亲的夙愿。

第四节　子宫内膜异位症

子宫内膜异位症（endometriosis，EMs）是指具有生长功能的子宫内膜组织（腺体和间质）出现在子宫腔被覆黏膜及宫体基层以外的其他部位时所引起的一种疾病，简称"内异症"。该病最早发现于 19 世纪中期，最常发生于盆腔腹膜，也见于卵巢、直肠阴道隔和输尿管，罕见于膀胱、心包膜和胸膜。内异症虽为良性病变，但具有类似恶性肿瘤的局部种植、浸润生长及远处转移能力等恶性行为，是生育年龄妇女最常见的疾病之一。因为其大多数病变出现在盆腔内生殖器和邻近器官（常见的有骶韧带、子宫直肠陷凹及卵巢）的腹膜面，所以临床常称为盆腔子宫内膜异位症。

本病多发生于 25～45 岁女性，青春期发病者较少见。生育少、生育晚的女性发病明显多于生育多者，绝经后或切除双侧卵巢后异位内膜组织可逐渐萎缩吸收，妊娠或使用性激素抑制剂抑制卵巢功能可暂时阻止此病的发展，故内异症是激素依赖性疾病。

一、历史沿革

中医古典医籍中无"子宫内膜异位症"病名记载，根据其主要临床表现，可归至"痛经"、"癥瘕"、"月经不调"、"不孕"等病之中。中医认为"瘀血阻滞胞宫、冲任"是本病的基本病机，而瘀血的形成，又与脏腑功能失常、气血失调以及感受外邪等因素有关。

二、中医病因病机

子宫内膜异位症以"瘀血阻滞胞宫、冲任"为基本病机。常见的病因病机如下。

1. 气滞血瘀 女性多数平素情绪波动较大，抑郁或发怒伤肝，木失条达，气机不畅，血行迟滞，瘀血内阻胞宫、冲任，从而发为本病。

2. 寒凝血瘀 经期或产后胞脉空虚，摄生不慎或感受寒邪或久居阴冷之地或为生冷所伤，寒凝血瘀，阻滞胞宫、冲任而发病。

3. 肾虚血瘀 先天禀赋不足或房劳多产、房事不洁，或为流产，小产所伤，肾气亏虚，阳气不足，温煦失职，血行迟滞，瘀血阻滞胞宫、冲任而致本病。

4. 气虚血瘀 素体脾虚或因饮食劳倦、忧思所伤，或大病久病耗气失血，气虚运血无力，血行迟滞致瘀，瘀阻胞宫、冲任，发生本病。

5. 热灼血瘀 阳盛之体，或因故肝郁化火，或外感热邪，或因过食辛辣或因过食温热而致生热，热灼营血，血质稠而致瘀，瘀阻胞宫、冲任，发生本病。

瘀血阻滞胞宫、冲任，淤积日久，即能影响脏腑、气血功能而致气滞、痰湿内生，呈现瘀血、气滞、痰湿胶结，日久则成癥瘕的病理改变。

三、病因学研究

对于子宫内膜异位症的发病原因，目前尚无一种令人满意的阐明全部内异症发病机制的理论，对其病因病理的认识，有以下几种学说。

1. 子宫内膜种植学说 Simpson 最早提出月经期脱落的子宫内膜碎片，随经血逆流经输卵管进入腹腔，种植于生殖器官和邻近的盆腔腹膜，并继发生长和蔓延，发展成盆腔子宫内膜异位症。有生殖道畸形或梗阻的妇女常并发子宫内膜异位症，说明经血逆流可致子宫内膜种植。腹壁刀口子宫内膜异位或分娩后会阴伤口出现子宫内膜异位症，是手术者将子宫内膜带至切口造成医源性种植。目前内膜种植学说已为人们所公认。

2. 淋巴及静脉播散学说 不少学者在盆腔淋巴管、淋巴结及盆腔静脉中发现镜下内膜组织，因而提出子宫内膜细胞可通过淋巴或静脉播散学说，并认为远离盆腔部位的器官如肺、胃、口唇、鼻腔、手或大腿的皮肤和肌肉发生的子宫内膜异位症可能是淋巴或静脉播散的结果，虽然上述远处转移的内膜异位症极为罕见。

3. 体腔上皮化生学说 卵巢的表面上皮、盆腔腹膜、胸膜都起源于胚胎期具有高度化生潜能的体腔、上皮。淋巴及静脉播散，局部反复受经血、激素或慢性炎症的刺激可以化生为子宫内膜样组织，形成子宫内膜异位症。但迄今为止，此学说尚无充分的临床或实验依据。

4. 免疫学说 子宫内膜异位症的发生可能与患者免疫功能异常有关。目前已知多数妇女在月经来潮时均有经血经输卵管逆流至腹腔，但仅少数发生腹腔子宫内膜异位症，且此病亦有遗传倾向，因而推测此病的发生可能与免疫异常有关。在免疫功能正常的情况下，经输卵管逆流入腹腔的子宫内膜细胞是被腹腔内以巨噬细胞为主的局部免疫系统所杀灭，若局部免疫功能不足或逆流至人腹腔内的内膜细胞数量过多，免疫细胞不足以杀灭时，即可发生子宫内膜异位症。有报道称，子宫内膜异位症患者合并有红斑狼疮或其他自身免疫疾病史者为无该类疾病的 2 倍。实验结果亦表明，在内膜异位症患者血清中，IgG 及抗子宫内膜自身抗体较对照组显著增加，其子宫内膜中的 IgG 及补体 C 沉积率亦高于正常妇女。故认为内异症可能为一种自身免疫性疾病。目前认为子宫内膜异位症患者既可有体液免疫即 B 淋巴细胞应答反应增强，亦可有细胞免疫即 T 淋巴细胞免疫功能不足。虽然如此，上述免疫功能的异常究竟是内异症的原因，还是内异症的结果仍有待进一步确定。

5. 遗传因素　研究表明，子宫内膜异位症患者一级亲代（女性）中患有同病者，明显高于对照组，然而尚未发现与该病相关的特异性 HLA 抗原（人组织相容性抗原）存在。

四、病理生理

异位子宫内膜可出现在身体不同部位，但绝大多数位于盆腔内，其中盆腔腹膜内异症约占 75％；卵巢受累达半数以上，两侧卵巢同时波及者约 50％；7％～37％累及肠管；16％累及泌尿系统。盆腔外内异症常见于剖宫产和侧切手术的瘢痕处，罕见于脐、肺、肌肉骨骼、胃、肝脏、眼和脑等处。显微镜下检查早期子宫内膜异位病灶，在病灶中可见到子宫内膜上皮、内膜腺体或腺样结构、内膜间质及出血。有时临床表现典型，但内异症的组织病理特征极少，镜检时能找到少量内膜间质细胞即可确诊。异位子宫内膜可出现不典型增生，少数发生恶变，多为卵巢子宫内膜样癌或透明细胞癌。子宫内膜异位症引起的不孕是错综复杂的，它不可能是某一个单一原因造成的，而是多个机制叠加作用的结果，并随着个体差异的不同，表现出作用机制的不同。总的来说，EMs 的不孕程度与其疾病的严重性有一定的相关性。而助孕技术在 EMs 患者中的成功率显著低于患有输卵管疾病的妇女，而且重度 EMs 患者的预后明显不如轻度患者。由于很多原因，子宫内膜异位症的疼痛有腹腔中炎症因子的作用；异位种植病灶出血的直接或间接影响以及盆底神经的受累或浸润等，目前很难确定。

五、诊断标准

1. 西医诊断标准

1）病理标准：切片中有以下证据。①子宫内膜腺体；②子宫内膜间质；③有组织内出血证据，见红细胞、含铁血黄素、局部结缔组织增生可确诊。

2）腹腔镜检查诊断：①子宫直肠窝、后腹膜见多个紫蓝色小点，伴腹腔液增多（常为血性）；②子宫骶骨韧带增粗，灰白色结节，伴有疏松粘连，输卵管多数通畅；③卵巢包膜增厚，表面不平、粘连，并常见表面有褐色陈旧性出血斑块；④卵巢粘连略大，而输卵管多通畅。

3）临床诊断：①渐进性痛经；②经期少腹、腰骶部不适，进行性加剧；③周期性直肠刺激症状，进行性加剧；④后穹隆、子宫骶骨韧带或子宫峡部触痛性结节；⑤附件粘连包块伴包膜结节感，输卵管通畅；⑥月经前后，附件上肿块有明显大小之变化（未用抗感染治疗）；凡有以上①、②、③点之一和④、⑤、⑥点之一，两点共存时可诊断本症。

2. 中医诊断标准　本症为血瘀证（根据中国中西医结合研究会第一次全国活血化瘀学术会议"血瘀证诊断试行标准"）。

主要辨证依据：①舌质瘀紫或舌体瘀斑、瘀点；②脉涩或结、代；③固定性刺痛并拒按；④病理性肿块，包括内脏肿大、新生物、炎性或非炎性包块，组织增生变性；⑤血管异常，包括舌下及其他部位静脉曲张、毛细血管扩张、血管痉挛、舌及肢端发绀、血管阻塞；⑥出血及各种出血引起的瘀血、黑粪、皮下瘀斑等。具有以上主要依据两条，可诊断为血瘀证。

其他依据（由于血瘀引起的下述表现）：①皮肤粗糙、肥厚、鳞屑增多；②月经紊乱；③肢体麻木或偏瘫；④精神狂躁或健忘；⑤周期性精神异常；⑥腹水。以上其他依据有一条以上，并有实验室依据确证有微循环障碍、血液流变性异常、血流动力学障碍、血小板聚积性增高，同时根据临床寒、热、虚、实进行辨证分型。

六、临床分期

子宫内膜异位症的临床分期多采用 1985 年美国生育协会（AFS）提出的修正分期法，根据病灶的部位、数目、大小、深度与粘连程度进行评分（以妇科双合诊、三合诊，结合 B 超检查为主）。

Ⅰ期（轻）：病变轻微，无包块形成。①有痛经或不明原因不孕；②一侧或双侧骶韧带触痛，轻度增粗（排除炎症），或有单个触痛结节；③单侧卵巢触痛明显，但不增大；④骶韧带和一侧卵巢触痛，但卵巢不大；⑤单纯宫颈病变；⑥子宫活动正常。

Ⅱ期（中）：在一个部位有明显病变（包块形成），或两个部位均有轻度病变。

Ⅱ早：①骶韧带明显增粗，触痛或多个触痛结节；②一侧卵巢粘连、触痛，略大，不超过 3 cm；③子宫活动正常。

Ⅱ晚：①骶韧带增粗、触痛或结节，伴单侧粘连触痛，卵巢略大，不超过 3 cm；②单侧卵巢触痛、粘连，增大不超过 3 cm；③双侧卵巢均粘连、触痛，略大，不超过 3 cm；④子宫活动正常。

Ⅲ期（中）：在两个部位有较重病变（包括增大），或 3 个部位均有较轻病变。

Ⅲ早：①双侧卵巢触痛、粘连、增大，其中一侧或双侧超过 3 cm；②盆底病变伴一侧卵巢粘连、触痛，增大超过 3 cm；③盆底病变伴双侧卵巢粘连、触痛，增大不超过 3 cm；④子宫活动略受限。

Ⅲ晚：①盆底增厚、触痛，片状结节；②盆底多个触痛结节，伴双侧卵巢增大，至少一侧超过 3 cm；③有卵巢内膜囊肿破裂的临床表现；④子宫活动受限。

Ⅳ期（广泛）：病变累及全盆腔，子宫活动明显受限。①盆底广泛病变、增厚、结节，卵巢增大超过 3 cm；②广泛盆腔病变，伴有多次卵巢内膜囊肿破裂史；③子宫活动明显受限或固定；④邻近脏器和外阴、阴道受累或同时有血尿、血便或麦氏点压痛。

七、中医辨证论治

在辨证上要谨守"瘀阻胞宫、冲任"的基本病机，治以"活血化瘀"之法，根据"血瘀"之因，辅以相应的理气、温经补肾、益气、凉血诸法。又根据主症的不同，用药也有所差异，如经期疼痛甚者，经前、经期宜配用相应止痛药，经血量多，当调经止血；见结节、包块，又当于活血化瘀之中，伍以软坚散结消癥之品。因本病疗程较长，且用药多属攻伐之类，故又应根据患者素体情况、病程、疗程诸因素综合考虑，酌情选加补肾、益气、养血药以培其损。也可根据经期、平时的不同阶段，灵活掌握化瘀、止痛、散结、消癥、补益药物的配伍比例，主次分明地施治。临床可大体分为以下 5 个证型。

（一）气滞血瘀证

【主要证候】经期小腹坠胀疼痛，拒按，甚至伴前后阴坠胀欲便；经血或多或少，经血色暗，或夹有血块；或妇科检查盆腔有结节、包块；胸闷乳胀，口干便结；或伴有不孕，舌质紫暗或有瘀斑、瘀点，脉弦或涩。

【治法】理气行滞，化瘀止痛。

【方药】膈下逐瘀汤或血竭散：当归、川芎、赤芍、桃仁、红花、枳壳、元胡、五灵脂、乌药、香附、丹皮、甘草。

原方用于治疗癥瘕积聚，疼痛不移，属血瘀之证。

方中枳壳、乌药、香附理气行滞，当归、川芎、赤芍、桃仁、红花活血化瘀，元胡、五灵脂化瘀止痛，丹皮凉血活血，甘草缓急、调和诸药。气顺血调则疼痛自止。

前阴坠胀加柴胡、川楝子理气行滞。肛门坠胀或便结者，加大黄化瘀通腑，木香行气止痛。盆腔有结节、包块，酌加血竭、三棱、蛰虫、穿山甲化瘀消癥。经血量多加茜草、三七、炒蒲黄、益母草化瘀止血。

（二）寒凝血瘀证

【主要证候】经前或经期小腹绞痛、冷痛、坠胀痛，拒按，喜温；经量少，经色暗红，淋漓难净，或月经稀发或不孕；畏寒肢冷，或大便不实；舌质淡胖而紫暗，苔白，脉沉弦或紧。

【治法】温经散寒，活血化瘀。

【方药】少腹逐瘀汤：小茴香、干姜、元胡、没药、当归、川芎、官桂、赤芍、蒲黄、五灵脂。原方治疗"小腹积块疼痛"或"经血见时，先腰酸少腹胀，或经血一月见三五次，接连不断，断而又来，其色或紫，或黑，或块，或崩漏，兼少腹痛，或分红兼白带，皆能治之"。

方中小茴香、干姜、官桂温经散寒，当归、川芎、赤芍养营活血，蒲黄、五灵脂、元胡、没药化瘀止痛。寒散血行，冲任、子宫血气调和流畅，自无疼痛之症。

经血淋漓不净者，加艾叶、炮姜、益母草温经止血。素体阳虚，畏寒肢冷，脉沉细者，加补骨脂、制附子、巴戟天温肾助阳。见盆腔包块者，酌加桃仁、三棱、莪术、土元活血消癥。

（三）肾虚血瘀证

【主要证候】经行腹痛，腰脊酸软；月经先后无定，经量或多或少，不孕；神疲体倦、头晕耳鸣，面色晦暗，性欲减退；盆腔有结节包块；舌质暗淡，苔白，脉沉细。

【治法】补肾益气，活血化瘀。

【方药】补肾祛瘀方加减：淫羊藿、仙茅、熟地、山药、香附、三棱、莪术、鸡血藤、丹参。

（四）气虚血瘀证

【主要证候】经行腹痛；量或多或少，色暗淡、质稀或夹有血块，肛门坠胀不适；面色无华，神疲乏力，纳差便溏；或见盆腔结节包块；舌淡胖边尖有瘀点，苔白或白腻，脉细或细涩。

【治法】益气温阳，活血化瘀。

【方药】举元煎合桃红四物汤：若经血量多，行经期宜去桃仁、红花加茜草、乌贼骨。三七化瘀止血。腹痛甚，加蒲黄、五灵脂、延胡索、乌药化瘀止痛。胸闷泛恶、痰多，盆腔有结节、包块，苔腻者，为痰湿瘀阻之候，酌加皂角刺、昆布、海藻、薏苡仁、穿山甲、三棱、浙贝化痰除湿、软坚散结。

（五）热灼血瘀证

【主要证候】经前或经行发热，小腹灼热疼痛拒按；月经提前、量多、色红质稠有块或经血淋漓不净；烦躁易怒，溲黄便结；盆腔结节包块触痛明显；舌红有瘀点，苔黄，脉弦数。

【治法】清热凉血，活血化瘀。

【方药】小柴胡汤和桃核承气汤加减：柴胡行气解郁，性微寒，气芳香，疏散退热，黄芩苦寒邪热，党参、甘草、大枣扶正祛邪，半夏、生姜和胃降逆，桃仁活血祛瘀，桂枝温经通脉，大黄、芒硝清热泻火、泻下软坚以荡热积、攻坚积热。两方合用共奏清热凉血、化瘀散结之功。加丹皮、红藤、败酱草以增清热解毒、凉血活血之力。

经量多或淋漓不净，加茜草、益母草。大小蓟凉血化瘀止血。疼痛甚加炒蒲黄、五灵脂、延胡索化瘀止痛。盆腔结节包块，酌加三棱、莪术、鳖甲、半枝莲消癥散结。

八、中医外治法

1. 中药保留灌肠　通常用于子宫内膜异位症痛经较重者，或盆腔包块、后穹隆结节触痛明显者，可选方如下。

1）三棱 9 g、莪术 9 g、蜂房 12 g、赤芍 12 g、皂角刺 12 g。

2）红藤 15 g、败酱草 15 g、三棱 9 g、莪术 9 g、延胡索 9 g、丹皮 9 g、白花蛇舌草 15 g、紫草根 15 g、黄柏 9 g。

方法：浓煎至 100～150 ml，于临睡前排便后，保留灌肠，每晚 1 次，经期停用。

2. 局部上药　结节、包块位于子宫直肠陷窝，可选用钟乳石、乳香、没药各等份，研末，月经干净后上于后穹隆处，有缩小结节、包块作用。

3. 脐疗　方药：水蛭 30 g、炒穿山甲 30 g、蜈蚣 4 条、延胡索 30 g、制没药 30 g、制乳香 30 g、生大黄 35 g、炒桃仁 30 g、红花 20 g、川芎 25 g、木香 25 g、肉桂 20 g、淫羊藿 30 g、菟丝子 30 g。将上述药物共同研成细末，瓶装备用。治疗时取药末 10 g，以温开水调成糊状，纱布包裹，敷于神阙穴，胶布固定，隔日换药 1 次。

4. 针灸　取关元、中极、合谷、三阴交穴位等，温针或艾灸，每日 1 次，连续 3 次，每次留针 20 min。经前或经行期治疗。

5. 穴位埋线　选穴同针刺，可随证加减。

6. 中药离子透入，中药泡脚　选方可参考脐疗，也可根据个体随证加减。

7. 穴位注射　选穴如肾俞、三阴交、血海等，用丹参注射液每穴注射 0.5～1 ml。以上治疗均每日 1 次，7 次为 1 个疗程，一般治疗 2～3 个疗程。

九、预防与调摄

（1）月经期减少剧烈运动。

（2）经期严禁性生活。经后 1～2 d 常有余血未净，亦应慎于房事。

十、研究进展

近年来中医药治疗子宫内膜异位症的研究不断深入，取得了较大的进展，对其作用机制的研究主要集中在以下几个方面。

1. 改善异常的血液流变　能降低全血黏度、血浆黏度、红细胞比容、血液纤维蛋白原、红细胞聚集指数、血沉，从而解除血液浓、黏、凝、聚状态，改善局部血液循环，有助于异位内膜的出血吸收，促进局部粘连的松解，血肿包块吸收，异位结节消散。

2. 调节内分泌　降低雌、孕激素，从而抑制异位内膜组织的生长增殖，导致其萎缩。

3. 降低雌孕激素受体　能降低在位和异位内膜间质雌、孕激素受体，降低了内膜组织对激素的反应性和激素对它的支持作用，从而削弱了异位内膜组织的增殖和浸润能力，并使之萎缩和凋亡，从而起到对内异症的治疗作用。

4. 镇痛作用　降低血清及异位内膜的前列腺素含量，提高 PGE_2 含量，提高下丘脑、垂体、异位内膜组织中 β-内啡肽（β-EP）、强啡肽含量，降低血清内皮素-1 的分泌，从而减少对异位内膜的刺激，产生镇痛作用。

5. 调节免疫功能

1）可显著降低腹腔内巨噬细胞数量及抑制巨噬细胞白介素（IL）-6 的合成，促进巨噬细胞对 IL-10 分泌，提高异常降低的血清干扰素-γ 含量，恢复了细胞因子的平衡，从而控制病情的发展，抑制异位内膜的生长。

2）提高自然杀伤细胞活性，达到治疗子宫内膜异位症的目的。

3）调节血管内皮生长因子、TGF-β 在异位内膜组织中的表达，抑制异位病灶及周围的新生血管形成，以达到抑制异位内膜的生长发育之目的。

4）上调促凋亡基因 *FAS/FASL*、*Bax* 蛋白的表达，提高异位内膜的凋亡能力，诱导异位内膜细胞的凋亡；降低异位病灶凋亡，抑制蛋白 BCL-2 的表达，促使异位内膜细胞的凋亡，从而使异位病灶得以萎缩、减少、消失。

6. 改变异位内膜组织形态 可使子宫内膜网状纤维结构破坏；异位内膜上皮细胞萎缩；能降低异位内膜表面上皮的糖原含量，且能降低异位内膜表面上皮的 RNA 含量。

十一、临床案例

案例一

【初诊（2010 年 6 月 13 日）】李某，女，32 岁，职员，武汉人。

【主诉】原发不孕 4 年，做试管婴儿 4 次失败，求嗣。

【现病史】未避孕 4 年而未孕，2008 年行腹腔镜下盆腔粘连松解术＋左侧卵巢巧克力囊肿剔除术＋盆腔异位灶点凝术，通液提示：双侧输卵管通畅。西医诊断为"子宫内膜异位症"，术后行 IVF-ET 4 次均失败。遂求诊中医以调理后再做试管。症见患者平素月经尚规则，14 岁初潮，30 d 一行，5～6 d 干净，有痛经，经期腹痛喜温喜按，伴肛门坠胀、冷汗出，服用止痛片可缓解。经前乳胀，心情烦躁，平素小腹冷，手足冰凉，纳可，二便调。察其舌质淡紫边有瘀斑，苔厚白。诊其脉弦涩。

【西医诊断】子宫内膜异位症。

【中医诊断】不孕症。

【中医辨证】肝郁气滞，寒凝血瘀，血阻胞脉。

【治法】疏肝行气，温经活血。

【方药】柴胡疏肝散合温经汤加减：柴胡 10 g、白芍 15 g、当归 15 g、枳实 15 g、香附 12 g、荔枝核 20 g、丹皮 15 g、桂枝 10 g、川芎 10 g、吴茱萸 6 g、小茴 6 g、赤芍 15 g、浙贝 15 g、薏苡仁 20 g、三七粉冲服 3 g、血竭粉冲服 3 g、云苓 15 g、桃仁 10 g。7 剂，每日 1 剂，水煎 2 次，取药汁约 200 ml，分次温服。

配合中药灌肠及外敷。

【二诊（2010 年 6 月 20 日）】月经 6 月 15 日来潮，量中等，痛经稍好转，纳可，二便调。舌质淡紫边有瘀斑，苔厚白，脉略弦涩。守上方加台乌 10 g、路路通 15 g，10 剂，水煎服，每日 1 剂，另外配合中药灌肠。

【三诊（2010 年 7 月 3 日）】一般情况可，纳可，二便调。舌质淡紫边有瘀斑，苔厚白，脉略弦涩。守上方加红藤 15 g、天丁 15 g。10 剂，水煎服，每日 1 剂，另外配合中药灌肠。

【四诊（2010 年 7 月 20 日）】月经 7 月 15 日来潮，量中等，此次痛经较前明显缓解，纳可，二便调。舌质淡紫边有瘀斑，苔厚白，脉略弦涩。守 7 月 3 日方，20 剂，水煎服，每日 1 剂，另外配合中药灌肠。

【五诊（2010 年 8 月 20 日）】月经过期未至，近 2d 自觉胃脘不适，纳差，偶小腹疼痛，查血 hCG 6 699.37 mIU/ml，P 23.1 ng/ml，B 超提示宫内早早孕可能。患者喜极而泣，予中药口服补肾健脾安胎，并嘱其卧床休息。

【六诊（2010年9月4日）】停经51 d，无阴道出血及腹痛，纳差，恶心频频。查B超：宫内妊娠，胚胎存活。后随访，于次年4月顺利分娩。

按语 清代陈士铎在《石室秘录》中云："女子不能生子有十病……一胞胎冷也，一脾胃寒也，一带脉急也，一肝气郁也，一痰气盛也……"现代生活节奏快，压力大，女性则在当下倍受事业家庭等多重煎熬，要么工作压力过大，心情压抑，要么久婚不孕郁郁寡欢，或晚婚求子心切，致使情志多不畅达。《济阴纲目》云："人有隐情曲意，又难以舒其衷者，则气郁而不畅。"情志不舒，郁结于内，肝失调达，疏泄失责，肝气郁结，气郁血滞，瘀血阻滞胞脉，胞脉受阻则无子。本案患者系原发不孕，4年未孕，且4次试管未成功，情绪低落，悲思忧伤，心情烦躁，又见经前乳胀，舌质淡紫边有瘀斑，苔厚白，脉弦涩，证属肝郁血滞，故用柴胡疏肝散加减疏肝解郁；患者痛经，经期腹痛喜温喜按，肛门坠胀，是胎胞冷也，为寒凝血滞，用温经汤加减以活血散寒化瘀，加三七粉、血竭粉、浙贝以加强活血化瘀之功。全方共奏疏肝解郁，温通散寒，活血化瘀之功效，胞脉通，气血和，受精成孕。

案例二

【初诊（2009年5月30日）】桂某，女，30岁，职员，武汉人。

【主诉】痛经进行性加重2年，未避孕未孕2年余。

【现病史】患者平素月经尚规则，23～25 d一行，量多伴血块，痛经（±），块下痛减，喜暖喜按，纳眠可。2007年孕2月余自然流产后行清宫术，术后痛经进行性加重，伴恶心、冷汗出、肛坠、手足逆冷，时有呕吐。近2年余未避孕未孕。察其舌质淡紫，苔白厚，脉弦细。辅助检查：2009年4月B超提示子宫腺肌症，宫体4.4 cm×5.3 cm×6.5 cm，双侧附件区未见明显异常；生殖免疫全套正常；基础体温双相；2008年11月HSG提示：双侧输卵管通畅，宫腔未见明显异常；2009年1月、2月、3月B超监测提示有排卵。

【西医诊断】子宫腺肌症、不孕症。

【中医诊断】痛经、不孕症。

【中医辨证】寒凝血滞，阻滞胞脉。

【治法】温里散寒，活血化瘀。

【方药】自拟化瘀止痛方加减：当归15 g、炒蒲黄包煎15 g、五灵脂包煎15 g、三棱15 g、莪术15 g、红藤15 g、皂角刺15 g、延胡索15 g、丹参20 g、荔枝核20 g、薏苡仁20 g、桃仁12 g、川芎10 g、乌药10 g、吴茱萸10 g、小茴香10 g、桂枝10 g、三七粉另包冲服3 g、血竭另包冲服3 g。共15剂，每日1剂，水煎2次，取药汁约200 ml，分次温服。

【二诊（2009年6月19日）】服上药后，患者末次月经时间为2009年6月14日，血块多，痛经较前明显好转，纳可，二便调。舌质淡紫，苔白，脉弦细。守上方加枳实20 g，浙贝15 g，没药10 g，共15剂，水煎服，一日1剂。

经过上药加减调理4个月，患者痛经基本消失，月经量中等，无血块，末次月经时间为2009年10月1日，量、色如常。后随访，患者于次年7月剖宫产一健康男婴。

按语 子宫腺肌病是指子宫肌层存在于子宫内膜腺体和间质，在激素的影响下发生出血，肌纤维结缔组织增生，形成弥漫病变或局限性病变的一种良性病变。过去曾称为内在性内异症。患者临床表现可诊断。"寒主收引，寒性凝滞""不通则痛"是中医对疼痛认识的基本观点。患者经前或当日疼痛难忍，伴恶心、呕吐、肛坠、手足逆冷等不适，是寒邪凝滞胞脉、冲任组织所致。正如《景岳全书·妇人规》所曰："经行腹痛，证有虚实。实者或因寒滞，或因血滞……然实痛者多痛于未行之前，经通而痛自减。"此患者人流术后不孕，伴痛经、恶心、肛坠、手足逆冷，舌质淡紫，苔白厚，一派"寒凝血滞"之象，治疗以"温里散寒，活血化瘀"治之。方用当归、川芎、丹参、炒蒲黄、五灵脂、桃仁、三棱、莪术、红藤、皂角刺以活血化瘀，吴茱萸、小茴香、桂枝温里散寒，荔枝核、薏苡仁、延胡索以化瘀止痛。经过4个多月的治疗，患者如愿怀胎，顺利产子。

案例三

【初诊（2011年3月10日）】章某，女，30岁，大学教师，武汉人。

【主诉】发现左附件包块半年，未避孕未孕2年余。

【现病史】平素月经尚规则，一月一行，4～6 d干净，量偏少，夹有少许血块，时有痛经，末次月经时间为2011年3月6日，量偏少，轻微痛经。患者结婚2年余，正常夫妻生活，未避孕而未孕。半年前B超检查提示左侧附件囊肿7.5 cm×5.3 cm，建议手术治疗，患者要求暂时保守药物治疗。平素经前感乳胀甚，性情内向抑郁，纳可，二便调，夜寐安，舌质暗红，边有瘀斑，苔薄白，脉弦细。辅助检查：2011年2月查内分泌正常；血CA199、CA125均在正常范围；2011年2月B超检查提示左侧附件囊肿7.3 cm×5.7 cm，右侧附件区未见明显异常，宫体3.5 cm×4.2 cm×4.7 cm；2010年5月HSG：双侧输卵管通畅，宫腔未见明显异常。

【西医诊断】原发不孕、左附件包块。

【中医诊断】不孕症、痛经。

【中医辨证】肝气郁结，瘀滞胞宫。

【治法】疏肝解郁，活血行气止痛。

【方药】柴胡温胆汤加减：柴胡10 g、黄芩15 g、茯苓15 g、半夏15 g、丹参15 g、山甲粉冲服3 g、郁金12 g、枳实12 g、香附10 g、当归10 g、夏枯草10 g、三七粉3 g、薏苡仁20 g、三棱10 g、浙贝20 g、天丁15 g、土鳖粉5 g、水红花子6 g、内金10 g。10剂，每日1剂，水煎2次，取药汁约200 ml，分次温服。

上法加减治疗3月余。

【二诊（2011年6月20日）】用上药后一般情况可，今月经第15天卵泡监测提示：内膜1.3 cm，左侧囊肿稍小，右侧2.0 cm×1.6 cm，陶氏腔未见液性暗区。白带增多，似蛋清样。纳眠安，二便调。舌质暗红，苔薄白，脉弦细。守上方加莪术15 g，白芥子、桂枝各10 g。10剂，服法同前。嘱同房。

【三诊（2011年6月29日）】月经第24天查血hCG 78.32 mIU/ml、P 20.24 ng/ml，无特殊不适，纳眠安，二便调。舌质淡红，苔薄白，脉滑。予以中药补肾安胎，寿胎丸加减。党参 15 g、山药 15 g、菟丝子 15 g、枸杞子 15 g、寄生 15 g、续断 15 g、炒白术 15 g、砂仁 10 g、阿胶烊化 10 g。5 剂，服法同前。

【四诊（2011 年 7 月 4 日）】今日阴道流血似往常月经，伴轻微下腹痛，复查血 hCG 3.65 mIU/ml、P 5.38 ng/ml，自测基础体温已下降至低温，纳眠安，二便调。舌质淡红，苔薄白，脉沉细。守 3 月 10 日方，加益母草、桃仁各 15 g。10 剂，服法同前。建议住院治疗卵巢囊肿。

【五诊（2011 年 7 月 23 日）】患者于 7 月 13 日于湖北省妇幼保健院行腹腔镜下左侧卵巢囊肿剥除术，病检示巧克力囊肿，西医建议注射达菲林三针，但患者拒绝用西药，要求继续中医治疗，纳眠安，二便调。舌质淡红，苔薄白，脉弦。补充诊断：子宫内膜异位症。守 3 月 10 日方，加炒蒲黄、五灵脂各 15 g，桂枝 10 g。30 剂，服法同前。

【六诊（2011 年 9 月 16 日）】患者末次月经为 2011 年 9 月 1 日，量偏少，无痛经。现纳眠安，二便调。舌质淡红，苔薄白，脉细。守 3 月 10 日方，加党参、黄芪、石斛各 15 g，麦冬、熟地各 10 g。15 剂，服法同前。

【七诊（2011 年 10 月 2 日）】月经第 32 天无阴道流血及腹痛，查血 hCG 150.63 mIU/ml、P 28.55 ng/ml，无特殊不适，纳眠安，二便调。舌质淡红，苔薄白，脉滑。予以中药补肾养血安胎，寿胎丸加减：党参 15 g、山药 15 g、菟丝子 15 g、枸杞子 15 g、寄生 15 g、续断 15 g、炒白术 15 g、砂仁 10 g、阿胶 10 g。5 剂，服法同前。

【八诊（2011 年 10 月 7 日）】月经第 37 天无阴道流血及腹痛，查血 hCG 2 465.31 mIU/ml、P 34.78 ng/ml，晨起感恶心，纳眠可，二便调。舌质淡红，苔薄白，脉滑。守 10 月 2 日方加苏梗、竹茹各 10 g，10 剂，服法同前。

后记：患者于 2012 年 6 月中旬剖宫产一女婴。

按语　此患者为"子宫内膜异位症"，属"巧克力囊肿"范围，患者囊肿太大，卵泡不易排出，且孕后易流产，故遇此大囊肿应先手术治疗，后续行中医调理。子宫内膜异位症的病理实质是血瘀，明代张景岳在《景岳全书·妇人规·癥瘕类》中曾对此做出了简要的概括："瘀血留滞作癥，唯妇人有之。其证则或由经期或由产后，凡内伤生冷或外伤风寒；或者伴怒伤肝，气逆而血留；或忧思伤脾，气虚而血滞；或积劳积弱，气弱而不行，总由血动之时，余血未净，而一有所逆，则留滞日积而渐成癥矣……妇人久癥宿痞，脾肾必亏，邪正相搏，牢固不动，气连子脏则不孕。"本案虚实夹杂，应辨证求因。患者原发不孕 2 年，月经量少，色暗红，舌质淡紫，边有瘀斑，左侧卵巢囊肿，中医认为素性忧郁，或由于久不受孕而继发肝气不舒致情绪低落、郁郁寡欢，气机不畅，致肝气郁结益甚，中医辨证为"肝气郁结，气滞血瘀，痰瘀互结"，以致冲任不能相资，不能摄精成孕。瘀血既是病理产物，又是致病因素，瘀滞冲任、胞宫、胞脉阻滞不通可导致不孕。肝气郁结、瘀滞胞宫是其基本病因，治以"疏肝理气，活血化瘀，燥湿化痰"，选方小柴胡疏肝理气，温胆汤加浙贝母、内金、薏苡仁、水红花子以化痰散结，加三棱、莪术、三七粉、穿山甲粉、土鳖粉活血破血、化瘀散结。正如《血证论》中指出："瘀之为病，总是气与血交结而成，须破血行气以推除之。"因此对子宫内膜异位症所致的不孕，须根据患者的禀赋差异、受邪性质、病机转归、症状特点进行辨证施治。按"大积大聚，衰其大半而止"之意,旨在扶正去邪,冀收全功。经过上述治疗,在月经后期排卵氤氲乐育之时,用活血温阳、化瘀通络之药促卵泡排出,后于当月受孕。

案例四

【初诊(2009年6月12日)】黄某,女,30岁,职员,湖北潜江人。

【主诉】未避孕2年余未孕,发现右侧卵巢巧克力囊肿6个月。

【现病史】患者曾人流2次,近两年未避孕而未孕。14岁初潮,月经基本正常,周期27～30 d,经期5～7 d。症见经行时有小血块,腰腹疼痛,以右侧小腹明显,喜温喜按,肛门坠胀,伴双乳胀痛,平素时腹痛,饮食可,二便调。末次月经时间为6月6日,经量中等,有血块,色淡暗,孕2产0,人流1次,药流1次。15岁时曾患甲肝治愈。察其神志清楚,发育正常,形体偏瘦,面色黄稍暗,舌质暗红边尖有瘀点,苔薄白。诊其肌肤温,腹平软,按之不痛,脉沉弦细。检阅实验室报告为:外阴婚产式,阴道(一),子宫前位,子宫大小正常,质地稍硬,活动尚可,附件压痛(一),宫颈光滑,分泌物色淡黄。2008年12月2日B超提示右侧附件可见3.3 cm×4.5 cm大小的液性暗区,有巧克力囊肿可能。

【西医诊断】继发不孕、卵巢巧克力囊肿。

【中医诊断】不孕症、痛经。

【中医辨证】气滞血瘀,痰阻胞脉。

【治法】行气活血,化痰散结。

【方药】血府逐瘀汤加减:当归10 g、川芎10 g、三棱10 g、莪术10 g、赤芍15 g、柴胡10 g、枳壳10 g、香附15 g、夏枯草10 g、薏苡仁20 g、白芥子10 g、桃仁15 g、红花15 g、益母草15 g、水蛭粉另包冲服5 g、山甲粉另包冲服3 g、土鳖粉另包冲服10 g。15剂,每日1剂,水煎2次,取药汁约200 ml,分次温服。

【二诊(2009年6月30日)】服药后无明显不适,脉沉弦细,舌质暗红,边尖有瘀点同前,苔薄白。前方继服15剂。

【三诊(2009年7月27日)】昨日复查B超提示右附件囊肿减小至2.3 cm×3.2 cm,现无明显不适,舌质暗红减轻,瘀点似乎有变淡,苔薄白。前方继服10剂。如经期月经量不多可继续服药,如经血增多则经期暂停。

【四诊(2009年8月18日)】月经8月12日来潮,血量中等,仅第1天腰与腹稍酸胀,血块比以前明显减少,血色变红,乳胀比以前明显为轻,舌质红,苔薄白,脉象较以前和缓有力,前方加香附10 g、元胡10 g,继服10剂。

之后又诊4次,均以前方为主进行治疗,10月25日复查B超提示右侧囊肿基本消失。12月10又查B超亦未再见囊肿。

【末次就诊(2010年3月8日)】停经49 d,B超提示:单活胎。

按语 巧克力囊肿虽是囊肿却与普通囊肿不一样,它是生于卵巢的子宫内膜异位症,易随月经的来潮而渐加剧。其临床表现一般不明显,大多数因其他疾病检查时而发现,特别是B超检查时发现。对于其治疗,一般在不是很大的时候多主张保守治疗,但保守治疗大多数情况下疗效不是太理想。本人在治疗本病时多主张重用破瘀药，特别是破瘀动物药，如水蛭、土鳖、穿山甲，在此基础上再辨证用药，如兼气滞用香附、元胡，兼痰湿用法半夏、浙贝，兼阳虚用桂枝、肉桂、附片，每获良效。巧克力囊肿属卵巢部位的子宫内膜异位，属中医"癥瘕"范畴。本例患者从临床表现看有气滞血瘀表现，故在治疗时当归、川芎、三棱、莪术、桃仁、红花、水蛭粉、土鳖粉等活血化瘀，益母草、柴胡、枳壳、香附等行气，夏枯草、薏苡仁、白芥子化痰消瘀，元胡活血行气，共同达到行气活血，化痰散结的治疗作用。囊肿消除后，患者自然怀孕，可见除种子先调经外，种子也应先治疗其他疾患，如盆腔炎症、内膜异位等。

案例五

【初诊（2009 年 8 月 15 日）】洪某，女，28 岁，职员，湖北宜昌人。

【主诉】未避孕 2 年余未孕，月经量少半年。

【现病史】原发不孕 2 年余，经检查发现双侧卵巢巧克力囊肿，于 2008 年 2 月行腹腔镜下双侧巧克力囊肿剥离术，术中见双侧输卵管扭曲，但可通。患者平素月经尚规则，28～30 d 一行，5～6 d 干净，经期量中等，无痛经，近半年无明显诱因出现月经量减少，为原经量一半，末次月经时间为 2009 年 7 月 20 日，经期量少等，色暗，2～3 d 干净，偶有左下腹隐痛。平素感神疲乏力，精神差，食欲不振，腰酸膝软，二便调，睡眠可，察其舌暗淡，边有瘀斑，苔薄白，脉沉细。辅助检查：基础体温双相不典型，高温相 9 d。

【西医诊断】原发不孕、卵巢巧克力囊肿术后。

【中医诊断】不孕症、月经量少。

【中医辨证】肾虚血瘀。

【治法】补肾调经，行气活血。

【处方】自拟方：党参 20 g、黄芪 20 g、菟丝子 12 g、覆盆子 12 g、金樱子 12 g、当归 15 g、川芎 15 g、熟地 12 g、白术 12 g、山萸 15 g、枸杞子 15 g、山药 12 g、柴胡 10 g、香附 9 g、三棱 15 g、莪术 10 g、三七另包冲服 3 g、穿山甲另包冲服 3 g。7 剂，每日 1 剂，水煎 2 次，取药汁约 200 ml，分次温服。

【二诊（2009 年 8 月 22 日）】末次月经 8 月 19 日至今，量较前稍增，少量血块，左下腹隐痛，自觉口干，寐差梦多，盗汗，大便稍干结。舌质暗红，苔薄黄，脉弦。仍属肝肾不足，冲任气机不利，兼有阴虚状，治当滋养肝肾，益气养血。前方加桑葚子 20 g、知母 15 g、茯神 12 g，7 剂，每日 1 剂，服如前法。

【三诊（2009 年 8 月 30 日）】目前经净 1 周，盗汗较前好转，二便调。脉弦细，舌淡红，有瘀点，苔薄白。自拟方疏肝通络，益气养血：黄芪 20 g、当归 15 g、川芎 15 g、丹参 20 g、赤芍 15 g、柴胡 10 g、香附 9 g、王不留行 15 g、石见穿 15 g、路路通 12 g、红藤 15 g、桑葚子 20 g、知母 15 g、三棱 15 g、莪术 10 g、三七另包冲服 3 g、穿山甲另包冲服 3 g。14 剂，每日 1 剂，水煎 2 次，取药汁约 200 ml，分次温服。

【四诊至十诊（2010 年 3 月 2 日）】上方调治 4 月余，经量增多，色转红，经行无腹痛，左下腹疼痛较前明显好转。末次月经 12 月 26 日，目前孕 2 月余。脉弦细，舌淡红，苔薄白。予以中药补肾养血安胎至孕3月，后随访，于次年9月顺利分娩。

按语 子宫内膜异位症是指子宫内膜组织（腺体和间质）出现在子宫腔以外的部位。常因经血倒流等原因导致，常见症状有下腹痛、痛经、性交痛等，因其所致的不孕率高达40%。辨病与辨证相结合，是治疗内异症的主要思路和方法。临床治疗常以"求因为主，止痛为辅"为治疗原则。虽然"血瘀"是内异症的病理基础，但在治疗中不可一味活血化瘀，应根据疼痛的性质、部位、程度及伴随症状，舌象，脉象，并结合病史，寻求血瘀的成因，或温或清，或补或消，辨证施治。肾藏精，主生殖，胞络系于肾。"冲任之本在肾"，患者术后肾气本虚，气血不足，加之脉络气机受阻，虚实夹杂，导致其肾虚血瘀之体，经补肾调经、行气养血活血调治近5个月，脏腑安和，气血渐充，血色转红。补肾可益精气、调冲任，活血药可祛瘀散结，消除"离经之血"，去除粘连，从而标本兼治。合理用药，调节冲任气机，恢复胞宫藏泻功能，固本培元，增强体质，增加月经量。经调方能种子。

案例六

【初诊（2012年9月8日）】刘某，女，26岁，教师，湖北武汉人。

【主诉】未避孕2年未孕，试管一次失败，求嗣。

【现病史】患者结婚2年余，夫妻生活正常，未避孕而未孕。2012年5月行IVF-ET，提示精卵结合率低，后行单精注射仍未孕。经人推荐来湖北省妇幼保健院中医调理，以助试管成功。患者平素月经尚规则，30 d一行，5 d干净，量中等，有痛经，喜温喜按，色暗红有块，可忍受。末次月经为2012年8月6日，量色如前，有痛经。平素自觉小腹冷，经期腰酸甚，经前乳胀，纳可，二便调，夜寐安，舌紫暗，边有齿印，苔薄白，脉沉细。妇科检查：外阴（一）、阴道（一）；宫颈光滑；宫体前位，子宫大小正常，质地中等，活动可；双附件未及。辅助检查：2011年10月因子宫不全纵隔而行宫腹腔镜手术，切除宫腔纵隔，术中可见腹壁散在子宫内膜异位症病灶，通液提示双侧输卵管间质部不通；2012年4月女方不孕全套、内分泌、TORCH、支原体、衣原体均正常；男方精液常规正常，抗精子抗体阴性。

【西医诊断】原发不孕、子宫内膜异位症。

【中医诊断】不孕症、痛经。

【中医辨证】脾肾不足，冲任虚寒。

【治法】温肾健脾，调理冲任。

【方药】自拟调经暖宫方加减：当归15 g、川芎10 g、法半夏12 g、小茴香10 g、桂枝10 g、吴茱萸6 g、炒白芍15 g、干姜15 g、党参15 g、丹皮15 g、甘草10 g、杜仲10 g、菟丝子10 g、五味子10 g、续断15 g、桑寄生15 g、香附12 g、枳壳12 g。10剂，每日1剂，水煎2次，取药汁约200 ml，分次温服。配合针刺及灸穴位治疗关元、归来、阴陵泉、丰隆、足三里、三阴交、肾俞等穴位，隔一日或两日1次；另予鹿胎膏，一日两颗。

【二诊（2012年9月19日）】末次月经2012年9月9日，痛经较前明显好转，小腹转暖，纳可，二便调，夜寐安，舌淡暗，边有齿印，苔薄白，脉沉细。守上方加黄精

15 g，桑葚子12 g，丹参12 g，覆盆子10 g，淫羊藿10 g，10剂，每日1剂，水煎2次，口服。针灸如前，经期停用。

【三诊（2012年9月26日）】药后小腹转暖，纳可，二便调，夜寐安，舌淡暗，苔薄白，脉沉细。调经暖宫方加菟丝子10 g，五味子10 g，续断15 g，寄生12 g，淫羊藿10 g，覆盆子10 g，10剂，每日1剂，水煎2次，口服。针灸如前，经期停用。

【四诊（2012年10月18日）】末次月经10月15日，量中等，痛经较前明显好转，4 d干净，目前无不适，舌淡红，苔薄白，脉沉细。调经暖宫方加香附12 g，枳壳12 g，菟丝子10 g，五味子10 g，乌药10 g，延胡索10 g，巴戟天10 g，覆盆子10 g，10剂，每日1剂，水煎2次，口服。针灸如前，经期停用。

【五诊（2012年10月30日）】药后无何不适，舌脉同前。守9月26日方加乌药10 g、薏米20 g、女贞子10 g，15剂。

【六诊（2012年11月22日）】上方续用1个月无不适，目前经水未潮，今自测尿hCG（＋），无腹痛及阴道出血，纳可，二便调，舌淡红，苔薄白，脉滑。辅助检查：血hCG 940.70 mIU/ml，P 12.12 ng/ml，E_2 325 pg/ml。予以自拟方固胎合剂口服补肾养血安胎，建议隔日复查。

【七诊（2012年11月24日）】目前停经40 d，无阴道出血及腰酸、腹痛等不适，纳可，二便调，舌淡红，苔薄白，脉滑。今查血hCG 2 296.76 mIU/ml，P 74 ng/ml，E_2 244 pg/ml。继与固胎合剂补肾养血安胎，另黄体酮注射液肌肉注射，达芙通口服安胎至孕3月。

随访，患者现孕7月，B超提示胎儿发育良好。

按语　本案患者月经至而未至时，用试纸自测呈阳性，不敢相信是真的，急忙到医院查血以确诊。该患者双侧输卵管不通拟行IVF-ET，后因精卵结合率低而行单精注射仍未孕，结合患者症状及体征，中医证属脾肾不足，冲任虚寒，胞脉不利，如《傅青主女科》言："寒冰之地，不生草木；重阴之渊，不长鱼龙。"以自拟调经暖宫方辨证施治，党参、法半夏、枳壳、香附理气健脾化痰，桂枝、小茴香、吴茱萸、干姜暖宫祛寒通络，当归、川芎、白芍、枸杞、五味子养血滋肾，续断、菟丝子温补肾阳，以"阴中求阳"，配合鹿胎膏及针灸暖宫温肾养血，治疗1月余，患者小腹渐转暖，脾肾得补，冲任得调，气顺血和，故不久即受孕怀胎。这是典型的宫寒致痛经不孕。

案例七

【初诊（2013年2月27日）】张某，女，35岁，武汉人，职员。

【主诉】未避孕10年未孕，痛经6年，试管3次失败。

【现病史】患者结婚10年，正常夫妻生活，未避孕而未孕。试管3次均失败，有冻胚3枚，遂求医于湖北省妇幼保健院中医科门诊，拟中医调理再次移植冻胚。近6年来痛经，需服芬必得后痛经缓解。症见月经稀发，40～50 d一行，量中等，血块多，痛经，下腹痛及腰痛，得热痛减，四肢不温，需要用药止痛，影响日常工作及生活。末次月经2013年2月6日，量如常，痛经明显。察其舌质紫暗，边有瘀斑，苔薄白；诊其脉沉细。实验室检查：2010 年子宫输卵管碘油造影提示左侧输卵管通畅，右侧壶腹部梗阻；2011 年多次 B 超检查提示子宫腺肌症；宫腔镜检查正常；男方精液正常。

【西医诊断】原发不孕、子宫腺肌症、月经不调。

【中医诊断】不孕症、痛经、月经后期。

【病因病机】肝脉受寒，寒凝气滞，气机运行不畅，气滞血瘀，瘀阻胞脉。

【治则】温经散寒，活血化瘀。

【方药】少腹逐瘀汤加味：当归 15 g、赤芍 15 g、川芎 10 g、炒蒲黄包煎 15 g、五灵脂包煎 15 g、肉苁蓉 10 g、丹参 20 g、延胡索 15 g、吴茱萸 6 g、覆盆子 10 g、小茴香 10 g、乌药 10 g、桂枝 10 g、没药 6 g、三棱 15 g、莪术 15 g、厚朴 10 g、巴戟天 10 g、三七粉冲服 3 g、血竭粉冲服 3 g。10 剂，每日 1 剂，水煎 2 次，取药汁约 200 ml，分次温服。

配合针刺＋艾灸＋耳针治疗，选取以健脾补肾为主的穴位，如三阴交、足三里、阴陵泉、血海、子宫、归来、关元、气海、中脘等。

鹿胎膏口服，一日 2 次，一次 2 片。

【二诊（2013 年 3 月 11 日）】患者末次月经 2013 年 3 月 9 日，量中等，痛经较前明显好转（未服用芬必得），血块减少，纳可寐安。舌质淡紫，苔薄白，脉沉细。处理：①守上方加法半夏 12 g，继服 10 剂；②配合针灸治疗＋艾叶、桂枝适量泡脚；③鹿胎膏口服，一日 2 次，一次 2 片。

【三诊（2013 年 3 月 26 日）】患者服上药后未诉不适，纳可，二便调。舌脉同前。处理：①守 3 月 11 日方加浙贝母 15 g，薏苡仁 20 g，泽兰 10 g，继服 10 剂；②B 超监测：内膜 0.6 cm，左侧卵泡 1.2 cm×1.3 cm；③电针＋艾灸穴位；④鹿胎膏继服。

【四诊（2013 年 4 月 3 日）】第 25 天做 B 超提示已排卵，无特殊不适。处理：固胎合剂×9 剂，一日 1 剂；达芙通口服，一日 2 次，一次 1 片。

【五诊（2013 年 4 月 17 日）】停经 39 d，乳房胀痛，纳可，嗜睡，二便调。舌质淡红，苔薄白，脉滑。处理：①血 hCG 122.15 mIU/ml，E_2 375 pg/ml，P 27.37 ng/ml；②固胎合剂×7 剂，一日 1 剂＋达芙通继服。

【六诊（2013 年 5 月 5 日）】停经 57 d，现纳差，恶心呕吐，嗜睡，二便调。舌质淡红，苔白腻，脉滑。辅检：B 超提示宫内妊娠，胚胎存活。处理：继服上药安胎。

按语 患者结婚 10 年一直未孕，情志抑郁，肝气不舒，肝脉受寒，肝经循少腹，络阴器，故肝脉受寒，寒凝血瘀，气机瘀阻脉络故不孕；瘀血阻络，脉络不通故痛经；肝之疏泄失常则月经不调；肝脉受虚，故四肢不温，得温痛减。方中小茴香、吴茱萸、桂枝以暖肝散寒；失笑散加当归川芎、赤芍、没药、延胡索、三棱、莪术均为活血化瘀之药，与小茴香、吴茱萸、桂枝为伍，共奏温经逐瘀功效。辅以巴戟天、肉苁蓉、覆盆子以温肾暖宫，肝肾同源，故补肾温阳以助散寒；方中另加三七粉、血竭粉以加强活血功能；加浙贝母、薏苡仁以加强化痰祛湿之功。

经过 2 个多月的治疗，患者 10 年顽疾竟愈，且试管婴儿多次都未能成功，此患者较上例宫寒更甚，痛经更重，故用药有区别，可见中医药辨证精确，切中要害，故能立起沉疴。

第五节　黄体功能不全

黄体功能不全（luteal phase deficiency，LPD）是指卵巢排卵后没有完全形成黄体，以致孕激素合成与分泌不足，使子宫内膜分泌功能未能及时转换或是子宫内膜黄体酮受体对孕激素反应差，而不利于受精卵的着床，是导致不孕、习惯性流产的主要因素。中医古籍无黄体功能不全这一记载，可分属为中医的崩漏、月经过多、月经先期经期延长等疾病。

一、中医病因病机

主要发病机制是冲任不固，不能制约经血，使胞宫蓄溢失常，经血非时而下。临床上由于大量、长期出血易使患者继发贫血，或发生宫腔感染等疾患。病因有虚、热之分，但大量出血，气随血耗，脏器失养，即或病始为实，很快由实转虚。"四脏相移，必归脾肾""五脏之伤，穷必及肾"（《景岳全书》），故到了疾病的后期，往往脾肾虚损，气阴两伤。

二、西医病因

本病病因目前不太明确。正常黄体功能的维持有赖于丘脑-垂体-卵巢性腺轴功能的完善，所以大多数学者认为：出现黄体功能不全的原因可能与垂体分泌的黄体生成素（LH）、促卵泡成熟素（FSH）不足；垂体分泌的催乳素（PRL）过多、过少；卵泡本身不成熟，对促性腺激素不敏感有关；黄体本身合成孕激素不足或与雌激素之间的比例不协调等有关。主要表现为月经周期缩短、月经频发、不孕或孕早期流产。

三、诊断

1. 病史　常伴有不孕、流产史，也可因高泌乳素血症和子宫内膜异位症引起。

2. 基础体温　基础体温是双相的，但是上升和下降缓慢，上升幅度小于 0.3。黄体功能不足，其黄体期基础体温上升天数少于 11 d，故月经周期短，月经先期而行；黄体萎缩不全者，月经周期正常，基础体温坡型下降，经前月经淋漓而致经期延长。

3. 激素测定　黄体中期血黄体酮水平<10ng/ml 或经前4d、5d、6 d 测算黄体酮3次之和小于 15 ng/ml，可诊断黄体功能不全，此谓真性黄体功能不全。

4. LH、FSH 测定　早期卵泡期 FSH/LH 比例相似于正常卵泡发育者，但排卵前FSH、LH 峰性分泌不足或 LH 峰值提前出现。

5. 子宫内膜活组织检查　在月经周期第 21～23 天或相当于经前 2～3 d 从子宫底、前侧壁取下内膜组织，如其成熟情况较正常月经周期延迟大于 2 d 后，子宫内膜时相与血黄体酮水平之间相关性差，此谓真性黄体功能不全，或即在月经第 5～6 天诊刮，内膜表现为增生期及分泌期内膜并存，子宫内膜不规则脱卸，称黄体萎缩不全。在黄体早-中期LPD 患者与正常内膜者血黄体酮水平无显著性差异，但由于其分泌期内膜腺上皮胞核孕激素受体含量下降，导致子宫内膜对正常的黄体酮刺激缺乏正常反应，从而产生子宫内膜分泌不足现象，此谓假性黄体功能不全。

四、西医治疗

1. 黄体功能补充疗法

1）真性黄体不健者：黄体酮 10～20 mg/d，14 d，肌肉注射；甲羟孕酮 8 mg/d，14 d，口服，基础体温上升后用。

2）黄体萎缩不全者：黄体酮 10～20 mg/d，5 d，肌肉注射；甲羟孕酮 8 mg/d，5 d，口服，经前 1 周起用。

2. 促进卵泡发育 首选氯米芬，它可通过与内源性雌激素受体竞争性结合而促使垂体释放 FSH、LH，达到促进卵泡发育的目的，可用于 LPD 卵泡期过长者，月经第 5 天开始，50 mg/d，口服 5 d。

3. 促进月经中期 LH 峰形成 监测卵泡成熟时，hCG 5 000～10 000 IU/d，肌肉注射 1～2 d，以加强月经中期 LH 排卵峰，以达到促进黄体形成和提高其分泌黄体酮的功能。

4. 黄体功能刺激疗法 于基础体温上升后开始注射，hCG 1 000～2 000 IU/d，3～5 d，肌肉注射，可使血浆黄体酮水平明显上升。

5. 高泌乳素血症 溴隐亭每日 2.5～5 mg，用量视 PRL 水平而定，可使泌乳素水平下降，并促进垂体分泌促性腺激素及增加卵巢雌、孕激素分泌，从而改善黄体功能。

五、中医辨证治疗

(一) 肾阴不足

【主症】经行量少，色暗红，经期延长，淋漓不爽，不孕或流产，头晕腰酸，苔薄质偏红，脉细数。LH 峰值提前出现致小卵泡排卵的黄体功能不全。

【治则】滋阴补肾，调理冲任。

【方药】知柏地黄汤加减：知母、黄柏、生熟地、麦冬、龟板、赤白芍、枸杞、女贞子、菟丝子、炒丹皮。

(二) 肾阳不足

【主症】月经后期量多，经行量少色淡，形寒，四肢不温，性欲减淡，腰酸膝软，宫寒不孕，舌苔薄，质淡暗，脉沉细。排卵前 FSH、LH 峰性分泌不足致黄体不全者。

【治则】补肾助阳，温养冲任。

【方药】右归丸加减：熟地、山黄肉、山药、枸杞子、紫河车、鹿角片、制附片、肉桂、当归、香附。

(三) 肝经郁热

【主症】月经先期，经行不爽，经期延长，量时多、时少或夹血块，烦躁易怒，乳房作胀，胸闷腹胀或受孕后漏下，色稠量多，伴小腹胀痛，舌质红苔薄黄，脉弦数。PRL 偏高，影响卵泡发育和排卵，导致黄体功能不全。

【治则】疏肝泄热，调理冲任。

【方药】丹栀逍遥散加减：炒丹皮、山栀子、柴胡、当归、赤白芍、郁金、生熟地、枳壳、茯苓、枸杞。

（四）脾气虚弱

【主症】月经提前，或兼量多，色淡质稀，面色不华，神疲肢倦，气短懒言，小腹空坠，食少纳差。舌淡，苔薄白，脉缓弱。

【治法】健脾益气，固冲调经。

【方药】补中益气汤加减。

（五）阳盛血热

【主症】月经提前，量多，色紫红，质稠，面赤心烦，口渴欲饮，小便短赤，大便燥结。舌红，苔黄，脉滑数。

【治法】清热凉血，止血调经。

【方药】清经散（《傅青主女科》）。

六、中医外治法

1. 脐疗 中药研末外敷神阙穴，取末 10 g，温水调成糊状，涂于神阙穴，外盖纱布，胶布固定，月经第 5 天开始用药，1 个月换药 1 次，经期停用。方药：山茱萸 30 g、熟地 30 g、山药 30 g、白芍 30 g、甘草 10 g、龟甲 30 g、干姜 1 g。

2. 针刺 肾阴不足选穴肾俞、关元、太溪、三阴交、太冲等；肾阳不足选肾俞、命门、气海等；肝经郁热者选期门、太冲、血海、三阴交、阳陵泉等；脾胃虚弱选脾俞、足三里、气海、中脘、阴陵泉等。

3. 耳针 耳穴压丸法，取穴内分泌、皮质下、盆腔、交感、子宫等，可随证加减。

4. 穴位埋线 选穴同针刺，可随证加减。

5. 敷贴疗法 顺应二十四节气，辨证选穴用药，将药物研为细末，与各种不同的液体调制成糊状制剂，敷贴于所需的穴位。

6. 中药离子透入，中药泡脚 选方可参考脐疗，也可根据个体随证加减。

7. 穴位注射 选穴如足三里、血海，用丹参注射液每穴注射 0.5～1 ml。以上治疗均每日 1 次，7 次为 1 个疗程，一般治疗 2～3 个疗程。

七、临床案例

案例一

【初诊（2008 年 5 月 4 日）】刘某，女，30 岁，工人，湖北武汉人。

【主诉】未避孕未孕 3 年余。

【现病史】患者平素月经规则，24～26 d 一行，8 d 干净，量中等，夹有血块，色暗红，有痛经，喜温喜按。结婚 3 年，正常夫妻生活，未避孕而未孕。自测基础体温（基础体温）高温相＜10 d，爬坡状。曾在多家医院诊治过，诊断为黄体功能不全。平素带下量多，腰酸怕冷，冬天手足冰凉，小腹凉，四肢乏力，纳可，大便干；察其舌质淡嫩，苔白，脉沉细。实验室检查：HSG 提示双侧输卵管通畅，宫腔未见明显异常；女方不孕全套、TORCH、支原体、衣原体均正常，内分泌检查：FSH 5.0 mIU/ml，LH 4.0 mIU/ml，P 18 ng/ml，T 0.65 ng/ml，E_2 26 pg/ml（卵泡期检查），P 1.63 ng/ml（黄体期检查）。男方精液常规、抗精子抗体均正常。

【西医诊断】原发不孕、黄体功能不全。

【中医诊断】不孕症。

【中医辨证】脾肾两虚，湿阻阳遏。

【治法】健脾补肾，祛湿助阳。

【方药】参苓白术散合五子衍宗丸加减：党参 15 g、炒白术 12 g、山药 15 g、茯苓 15 g、淫羊藿 10 g、覆盆子 10 g、巴戟天 10 g、乌药 10 g、薏苡仁 20 g、当归 15 g、枸杞子 15 g、菟丝子 15 g、补骨脂 10 g、香附 12 g、车前子 10 g、桂枝 10 g。14 剂，每日 1 剂，水煎 2 次，取药汁约 200 ml，分次温服。

【二诊（2008 年 5 月 22 日）】患者末次月经 5 月 21 日，量中等，痛经较前明显好转，基础体温上升至 10 d，仍爬坡状，带下较前减少，腰酸好转，纳可，大便调。舌质淡暗，苔薄白，脉沉细。守上方去淫羊藿、巴戟天加寄生 12 g、黄精 12 g、桑葚子 12 g、炒白芍 15 g，共 12 剂，水煎服，一日 1 剂。此卵泡期减少温阳之药，转以温肾养血填精为主。

【三诊（2008 年 6 月 8 日）】患者现基础体温上升 2 d，带下量正常，腰酸明显好转，精神尚可，二便调。舌质淡红，苔薄白，脉沉。守 5 月 4 日方加寄生 15 g、续断 15 g，共 14 剂，水煎服，一日 1 剂。

【四诊（2008 年 6 月 25 日）】患者末次月经 6 月 20 日，量中等，无痛经，基础体温上升 12 d，爬坡状好转，舌质淡红，苔薄白，脉沉。守 5 月 22 日方加枳实 15 g、五味子 10 g，共 10 剂，水煎服，一日 1 剂；另嘱此周期卵泡监测。

【五诊（2008 年 7 月 3 日）】患者第 14 天 B 超卵泡监测提示：Em 0.8 cm，右侧可见优势卵泡约 1.7 cm×1.8 cm。自拟长卵方 2 剂，水煎服，一日 1 剂，方药如下。

当归 15 g、炒白芍 15 g、熟地 15 g、五味子 15 g、党参 15 g、黄芪 15 g、山药 15 g、枸杞子 15 g、黄精 12 g、桑葚 12 g、川芎 10 g、覆盆子 10 g、枣皮 10 g、紫石英 10 g。

【六诊（2008 年 7 月 5 日）】患者第 16 天 B 超卵泡监测提示：Em 0.9 cm，右侧可见优势卵泡约 1.9 cm×2.0 cm。处理：①自拟促排方 3 剂，水煎服，一日 1 剂，方药如下：当归 15 g、赤芍 15 g、皂角刺 15 g、桃仁 10 g、红花 10 g、五灵脂 10 g、桂枝 10 g、鹿角霜 10 g、泽兰 10 g、冬葵子 10 g。②另予电针（关元、气海、地机、足三里、血海、三阴交等穴位），闪罐。

【七诊（2008 年 7 月 7 日）】患者第 18 天 B 超卵泡监测提示：右侧卵泡已排。诉已同房。自拟固胎合剂补肾养血安胎：熟地 20 g、党参 15 g、炒白芍 15 g、炒白术 15 g、菟丝子 15 g、枸杞 15 g、山药 15 g、寄生 15 g、扁豆 15 g、续断 15 g、山茱萸 12 g、杜仲 10 g、甘草 6 g、砂仁 6 g。10 剂，水煎服，一日 1 剂。

另予达芙通 10 mg，2 次/d×10 d。

【八诊（2008 年 7 月 20 日）】患者月经未潮，双侧乳房胀痛，纳眠可，二便调。辅助检查：血 hCG 208 mIU/ml，P 25 ng/ml；予以固胎合剂补肾养血安胎，达芙通口服支持黄体功能。后随访，患者于次年 3 月顺利分娩。

按语　黄体功能不全，中医普遍认为属于肾虚，其中以肾阳虚为主，根据"肾藏精，主生殖，任脉系于肾""妇人以血为本""精血同源"的理论，黄体期可视为肾的阳气充盛，肝的阳气升发之旺盛时期。肾阳不足，失于温煦，致脏腑功能失调，冲任亏虚，宫寒而致不孕。患者 3 年不孕，症见带下量多，腰酸不适，腰部怕冷，冬天手足冰凉，小腹凉，四肢乏力，舌质淡嫩，苔白，脉沉细，辨证为脾肾两虚、湿阻阳遏。肾气虚，则冲任虚衰不能受精成孕，脾虚不能运化水湿，湿阻气机，气滞血瘀，湿瘀互结，不能启动氤氲乐育之气乃致不孕；且脾虚，脾失健运，肝为后天之本，气血不足，以致冲任不足亦不能受孕；湿阻阳气郁遏，不能达于脏腑，胞宫失于温煦，故宫寒致不孕。故拟"脾肾双补，利湿助阳"之法，方用四君子汤以补脾健运；覆盆子、淫羊藿、巴戟天、枸杞、菟丝子、补骨脂、桂枝等五子衍宗之意以补肾助阳；佐以薏苡仁、乌药、香附、车前子以行气利湿；当归活血养血。在治疗过程中，注意到卵泡期补益脾肾，养血调经，黄体期加淫羊藿、补骨脂、乌药、续断、巴戟天以补肾助阳，全方脾肾双补，阴阳双补。经过 3 个月的治疗，基础体温上升至 12 d，再配合卵泡监测，指导同房而后患者成功怀孕。

案例二

【初诊（2011 年 5 月 22 日）】罗某，女，28 岁，职员，湖北武汉人。

【主诉】自然流产两胎，经间期出血 3 年余。

【现病史】患者自然流产两胎，经间期出血 3 年余，平素月经规则，40 d 一行，6 d 干净，量中等，月经第一天有轻微下腹胀痛不适。近 3 年无明显诱因症见经间期出血，量较少，色红或咖啡色，持续 6 d 干净，伴下腹隐痛，纳眠可，大便干结，小便黄赤，口苦，小腹时胀，矢气多。末次月经时间为 2011 年 5 月 12 日，5 d 干净，量色如常，外院予以乌鸡白凤丸及黄体酮胶丸治疗，效果不显，2009 年、2010 年均孕 50 d 左右自然流产。察其舌质淡红，苔薄黄腻，脉弦数。辅助检查：P 3.63 ng/ml（黄体期检查），余正常，不孕全套、内分泌、TORCH、支原体、衣原体均正常，B 超提示子宫附件未见明显异常；男方精液常规正常，抗精子抗体阴性。

【西医诊断】黄体功能不全、复发性流产。

【中医诊断】经间期出血。

【中医辨证】湿热下注，阻滞胞脉。

【治法】清热利湿，固冲止血。

【方药】八正散加减：瞿麦 15 g、泽泻 15 g、丹皮 15 g、山药 15 g、败酱草 15 g、萹蓄 12 g、苍术 12 g、香附 12 g、黄柏 10 g、柴胡 10 g、石菖蒲 10 g、滑石 20 g、薏苡仁 20 g、忍冬藤 20 g。10 剂，每日 1 剂，水煎 2 次，取药汁约 200 ml，分次温服。

【二诊（2011 年 6 月 4 日）】用上药后一般情况尚可，昨日出现阴道少许出血，色红，伴小腹轻微胀痛，纳可，二便调，舌质红，苔薄黄，脉沉。守上方，加旱莲草 10 g。20 剂，服法同前。

【三诊（2011年7月1日）】6月18日月经来潮，量中等，第一天下腹痛明显，伴肛门坠胀，现有口腔溃疡，纳可，二便调。舌质红，苔薄黄，脉沉。守5月22日方，去香附12 g，加蒲公英、地丁各10 g。30剂，服法同前。

【四诊（2011年8月18日）】于7月23日月经来潮，量中等，从6月18日至7月23日2次月经之间无阴道出血。查血hCG阴性。现无特殊不适，纳眠安，二便调。舌质淡红，苔薄白，脉沉。守5月22日方，去石菖蒲、败酱草、忍冬藤加泽兰、天丁、炒蒲黄、五灵脂各15 g，小茴香10 g。10剂，服法同前。

经过4月余的治疗，在黄体期复查P为12.65 ng/ml。后B超监测排卵指导怀孕，成功妊娠。

按语 黄体功能不全，是指排卵后卵泡形成的黄体功能不良或过早退化，使黄体酮分泌不足或子宫内膜对黄体酮反应性降低，而引起的分泌期子宫内膜发育迟缓或停滞，不利于受精卵种植和早期发育而引起不孕、流产或月经失调。中医一般认为，经间期的气血变化规律，是由阴转阳，由虚至盛之时期。若体内阴阳调节功能正常，能迅速适应，而无异常表现，倘若肾阴不足，或有湿热内蕴，或瘀阻胞络，当阳气内动之时，阴络受伤，损及冲任，血海固藏失职，血溢于外，酿成经间期出血。本例患者黄体功能不全，2次自然流产病史，平素有小便灼热，舌质淡红，苔薄黄腻，脉弦数，辨为湿热内蕴，经间期阳气内动，引动内热，热伤冲任，故出血。临证主要对出血量、色、质及伴随症状进行辨治用药，用"八正散"清热利湿，固冲止血。经过3个多月的治疗，湿热得清，阴血充足，经间期阴阳调和，出血症状消失。受孕后胎元稳固，成功分娩。

案例三

【初诊（2011年9月16日）】徐某，女，28岁，武汉人。

【主诉】未避孕2年而未孕，月经过多3年余。

【现病史】患者结婚2年，性生活正常，未避孕而未孕。平素月经尚规则，一月一行，4～6 d干净，量中，夹有少许血块，时有痛经。患者3年前无明显诱因出现月经过多，为正常月经的2～3倍，基础体温呈单相型，西医诊断为"功能性子宫出血"，曾先后住院刮宫3次，病理诊断为子宫内膜增生症。10 d前开始阴道持续出血，量较多，色暗红，夹有紫色血块，质黏稠，伴五心烦热，急躁易怒，夜寐不安，察其舌质红，苔薄少津，舌边有紫瘀斑点，诊其脉细数。实验室检查：HSG提示双侧输卵管通畅，宫腔未见明显异常；女方不孕全套、TORCH、支原体、衣原体均正常，内分泌检查：P 2.83 ng/ml（黄体期检查）。男方精液常规、抗精子抗体均正常。血常规：血白细胞$4.6×10^9$/L，红细胞$3.18×10^{12}$/L，血红蛋白90 g/L，血小板$206×10^9$/L。B超检查示：子宫内膜厚1.9 cm。

【西医诊断】原发不孕、黄体功能不全、功能性子宫出血。

【中医诊断】不孕症、崩漏。

【中医辨证】阴虚内热，瘀血内阻。

【治法】滋补肝肾，清热活血止血。

【方药】二至丸合失笑散加减：地榆炭15 g、侧柏炭15 g、贯众炭15 g、女贞子15 g、生地 15 g、龟胶烊化 15 g、牡丹皮 15 g、墨旱莲 15 g、麦门冬 15 g、炒蒲黄包煎 15 g、五灵脂包煎 15 g。7 剂，每日 1 剂，水煎 2 次，取药汁约 200 ml，分次温服。

【二诊（2011 年 9 月 24 日）】药后出血基本停止，仍感五心烦热，急躁易怒，夜寐不安，舌质红，苔薄少津，舌边有紫瘀斑点，脉细数。此为阴血未复，内热未清，原方加枸杞、地骨皮、丹皮各 15g。7 剂，水煎服，每日 1 剂。

【三诊（2011 年 10 月 8 日）】出血已止，唯感头晕耳鸣，五心烦热，急躁易怒，夜寐不安，舌红少苔，脉细数。证属肝肾阴虚，治宜滋养肝肾之阴，方药：制首乌 20 g、枸杞子 15 g、白芍药 15 g、女贞子 15 g、墨旱莲 15 g、龟胶烊化 15 g、阿胶烊化 15 g、续断 15 g、淮山药 15 g、鹿衔草 15 g、生地 10 g、香附 10 g、橘皮 10 g、麦门冬 10 g、生甘草 5 g。20 剂，水煎服，每日 1 剂。

【四诊（2011 年 11 月 14 日）】2011 年 10 月 21 日月经来潮，色暗红，小腹发凉且坠痛，夹有小血块，5d 干净，上述症状均减。治疗 3 个周期后，经期为 7d 以下，量中等，血块亦无，基础体温呈双相型，月经干净后第一天 B 超检查示：子宫内膜厚 0.4 cm。

后记：月经正常后，B 超监测排卵指导怀孕，成功妊娠。

按语　《素问·六节藏象论》曰："肾者主蛰，封藏之本。"肝肾阴虚，冲任不固，血海失守，阴血泛滥则崩漏不止，故方以滋补肝肾之剂；然大凡血证，均与气虚不摄血、血热迫血妄行、血瘀新血不守有关。若为情志所伤，肝郁气滞，瘀阻于内，新血不得归经，经血非时而下者，临床常见患者经血色暗红，夹有紫色血块，质黏稠，伴五心烦热，急躁易怒，夜寐不安，舌质红，苔薄少津，舌边有紫瘀斑点，脉细数等，用通因通用法。方用二至丸加生地、麦门冬、龟胶滋补肝肾之阴；失笑散活血化瘀止血；地榆炭、侧柏炭、贯众炭清热凉血止血。血止后根据月经周期的不同阶段调整用药，如经期后，血海空虚，应配合调补肝肾，养血柔肝之品，使肝阴得养，肝气得舒，后自然受孕，顺利分娩。

案例四

【初诊（2011 年 4 月 19 日）】王某，女，32 岁，教师，湖北武汉人。

【主诉】未避孕 5 年而未孕，阴道出血 20 余天。

【现病史】患者结婚 5 年，性生活正常，未避孕而未孕。在多家医院诊治，诊断为"排卵功能障碍"及"黄体功能不足"，基础体温高温相持续 9 d，因工作繁忙间断治疗。近来因阴道不规则出血而求诊中医，患者既往月经提前，22～24 d 一行，经期 5～7 d，量稍多，色红。近期因工作和学习精神紧张，月经自 3 月 22 日来潮后至今未净，前 7 d 量较多，自服用止血药后，淋漓不断，量少，色暗，伴有精神疲倦，面色萎黄，乏力，胃纳差，大便溏，每日 1 次，偶失眠，舌质淡，苔薄白，脉沉细。

【西医诊断】原发不孕、功能性子宫出血。

【中医诊断】不孕症、崩漏。

【中医辨证】脾气不足，中气下陷，冲任不固，血失统摄。

【治法】健脾益气，固冲止血。

【方药】固冲汤加减：炒白术 15 g、黄芪 15 g、党参 15 g、升麻 10 g、白芍 10 g、当归

10 g、川芎 10 g、薏苡仁 10 g、炒蒲黄 10 g、五灵脂 10 g、煅龙牡各 10 g、棕榈炭 10 g、侧柏炭 10 g、藕节炭 10 g。7 剂，每日 1 剂，水煎 2 次，取药汁约 200 ml，分次温服。

【二诊（2011 年 4 月 29 日）】服上药 3d 后，阴道出血干净，间隔 1d 后，又见咖啡色分泌物，量极少，2d 干净，精神较前好转，胃纳差，眠可，大小便正常，舌质淡，苔薄白，脉细。守上方，加山药 20 g，7 剂，服法同上。

【三诊（2011 年 5 月 7 日）】服上药后未见阴道出血，胃纳可，眠可，大小便正常，舌质淡，苔薄白，脉细，归脾汤加减：当归 10 g、白术 10 g、白芍 10 g、熟地 10 g、黄芪 10 g、党参 15 g、枣仁 10 g、桂圆肉 10 g、远志 10 g、山药 20 g、枸杞子 15 g、菟丝子 10 g、阿胶 10 g 烊化。14 剂，服法同上。

【四诊（2011 年 5 月 17 日）】月经昨日来潮，服上药后精神明显好转，胃纳可，眠可，大小便正常，舌质淡，苔薄白，脉细。守上方，14 剂，服法同上。

后记：经过归脾汤加减治疗半年，患者顺利怀孕。

按语 妇女经、带、胎、产四者，均与脾胃密切相关，盖"女子以血为本"，而脾胃为后天之本，气血生化之源；脾气主升，统摄血行，脾气旺则血能循常道而周流全身。若脾胃虚弱，化源匮乏，气陷于下，冲任必因之受损而不固，发为崩漏。本案症见患者经血淋漓不净，量少，精神疲倦，乏力，胃纳差，大便溏均为脾虚之候，治以健脾益气，固后天之本，以滋化源；因"久漏必有瘀"，故方中加用"失笑散"，活血化瘀。服用数剂后复诊未见阴道出血，改用归脾汤加减，以健脾补肾，益气养血，以固其本。体现了"塞流"与"澄源"并举的思想，脾肾同治，固本复旧。种子先调经，月经正常则顺利怀孕。

第六节　未破裂卵泡黄素化综合征

未破裂卵泡黄素化综合征（luteinized unruptured follicle syndrome，LUFS）是指卵泡成熟但不破裂，卵细胞未排出而原位黄素化，形成黄体并分泌孕激素，体效应器官发生一系列类似排卵周期的改变，但实际月经中期无卵子排出的一组症候群。如用传统的诊断排卵的标准，如 BBT 双相、黄体期黄体酮水平、分泌期子宫内膜是难以将 LUFS 与正常排卵周期相鉴别。临床以月经周期长，有类似排卵表现但持续不孕为主要特征，是无排卵性月经的一种特殊类型，也是引起的不孕的重要原因之一。未破裂卵泡黄素化综合征是1975 年 Jewelewicz 首先提出，并命名为 LUFS。1978 年 Marik 等用腹腔镜直接观察卵巢表面，发现有些早期黄体确无排卵裂孔而进一步证实。目前国内外学者对此做了多项研究，对其病理生理、诊断及处理虽有一定见解，但在某些方面尚有很多争论。

一、正常月经周期中排卵过程

正常月经周期的早期卵泡期，卵巢内可同时有几个卵泡发育，但其中只有一个卵泡，由于其特有的微循环影响而成为优势卵泡，优势卵泡内芳香化酶作用强，产生较多的雌激素，从而抑制垂体分泌 FSH，而其他卵泡发育受障碍，优势卵泡继续发育分泌大量的雌激素，代偿性使芳香化酶的作用继续进行，保证优势卵泡发育为排卵前的卵泡，并产生大量雌激素，同时卵泡内颗粒细胞在 LH 作用下分泌一定量的黄体酮，二者引起下丘脑-垂体的正反馈，使 FSH、LH 明显上升，导致卵巢内 CAMP 增加，并产生一系列排卵效应，即卵子成熟颗粒细胞黄素化，黄体酮和前列腺素分泌增加。CAMP 和黄体酮可激活卵泡内纤维蛋白溶酶原活剂，促使溶纤维蛋白的活性和胶原酶活性的增加，导致卵泡壁自身消化，同时泡内压力增加，刺激卵巢内平滑肌收缩，可引起卵泡壁破裂而排卵，瞬间卵子和卵泡液随之释放腹腔，使腹腔内的 E_2 水平增加，在卵巢被膜排卵处出现排卵孔。从理论上而言，排卵和黄素化在性腺水平可发生以下几种情况。

(1) 卵泡未破裂，卵子未排出颗粒细胞黄素化。

(2) 卵泡破裂，卵子未释出。

(3) 成熟卵泡而不含有卵子——即空卵泡。

(4) 有排卵，但黄素化不全（LPD）即黄体功能不全。

(5) 卵泡不完全成熟而闭锁，即不排卵及黄素化。

二、中医病因病机

本病古代中医学文献记载中无专门论述，根据其临床表现，可归属于"不孕症"或"月经不调"的范畴。中医认为通冲通，男女两"精"适时相搏，则胎孕乃成。《女科准绳》说："天地生物，必之时，万物化生，必有乐育之时……凡妇人一月经行一度，必有一日之候……此的候也……乃生化之真机。"所谓一月一度，必有一日之候，即经间排卵期的真实描写。所谈到的"适时""真机""的候"本病的发生与肾、血气及冲任失调密切相关。肾气盛、天癸至，气血调和，任均是前人对经间排卵期的一种比喻称呼。经间期的到来，表示着经后期的结束，而经间期是整个月经周期中的重要转化时机。经间期的最大生理特点在于排出精卵，而排出精卵的主要生理现象是阴道出现一定量的绵丝状带下、乳房或乳头胀痛、两少腹或一侧少腹轻度胀痛等所谓的气血活动。LUFS 主症是以经间排卵障碍为其主要病理特征。故认为其主要病因是肾虚，补肾是治疗大法。排卵是经间气血活动的特征性表现，若肾气亏损，血瘀气滞，冲任胞脉失和，即使经水按期而至亦不能"摄精"成孕，可采用益肾活血、理气行滞之法以益肾助孕，以达排卵助孕之功效。

三、西医病因病理

1. 中枢性激素分泌紊乱 LUFS 的发生主要在于卵泡本身因素或卵泡期激素水平变化异常。排卵需要黄体生成素（LH）高峰的形成，若下丘脑-垂体-卵巢轴调节紊乱，LH 峰形成过低亦即 LH 分泌不足，LH 的分泌量达不到阈值时，无法激发导致卵泡壁被消化和破裂的生物化学和组织学变化，但却可导致减数分裂的再启动和卵泡细胞黄素化、分泌黄体酮而出现卵泡未排而黄体酮升高的"伪排卵"现象。LUFS 患者常合并子宫内膜异位症（EMs）、多囊卵巢综合征（PCOS）、高泌乳素血症（HRP）、高雄激素血症等疾病。

2. 局部障碍 LUFS 患者常合并子宫内膜异位症（EMs），EMs 可造成盆腔粘连而导致卵泡不破裂无排卵，称为机械未破裂卵泡综合征，但也有研究表明，EMs 与 LUFS 并存时，在基础体温上升后，由于腹腔内 E_2、P 含量降低，尤其是 P 的含量明显低于 EMs

而不存在 LUFS 的患者，在低激素的环境中，有利于盆腔异位内膜细胞的存活和种植，总之，LUFS 与 EMs 尤其是轻度 EMs 的因果关系，有待进一步探讨。

3. 酶或激酶不足或缺陷或前列腺素缺乏 酶的产生也是 LH 与 FSH 作用的结果，LH 不足影响 CAMP 增加，从而使卵巢内纤维蛋白和纤溶酶原激活剂活性低下，可使排卵前卵泡细胞上的纤溶酶原活性降低，影响纤维蛋白的溶解和滤泡壁的自身作用。蛋白溶解酶也对卵泡破裂起作用，当这些酶缺乏即抑制卵泡排卵。

4. 高 PRL 血症 PRL 影响促性腺激素释放激素的释放，使血 LH 下降。PRL 可改变 E_2 对 LH 的正反馈调节作用。此外，PRL 还可抑制卵巢分泌 E_2、P，并降低卵巢对 GnRH 的反应，使排卵不能发生。

5. 药物等外部因素作用 药物促排卵或超促排卵周期中，该综合征的发生率明显高过自然周期，表明在促排卵过程中卵泡的发育及成熟程度与自然周期不完全相同。如氯米芬（CC）可使本综合征明显增加，据认为是 CC 等药物可导致卵巢基质及卵泡黄体化所致。

6. 精神心理因素 亦有人认为与精神心理因素有关，长期不孕妇女处于紧张和不断的应激状态中，造成血中催乳素水平反复出现小峰值而影响排卵。

四、目前诊断方法

LUFS 患者在临床上往往被诊断为不明原因的不孕，对黄体功能不全，轻度子宫内膜异位症或盆腔炎及排卵成功障碍诱发"排卵成功"而不孕者应考虑本症可能，除上述各种疾病的临床症状外，患者可无其他症状，在检查中，基础体温（基础体温）呈典型双相；月经规律；宫颈黏液或子宫内膜活检，有正常的组织分泌象；基础体温上升 2～4 d 腹腔镜检查未见卵巢表面有血体，总之，对本病的确诊，一方面需要根据上述情况综合分析，另一方面需要连续观察 2～3 个周期，是否重复出现。

1. 腹腔镜检查 必须选择最佳时期，基础体温上升 2～4 d。B 超提示排卵后 12～47 h 做腹腔镜检查合适，如在上述期间卵巢表面未见到血体，则 LUFS 诊断的可能性极大。

2. 系列 B 超监测卵巢生长发育类型 B 超检查未见排卵征象，其卵泡生长曲线，在 LH 峰前与正常排卵者主卵泡无明显差异，在 LH 峰后卵泡继续增大，平均直径达 33.3 mm。

3. 内分泌检查 观察 E_2、P、PRL 含量，协助诊断。

4. 子宫内膜组织学检查 有正常的分泌现象，协助诊断。

五、西医治疗

1. 药物治疗 促排卵方案以 CC/hCG 与 HMG/hCG 为主，该方法本身是导致 LUFS 的原因之一，且临床极易并发卵巢过度刺激综合征（OHSS）等，故其有效性和安全性受到限制。

2. 辅助生殖技术 宫腔内人工授精（IUI）及体外受精-胚胎移植（IVF-ET）。

3. 手术治疗
1）卵泡穿刺治疗。
2）腹腔镜或剖腹手术治疗。

六、中医辨证治疗

(一) 肾虚证

1. 肾气虚证

【主症】婚久不孕，测基础体温均呈双相型，黄体期正常或较短，B超监测提示未破裂卵泡黄体化，月经周期尚正常，经量或多或少，色暗；腰膝酸软，精神疲倦，头晕耳鸣，小便清长；舌淡、苔薄，脉沉细，两尺尤甚。

【治法】补肾益气，温养冲任。

【方药】金匮肾气丸加减。

2. 肾阳虚证

【主症】婚久不孕，测基础体温均呈双相型，黄体期正常或较短，B超监测提示未破裂卵泡黄体化，月经周期尚正常，经色淡暗，性欲低下，小腹冷，带下量多，清稀如水。或子宫发育不良；头晕耳鸣，腰酸膝软，夜尿多；眼眶暗，面部暗斑，或环唇暗；舌质淡暗，苔白，脉沉细尺弱。

【治法】温肾暖宫，调补冲任。

【方药】右归丸加减。

3. 肾阴虚证

【主症】婚久不孕，测基础体温均呈双相型，黄体期正常或较短，B超监测提示未破裂卵泡黄体化，月经周期尚正常，经色鲜红。或经期延长，形体消瘦，头晕耳鸣，腰酸膝软，五心烦热，失眠多梦，眼花心悸，肌肤失润，阴中干涩，性交痛；舌质稍红略干，苔少，脉细或细数。

【治法】滋肾养血，调补冲任。

【方药】左归丸加减。

(二) 肝郁

【主症】婚久不孕，测基础体温均呈双相型，黄体期正常或较短，B超监测提示未破裂卵泡黄体化，月经周期尚正常，经量时多时少，或经来腹痛；或经前烦躁易怒，胸胁乳房胀痛，精神抑郁，善太息；舌暗红或舌边有瘀斑，脉弦细。

【治法】疏肝解郁，理血调冲。

【方药】柴胡疏肝散加减。

(三) 血瘀

【主症】婚久不孕，测基础体温均呈双相型，黄体期正常或较短，B超监测提示未破裂卵泡黄体化，月经周期尚正常，经来腹痛，甚或呈进行性加剧，经量多少不一，经色紫暗，有血块，块下痛减。或肛门坠胀不适，性交痛；舌质紫暗或舌边有瘀点，苔薄白，脉弦或弦细涩。

【治法】活血化瘀通络，调冲助孕。

【方药】桃红四物汤加减。

七、中医外治法

本着从调补肝肾，疏利冲任出发，运用中药和电针，结合穴位注射、肌肉注射以及耳针治疗，取得了一定的临床疗效。

1. 卵泡期的治疗

1）中药以补肝肾、调冲任为主，方用六味地黄汤加八珍汤加减治疗。

2）针刺主穴：气海、关元、归来、子宫、足三里、三阴交。肝郁者加期门、太冲；肾虚者加肾俞、太溪。接电针疏密波，留针 20min，隔日一次。

3）肌肉及穴位注射：自第 5 天开始肌肉注射丹参注射液，每日 1 次，每次 10 ml；隔日 1 次穴位注射三阴交及足三里，药用丹参注射液，共 4 ml。以调理肝肾，连续用 7 d。

4）耳针：内生殖器、皮质下、内分泌、肾，5d 1 次。

2. 排卵期的治疗

1）中药以破血补肾温阳为主，方用桃红四物汤加鹿角霜、炒山楂、三棱、莪术、桂枝、五灵脂、羌活等治之。

2）针刺：天枢、气海、归来、子宫、足三里、三阴交等穴位，接电针疏密波，留针 20 min，隔日 1 次。

3）穴位注射：同上法。

4）耳针：同上法。

5）闪罐：腹部及足底涌泉穴，每日 1～2 次。

6）丹参注射液：20 ml 静脉滴注 3 d，并配合跑、跳等运动。

7）中成药：大黄蛰虫丸，自月经第五天服，每次两丸，每日 2 次，连服 10d。

3. 黄体期的治疗　在卵泡破裂后，早期给予补肾安胎疗法，方用经验方固胎合剂加黄体酮口服进行保胎。

4. 基础治疗脐疗　方药：桃仁 10 g、红花 10 g、丹皮 10 g、赤芍 10 g、当归 15 g、延胡索 12 g、枳壳 10 g、三棱 15 g、白术 10 g、昆布 10 g、香附 10 g。将上述药物共同研成细末，治疗时取药末 10 g，以温开水调成糊状，纱布包裹，敷于脐部，胶布固定，3 d 换药 1 次。

八、研究进展

LUFS 是一种特殊类型的排卵障碍，因其有规律月经、基础体温双相、宫颈黏液呈周期性变化、子宫内膜有分泌期反应等"排卵"表现，往往容易被忽视和漏诊。其临床确诊并不困难，可通过 B 超监测排卵、基础体温测定、宫颈黏液观察、性激素检测、腹腔镜等手段综合考虑。随着人们对 LUFS 认识的提高及促排卵药物的频繁使用，其发病率有逐年增高趋势，而单纯西医或中医治疗难以取得较好疗效，运用中西医结合的多种方法综合治疗，可使整体与局部调节有机结合起来，标本兼治，在有效治疗原发病的同时，积极防治LUFS 的发生，形成中西医优势互补，提高不孕症治疗中的排卵率及临床妊娠率。

九、临床案例

案例一

【初诊（2011 年 3 月 21 日）】王某，女，26 岁，职员，湖北京山人。

【主诉】未避孕 5 年而未孕，月经周期延长 8 年。

【现病史】患者结婚 5 年，性生活正常，未避孕未孕。自初潮开始，月经周期延长，2～3 个月一行，量中，伴有痛经，喜温喜按，末次月经时间为 2011 年 2 月 25 日。2009 年外院诊为"多囊卵巢综合征"，经过人工周期及促排药物治疗 1 年余，B 超监测可见优势卵泡生长，未破裂。2010 年 12 月内分泌检查示：FSH 4.44 mIU/ml，LH 15.32 mIU/ml，E_2 21 pg/ml。子宫输卵管碘油造影示：子宫正常，左侧通而不畅，右侧通畅；男方精液常规检查正常，抗精子抗体阴性。平素感腰酸痛，纳可，二便调。察其体胖，体毛多，舌质淡暗，边有瘀斑，苔薄黄，脉弦细。

【西医诊断】卵泡黄素化不破裂综合征、多囊卵巢综合征。

【中医诊断】不孕症、月经后期。

【中医辨证】肝郁脾虚，冲任不利。

【治法】疏肝健脾，疏利冲任。

【方药】柴胡温胆汤合四物汤加减：黄芩 10 g、陈皮 10 g、法半夏 10 g、竹茹 10 g、川芎 10 g、枸杞 10 g、五味子 10 g、茯苓 15 g、当归 15 g、炒白芍 15 g、熟地 15 g、菟丝子 15 g、枳实 20 g、山茱萸 12 g。共 10 剂，每日 1 剂，水煎 2 次，取药汁约 200 ml，分次温服。

另予针刺关元、气海、地机、足三里、三阴交等穴位配合治疗。

【二诊至四诊】上法服用 2 个月，经水 40 d 一行，末次月经时间为 2011 年 5 月 1 日，月经第 18 天卵泡监测可见优势卵泡生长，当日肌肉注射 hCG 10 000 IU，次日行 B 超监测，卵泡未破裂，5d 后 B 超提示形成黄体囊肿。

【五诊（2011 年 6 月 15 日）】患者末次月经 2011 年 6 月 14 日，量中，痛经（一），纳可，二便调。舌质淡紫，苔薄白，脉沉细。守 3 月 21 日方加乌药、桂枝各 10 g，香附、皂角刺、路路通各 15 g，共 10 剂，水煎服，一日 1 剂；月经干净后针刺上述穴位，隔日 1 次。

【六诊（2011 年 6 月 25 日）】今日卵泡监测示内膜 0.6 cm，右侧可见无回声区 1.7 cm×1.4 cm。予以针刺＋穴位注射丹参注射液；守 6 月 15 日方，共 3 剂，水煎服，一日 1 剂；另予鹿胎膏 20 g，2 次/d，口服。

【七诊（2011 年 6 月 28 日）】今日卵泡监测示内膜 0.9 cm，右侧可见无回声区 2.2 cm×2.1 cm。处理：①hCG 10 000 IU，肌注，即刻；②电针＋穴位注射丹参注射液＋闪罐；③三七粉及穿山甲粉各 10 g，冲服；④自拟促排方，当归、赤芍、皂角刺各 10 g，桃仁、红花、五灵脂、桂枝、鹿角霜、泽兰、羌活、冬葵子各 10 g，共 3 剂，水煎服，一日 1 剂；⑤嘱患者今日同房，隔日 1 次。

【八诊（2011年6月30日）】今日卵泡监测示内膜1.0 cm，右侧可见无回声区1.2 cm×1.1 cm，陶氏腔少量积液，嘱患者今同房，隔日再1次。同时予以固胎合剂口服促进孕卵着床。

【九诊（2011年8月3日）】患者停经50 d，阴道少许出血，伴有恶心呕吐，舌淡，苔薄白，脉滑，查血hCG 34 373 mIU/ml，P＞40 ng/ml，B超示宫内妊娠（胚胎存活）。中医诊断：胎漏、妊娠恶阻；证属肾虚胎元不固，胃气上逆，治以补肾安胎，和胃止呕。自拟方加减：续断15 g、寄生15 g、菟丝子15 g、枸杞15 g、党参15 g、山药15 g、熟地15 g、炒白术15 g、山茱萸12 g、黄芩12 g、杜仲10 g、砂仁10 g、竹茹10 g、阿胶10 g、地榆炭10 g、艾叶炭10 g、侧柏炭10 g。共10剂，每日1剂，水煎2次，取药汁约200 ml，分次温服。

药后阴道出血渐止，恶心、呕吐消失，后中药口服安胎至孕3月，随访，于2012年3月产一女婴，母女平安。

按语 月经具有周期性、节律性，是女性生理过程中阴阳消长、气血盈亏规律变化的体现，分为行经期、经后期、经间期、经前期。经间期的到来，表示着经后期的结束，是整个月经周期中的重要转化时机，即排出精卵。如《女科准绳》说："天地生物，必有之时，万物化生，必有乐育之时……凡妇人一月经行一度，必有一日之候……此的候也……乃生化之真机。"运用柴胡温胆汤以疏肝健脾，化痰燥湿，疏利冲任，四物汤活血养血，菟丝子、五味子补肾填精。守法治疗2月余，患者月经基本正常，卵泡发育良好，于排卵期运用电针及穴位注射、闪罐，配合活血温阳破血的药物以促排卵，卵泡得以排出，指导患者同房后受孕，后补肾安胎3个月，成功分娩。此例患者可能是多囊卵巢综合征引起的卵泡不破裂。

案例二

【初诊（2012年2月26日）】李某，女，30岁，教师，湖北武汉人。

【主诉】未避孕未孕2年余。

【现病史】患者月经平素规则，30 d一行，5～6 d干净，量中等，色暗红，有血块，伴有痛经，喜温喜按。经前乳房胀痛，烦躁，失眠，腰部冷痛，二便调；结婚2年余，正常性生活，未避孕而未孕。2008年因右侧巧克力囊肿行腹腔镜手术治疗，近2年来，多处求医，发现有成熟卵泡，但不易排出，在外院诊断为卵泡黄素化不破裂综合征。察其舌质淡紫，边有瘀斑，苔薄白，诊其脉弦细。辅助检查：2012年1月湖北省妇幼保健院子宫输卵管碘油造影示双侧输卵管炎症（走行迂曲），尚通畅，宫腔未见明显异常；不孕全套、TORCH、支原体、衣原体均正常；基础体温典型双相；查男方精液常规、抗精子抗体均正常。

【西医诊断】卵泡黄素化不破裂综合征、原发不孕。

【中医诊断】不孕症。

【中医辨证】肝郁血瘀，肾虚宫寒。

【治法】疏肝活血，温肾暖宫。

【方药】自拟调经暖宫方加减：柴胡 6 g、郁金 15 g、赤白芍各 15 g、枳壳 20 g、香附 15 g、丹参 20 g、三棱 15 g、莪术 15 g、路路通 15 g、皂角刺 15 g、三七粉另包冲服 3 g、山甲粉另包冲服 3 g、红藤 15 g、法半夏 15 g、吴茱萸 10 g、当归 15 g、小茴香 10 g、乌药 10 g、桂枝 10 g。共 10 剂，每日 1 剂，水煎 2 次，取药汁约 200 ml，分次温服。

中药外敷＋中药灌肠。

用此方案治疗 1 月余，B 超监测排卵两个周期均出现卵泡黄素化现象（且配合了 hCG 注射），后 3 个月在上述疏肝活血的基础上，于排卵前期加入温肾助阳的中药如桂枝、鹿角霜、巴戟天等，且运用穴位加肌肉注射中成药丹参注射液以及电针、闪罐等多种治疗方法，于 2011 年 7 月中旬卵泡破裂排出，且当月成功受孕。

按语　卵泡黄素化不破裂综合征近年来有逐年上升的趋势，约占本门诊不孕症患者的 5%，有专家论述卵泡黄素化不破裂综合征的病因与卵巢周围炎、子宫内膜异位症、PCOS 及促排卵药物的使用有关。本案例患者既往有巧克力囊肿病史，长期不孕，卵泡不易排出，多家医院要求其做试管婴儿，患者不愿接受，诉平日思想压力极大，精神紧张，情绪不舒，肝失疏泄，肝气郁结，且为气滞，气血瘀阻，胞脉不通；肝肾同源，肝郁肾虚，肾阳亏虚，肾失温煦，胞宫寒冷，故不孕。临床表现出肝郁血瘀宫寒的征象，故中药口服疏肝解郁、温肾暖宫以调理肝肾。HSG 提示双侧输卵管迂曲有炎症，采用中药外敷＋灌肠外治法，活血通络，疏通输卵管；另排卵前期采用温肾助阳，活血通络之中药以激发卵泡排出。同时配合针刺、闪罐以加强活血通络之功，终使卵泡排出，从而实现患者的凤愿。如先哲常云："医之上工，因人无子，语男则主于精，语女则主于血……男以补肾为要，女以调经为先，而又参之以补气行气之说，察其脉络，究其亏盈，审而治之。"

案例三

【初诊（2011 年 6 月 20 日）】谢某，女，职员，安徽人。

【主诉】婚后 5 年未避孕而不孕。

【现病史】患者结婚 5 年，性生活正常，未避孕而不孕。症见月经周期 28～40 d 一行，经期 5～6 d，量中等，色暗红，有中度痛经，喜温喜按，时有肛门坠胀和经期小腹痛，末次月经时间为 2011 年 5 月 28 日。曾于 2010 年 3—5 月连续 3 个月排卵期卵泡监测（自月经第 12 天开始），有成熟卵泡但未破裂，形成黄体囊肿。察其形体稍肥胖，舌质紫暗，边有瘀斑及齿印，苔薄黄；诊其脉弦略涩。查体：妇科检查正常。辅助检查：2009 年 3 月外院输卵管造影提示输卵管通畅；2009 年 3—7 月 B 超监测提示多囊卵巢；男方精液常规正常；双方抗精子抗体正常；基础体温呈双相。

【西医诊断】原发性不孕症，未破裂卵泡黄素化综合征。

【中医诊断】不孕症。

【病因病机】肝郁脾虚，肝失疏泄，脾失运化，气痰瘀互结，阻滞气机，胞脉受阻。

【治则】化痰祛湿，行气活血，软坚通络。

【方药】柴胡温胆汤加味：柴胡 10 g、法半夏 10 g、茯苓 15 g、陈皮 10 g、枳实 10 g、黄芩 10 g、薏苡仁 20 g、香附 15 g、桃仁 15 g、红花 6 g、穿山甲另包冲服 3 g、路路通

15 g、当归 12 g、天丁 15 g、桂枝 6 g、山楂 12 g。14 剂，水煎温服，每日 1 剂，于下一个月经周期的第 5 天开始服用。连用 3 个月经周期，并行超声监测卵泡发育情况。服用的第 1 个周期，患者自诉经间期小腹胀痛，尚能忍，B 超监测 6 次未见排卵象；第 2 个周期在上方基础上加芜蔚子 10 g、五灵脂 10 g、羌活 10 g，经间期腹痛消失，超声监测未见卵壁增厚，第 16 d 时见发育成熟的卵泡已排去，且在子宫后方见积液，但未孕；第 3 个月经周期谨守上方，第 16 天超声监测到排卵象，月经至期而未至，于 2011 年 10 月 20 日（停经 48 d）来诊，超声监测提示宫内妊娠，胚胎存活。

按语 现代医学认为未破裂卵泡黄素化综合征与子宫内膜异位症、多囊卵巢综合征及卵巢周围炎症等疾病有关，该患者 B 超显示多囊卵巢，形体稍肥胖，符合多囊卵巢诊断，且有痛经及经间期腹痛，或许有卵巢周围炎症的可能，这些均可导致未破裂卵泡黄素化综合征。患者形体肥胖，且月经推后，有痛经，喜温喜按，肛门坠胀，舌质紫暗，边有瘀斑及齿印，阻滞气机，胞脉受阻，而致不孕。方中柴胡温胆汤以疏肝化瘀祛湿，加桃仁、红花、穿山甲、路路通、当归、天丁、山楂、五灵脂、芜蔚子以活血通络，佐以桂枝、羌活温通。方中红花、桃仁、穿山甲是编者近年筛选的有明显促进卵泡壁膜破裂加速排卵作用的药物，活血通络。调理 2～3 个月经周期，肝脾条达，气血通畅，故孕。

案例四

【初诊（2012 年 10 月 24 日）】夏某，女，34 岁，教师，湖北武汉人。

【主诉】原发性不孕 4 年余，人工授精 1 次失败。

【现病史】未避孕 4 年而未孕，患者结婚 4 年，性生活正常，未避孕而未孕。于 2012 年 4 月因右侧巧克力囊肿行腹腔镜下囊肿剥除术及输卵管伞端粘连松解术，术中行通液提示双侧输卵管通畅。术后试孕半年未孕，于 9 月行人工授精失败，且近半年多次卵泡监测卵泡黄素化，遂求诊于中医。患者平素月经规则，30～35 d 一行，量中等，轻痛经，喜温喜按，平素怕冷，尤其是腰骶部为甚，纳眠可，二便调，末次月经时间为 10 月 21 日。察其舌质淡紫，边有瘀斑，苔薄白，诊其脉沉细。

【西医诊断】原发性不孕、巧克力囊肿术后、未破裂卵泡黄素化综合征。

【中医诊断】不孕症。

【病因病机】肝脉寒凝，气机郁滞，气血瘀阻，痰湿寒内阻，痰瘀寒互结，阻于胞脉。

【治则】疏肝理气，温经散寒，活血化瘀。

【方药】自拟化瘀止痛汤加减：当归 15 g、川芎 10 g、赤芍 15 g、吴茱萸 6 g、桂枝 10 g、薏苡仁 20 g、浙贝 20 g、枳实 15 g、三棱 15 g、莪术 15 g、巴戟天 10 g、路路通 15 g、乌药 10 g、覆盆子 10 g、小茴 10 g、石楠叶 10 g、穿山甲冲服 3 g、炒蒲黄包煎 15 g、五灵脂包煎 15 g。10 剂，每日 1 剂，水煎 2 次，取药汁约 200 ml，分次温服。

【二诊（2012 年 11 月 4 日）】今月经第 15 天 B 超卵泡监测示：子宫内膜 0.9 cm，左侧卵泡 2.9 cm×2.2 cm。处理：①守上方加凌霄花 10 g，7 剂，服法同前；②hCG 10 000 IU，肌注，即刻；③针刺，选子宫、三阴交、地机、血海等穴位。

【三诊（2012 年 11 月 6 日）】B 超卵泡监测示：子宫内膜 1.1 cm，左侧卵泡 4.1 cm×

$3.7\ cm\times3.0\ cm$，内可见分隔光带。处理：继用上药。

后用此方加减治疗逾 3 个月后，于卵泡成熟至 $1.9\ cm\times1.7\ cm$，子宫内膜达 $0.9\ cm$ 之际，给予 hCG 10 000IU 肌注，中药促排汤 2 剂口服：当归 15 g、赤芍 15 g、川芎 10 g、桃仁 10 g、红花 10 g、羌活 10 g、天丁 15 g、穿山甲另包冲服 3 g、蜈蚣 1 条、三棱 15 g、莪术 15 g、泽兰 10 g、桂枝 10 g、巴戟天 10 g、石楠叶 10 g。同时配合电针（子宫、三阴交、地机、血海等穴位）治疗，经过上述综合治疗，卵泡顺利排除且受孕。目前孕 4 月余，胎心好。

按语　未破裂卵泡黄素化综合征患者近年逐渐增加，如果不做 B 超卵泡监测，很难发现，还以为月经规则，基础体温双相，阴道分泌物增多，有排卵迹象，就应该有排卵，结果是排卵假象，故患者 4 年未孕。本例患者应该是巧克力囊肿而至未破裂卵泡黄素化综合征，从中医辨证角度为肝气郁结，肝失疏泄，气机郁滞，气血瘀阻，肝郁脾虚，痰湿内阻，痰瘀互结，阻于胞脉。方中柴胡、香附、当归、川芎、枳实为柴胡疏肝散主方，用于疏肝理气；失笑散以活血化瘀，又加路路通、乌药、三棱、莪术、穿山甲以加强活血化瘀之功，辅以桂枝、薏苡仁、浙贝、覆盆子、吴茱萸等温肾化瘀，配合常规的促排西药 hCG 及针刺，运用中西医结合之法使患者 4 年的顽疾得以解除。

第七节　高泌乳素血症

高催乳素血症（HP）是下丘脑-垂体失调所致的内分泌疾病，指非妊娠期、产后停止哺乳 6 个月之后由于各种原因所致外周血泌乳素（PRL）水平高于 $25\ \mu g/L$，其中最常见的原因是垂体催乳素瘤分泌过多催乳素。由于血清 PRL 升高引起妇女卵巢功能紊乱而造成闭经、溢乳和不孕等在临床多见，在正常成人中发生率为 0.4%，多半发生在妇女，偶见于儿童和青少年。按其临床表现，中医归属于"乳泣"及"闭经""不孕"等范畴。

一、泌乳素概述

1. 泌乳素的分泌和调节　泌乳素（PRL）由垂体前叶的 PRL 细胞合成和分泌。其合成与分泌受下丘脑多巴胺能途径的调节，多巴胺作用于 PRL 细胞表面的多巴胺 D2 受体，抑制 PRL 的生成与分泌。任何减少多巴胺对 PRL 细胞上多巴胺 D2 受体作用的生理性及病理性过程，都会导致血清 PRL 水平升高。高 PRL 血症时，多巴胺受体激动剂会逆转这一过程。由于母体雌激素的影响，刚出生的婴儿血清 PRL 水平高达 $100\ \mu g/L$ 左右，之后逐渐下降，到 3 个月龄时降至正常水平。PRL 水平在青春期轻度上升至成人水平。成年女性的血 PRL 水平始终比同龄男性高。妇女绝经后的 18 个月内，体内的 PRL 水平逐渐下降 50%，但接受雌激素补充治疗的妇女下降较缓慢。在高 PRL 血症的妇女中，应用雌激素替代疗法不引起 PRL 水平的改变。老年男性与年轻人相比，平均血清 PRL 水平约下降 50%。

PRL 的分泌有昼夜节律，入睡后逐渐升高，早晨睡醒前可达到 24 h 峰值，睡醒后迅速下降，上午 10 点至下午 2 点降至一天中谷值。

2. 泌乳素的生理功能　泌乳素的生理作用极为广泛复杂。在人类，主要是促进乳腺分泌组织的发育和生长，启动和维持泌乳，使乳腺细胞合成蛋白增多。PRL 可影响性腺功能，在男性 PRL 可增强 Leydig 细胞合成睾酮，在睾酮存在下 PRL 可促进前列腺及精囊生长；但慢性高 PRL 血症却可导致性功能低下、精子发生减少，而出现阳痿和男性不育。在女性，卵泡发育过程中卵泡液中 PRL 水平变化明显；但高 PRL 血症不仅对下丘脑 GnRH 及垂体 FSH、LH 的脉冲式分泌有抑制作用，而且可直接抑制卵巢合成黄体酮及雌激素，导致卵泡发育及排卵障碍，临床上表现为月经紊乱或闭经。另外，PRL 和自身免疫相关。人类 B、T 淋巴细胞、脾细胞和 NK 细胞均有 PRL 受体，PRL 与受体结合调节细胞功能。PRL 在渗透压调节上也有重要作用。

二、流行病学

高 PRL 血症是年轻女性常见的下丘脑-垂体轴内分泌紊乱。不同检测人群高 PRL 血症的发生率不尽相同。在未经选择的正常人群中，约 0.4％有高 PRL 血症；在计划生育门诊人群中，高 PRL 血症的发生率为 5％。

在单纯性闭经患者中，约 15％存在高 PRL 血症。而在闭经伴有溢乳的患者中，高 PRL 血症达 70％。15％的无排卵妇女同时有高 PRL 血症，43％无排卵伴有溢乳者存在高 PRL 症。3％～10％无排卵的多囊卵巢综合征患者有高 PRL 血症。

垂体腺瘤占所有颅内肿瘤的 10％～15％。PRL 腺瘤是最常见的垂体功能性腺瘤，约占全部垂体腺瘤的 45％，是临床上病理性高 PRL 血症最常见的原因。PRL 腺瘤多为良性肿瘤，依照大小可分为微腺瘤（≤10 mm）和大腺瘤（＞10 mm）。总体来说，PRL 腺瘤的年发病率为（6～10）/100 万，患病率为（60～100）/100 万。最近的研究表明，PRL 腺瘤的患病率可能要在此基础上增加 3～5 倍。

三、发病原因

高 PRL 血症的原因可归纳为生理性、药理性、病理性和特发性四类。

1. 生理性高泌乳素血症　很多生理因素会影响血清 PRL 水平，血清 PRL 水平在不同的生理时期有所改变，甚至是每天每小时都会有所变化。许多日常活动如体力运动、精神创伤、低血糖、夜间、睡眠、进食、应激刺激、性交以及各种生理现象如卵泡晚期和黄体期、妊娠、哺乳、产褥期、乳头受到刺激、新生儿期等，均可导致 PRL 水平暂时性升高，但升高幅度不会太大，持续时间不会太长，也不会引起有关病理症状。

2. 药物性高泌乳素血症　许多药物可引起高 PRL 血症，这些药物大多数是由于拮抗下丘脑 PRL 释放抑制因子（PIF，多巴胺是典型的内源性 PIF）或增强兴奋 PRL 释放因子（PRF）而引起的，少数药物可能对 PRL 细胞也有直接影响。常见的可能引起泌乳素水平升高的药物包括：多巴胺耗竭剂，如甲基多巴、利血平；多巴胺转化抑制剂，如阿片肽、吗啡、可卡因等麻醉药；多巴胺重吸收阻断剂，如诺米芬辛；二苯氮类衍生物，如苯妥英、安定等；组胺和组胺 H₁、H₂ 受体拮抗剂，如 5 羟色胺、苯丙胺类、致幻药、西咪替丁等；单胺氧化酶抑制剂，如苯乙肼等；血管紧张素转换酶抑制剂，如依那普利等；激素类药物，如雌激素、口服避孕药、抗雄激素类药物、促甲状腺激素释放激素等；中草药（尤其是具有安神、止惊作用的中草药），如六味地黄丸、安宫牛黄丸等；其他，如异烟肼、达那唑等。药物引起的高 PRL 血症多数血清 PRL 水平在 $100\,\mu g/L$ 以下，但也有报道长期服用一些药物使血清 PRL 水平升高达 $500\,\mu g/L$，而引起大量泌乳、闭经。

3. 病理性高泌乳素血症 常见的导致高 PRL 血症的病理原因如下。

1）下丘脑 PIF 不足或下达至垂体的通路受阻，常见于下丘脑或垂体柄病变，如颅底脑膜炎、结核、梅毒、放线菌病、颅咽管瘤、类肉瘤样病、神经胶质细胞瘤、空泡蝶鞍综合征、外伤、手术、动静脉畸形帕金森病、精神创伤等。

2）原发性和/或继发性甲状腺功能减退，如假性甲状旁腺功能减退、桥本甲状腺炎。

3）自主性高功能的 PRL 分泌细胞单克隆株，见于垂体 PRL 腺瘤、GH 腺瘤、ACTH 腺瘤等以及异位 PRL 分泌（如未分化支气管肺癌、肾上腺样瘤、胚胎癌、子宫内膜异位症等）。

4）传入神经刺激增强可加强 PRF 作用，见于各类胸壁炎症性疾病如乳头炎、皲裂、胸壁外伤、带状疱疹、结核、创伤性及肿瘤性疾病等。

5）慢性肾衰竭时，PRL 在肾脏降解异常；或肝硬化、肝性脑病时，假神经递质形成，拮抗 PIF 作用。

6）妇产科手术如人工流产、引产、死胎、子宫切除术、输卵管结扎术、卵巢切除术等。

4. 特发性高泌乳素血症 此类患者与妊娠、服药、垂体肿瘤或其他器质性病变无关，多因患者的下丘脑-垂体功能紊乱，从而导致 PRL 分泌增加。其中大多数 PRL 轻度升高，长期观察可恢复正常。临床上当无病因可循时，可诊断为特发性高 PRL 血症。但对部分伴月经紊乱而 PRL 高于 $100\,\mu g/L$ 者，需警惕潜隐性垂体微腺瘤的可能，应密切随访。血清 PRL 水平明显升高而无症状的特发性高 PRL 血症患者中，部分患者可能是巨分子 PRL 血症，这种巨分子 PRL 有免疫活性而无生物活性。

四、中医病因病机

1. 肝郁气滞 情志抑郁或愤怒伤肝，以致疏泄失司，气血失调，血海蓄溢失常，导致月经稀少或闭经，终使血中泌乳素升高而不孕。

2. 肝肾阴虚 禀赋不足，肾气未盛，精气未充，肝血不足，冲任失于充养，无以化为经血；或房劳、堕胎，或久病及肾，以致肾精亏耗，肝血虚少，精血匮乏，冲任亏损，胞宫无血可下，终使月经稀少，闭经，不孕；肝肾亏虚，肝失所养，疏泄失职则致气血逆乱，随肝气上逆乳房而致溢乳。

3. 脾虚痰阻 素体肥胖或恣食膏粱厚味，或饮食失节，或思虑劳倦，损伤脾胃，脾虚痰湿内生，痰阻气机，经脉失阻，冲任失调而致月经后期、闭经，甚则不孕；脾虚不能摄血归经，气血逆乱，不得下注冲任，上逆乳房化为乳汁，导致乳汁外溢。

五、诊断要点

高 PRL 血症的诊断包括确定存在高 PRL 血症和确定病因两个部分。

1. 高泌乳素血症 由于 PRL 并非常规的筛查项目，所以医生通常通过特异的临床表现或其他疾病检查过程中检查 PRL 水平而发现可疑患者，进而经过对临床表现（分性别）和血 PRI 水平的综合分析而确诊高 PRL 血症。

【临床表现】

女性临床表现如下。

1）月经改变和不孕不育：高 PRL 血症可引起女性月经失调和生殖功能障碍。当 PRL 轻度升高时（＜150 μg/L），可因引起黄体功能不足发生反复自然流产；而随着血清 PRL 水平的进一步升高，可出现排卵障碍，临床表现为功能失调性子宫出血、月经稀发或闭经及不孕症。

2）溢乳：高 PRL 血症时，在非妊娠期及非哺乳期出现溢乳的为 27.9%，同时出现闭经及溢乳者占 75.4%。这些患者血清 PRL 水平一般都显著升高。

3）其他：高 PRL 血症通常存在体重增加。长期高 PRL 血症可因雌激素水平过低导致进行性的骨痛、骨密度减低、骨质疏松。少数患者可出现多毛、脂溢及痤疮，这些患者可能伴有多囊卵巢综合征等其他异常。

男性临床表现如下。

1）男性勃起功能障碍：高 PRL 血症是导致男性勃起功能障碍的常见原因之一。反之，勃起功能障碍常常是高 PRL 血症的最早临床表现之一。导致男性勃起功能障碍的机制尚未完全阐明，目前认为血睾酮水平降低为其原因之一。但不少患者血睾酮水平完全正常，却仍然表现出明显的勃起功能障碍。此外，若不将血 PRL 水平降到正常，补充睾酮治疗效果并不明显，说明高 PRL 血症对阴茎勃起功能可能有直接的作用。不能射精和性高潮障碍等也是高 PRL 血症常见的性功能障碍的表现。

2）性欲减退：高 PRL 血症时，下丘脑分泌 GnRH 的频率和幅度均明显降低，使垂体分泌 LH 与 FSH 的频率和幅度也降低、睾丸合成雄激素的量明显下降，而引起性欲减退，表现为对性行为兴趣下降甚至消失。

3）生精减退、男性不育：高 PRL 血症可导致生精作用减退。当垂体分泌 LH 与 FSH 的频率和幅度降低时，精子生成的功能就明显下降。

4）第二性征减退：长期明显的高 PRL 血症可导致男性第二性征的减退。可表现为胡须生长速度变慢，发际前移，阴毛稀疏、睾丸变软、肌肉松弛等。此外，尚有不少患者出现男性乳腺发育。

5）其他：长期高 PRL 血症导致雄激素水平降低可能会造成骨质疏松。

（1）垂体前叶腺瘤的压迫症状：PRL 腺瘤是病理性高 PRL 血症的最常见病因。肿瘤占位的临床表现包括头痛、视力下降、视野缺损和其他颅神经压迫症状、癫痫发作、脑积液鼻漏等。15%～20% 患者存在垂体腺瘤内自发出血，少数患者发生急性垂体卒中，表现为突发剧烈头痛、呕吐、视力下降、动眼神经麻痹等神经系统症状，甚至蛛网膜下腔出血、昏迷等危象。

男性垂体 PRL 腺瘤患者，常因血 PRL 水平升高引起的症状轻未能及时就诊，导致病程延长。而直到肿瘤体积较大，压迫视交叉引起视力、视野障碍或垂体瘤卒中出现剧烈头痛时才就诊而获得诊断。

（2）血 PRL 异常升高：由于血 PRL 水平受许多生理因素和应激影响，因此测定血 PRL 水平有严格的采血要求（应于安静清醒状态下、上午 10—11 时取血测定），PRL 水平显著高于正常者一次检查即可确定，当 PRL 测定结果在正常上限 3 倍以下时至少检测 2 次，以确定有无高 PRL 血症。

另需注意一些临床表现和血 PRL 水平不一致的情况。在某些患者血清 PRL 水平升高，而没有相关临床症状或者症状不能解释升高程度，需考虑存在巨分子 PRL。个别患者有典型高 PRL 血症和垂体腺瘤表现，而实验室测定值却很低或正常，可能因为 PRL 水平太高造成 HOOK 现象。这种情况与前面一种情况正好相反，需要用倍比稀释的方法重复测定患者血清 PRL 水平。

2. 高泌乳素血症的病因诊断　需要通过详细询问病史、相应的实验室检查、影像学检查等排除生理性或者药物性因素导致的 PRL 水平升高，明确是否存在病理性原因。其中最常见的病因为垂体 PRL 腺瘤。

1）病史采集：需要针对性地从高 PRL 血症的生理性、病理性和药理性原因（具体见前）三方面了解患者相关的病史。应询问患者的月经史、分娩史、手术史和既往病史，有无服用相关药物史，采血时有无应激状态（如运动、性交、精神情绪波动或盆腔检查）等。

2）其他实验室检查：包括妊娠试验、垂体及其靶腺功能、肾功能和肝功能等，根据病史选择进行。

3）影像学检查：经上述检查，证实为轻度高 PRL 而没找到明确病因或血 PRL＞100 μg/L 均应行鞍区影像学检查（MRI 或 CT），以排除或确定是否存在压迫垂体柄或分泌 PRL 的颅内肿瘤及空蝶鞍综合征等。

鞍区病变的影像学检查主要为 CT 和 MRI。MRI 检查软组织分辨率高，可以多方位成像，在垂体微小肿瘤的检出、对鞍区病变的定性、定位诊断等各个方面都明显优于 CT，并且无放射线损伤，可以多次重复进行，是鞍区病变首选的影像学检查方式。MRI 检查常规应包括薄层、小 FOV 的矢状位和冠状位 T1WI 序列，且需至少一个平面的 TgWI（矢状位或冠状位）。尽管有些病变 MRI 平扫即可提出较确定的诊断，仍建议同时行鞍区增强 MRI 检查，病变检出率更高，必要时还应行鞍区动态增强的 MRI 检查。

六、治疗概述

高 PRL 血症的治疗目标是控制高 PRL 血症、恢复女性正常月经和排卵功能或恢复男性性功能、减少乳汁分泌及改善其他症状（如头痛和视功能障碍等）。在确定高 PRL 血症后，首先要决定是否需要治疗。垂体 PRL 大腺瘤及伴有闭经、泌乳、不孕不育、头痛、骨质疏松等表现的微腺瘤都需要治疗；仅有血 PRL 水平增高而无以上表现，可随诊观察。其次是决定治疗方案，选择哪种治疗方法。垂体 PRL 腺瘤不论是微腺瘤还是大腺瘤，都可以首选多巴胺激动剂治疗；对于药物疗效欠佳，不能耐受药物不良反应及拒绝接受药物治疗的患者可以选择手术治疗。

治疗方法的选择，医生应该根据患者自身情况，如年龄、生育状况和要求，在充分告知患者各种治疗方法的优势和不足的情况下，充分尊重患者的意见，帮助患者做出适当的选择。

七、中医辨证论治

1. 肝郁气滞

【主症】婚久不孕，血清泌乳素 $>25\,\mu g/L$，乳房胀痛，乳汁外溢或挤压而出，月经先后无定期，渐至经闭不行；精神抑郁，时善叹息；胸闷胁胀；或少腹胀痛，经期加重；舌质淡红或暗红，苔薄白，脉弦。

【治法】疏肝解郁，调经助孕。

【方药】逍遥散加减。

2. 肝肾阴虚

【主症】婚久不孕，血清泌乳素 $>25\,\mu g/L$，月经稀少或闭经，乳房胀痛，乳头可有乳汁外溢或挤压而出，五心烦热，头痛少寐，腰酸膝软，舌质淡红，少苔，脉沉弱或细涩。

【治法】滋补肝肾，调经助孕。

【方药】二至丸合一贯煎加减。

3. 脾虚痰阻

【主症】婚久不孕，血清泌乳素 $>25\,\mu g/L$，形体肥胖，月经稀发，色淡量少，渐至经闭，乳汁自出或挤压而出。胸闷痰多，纳呆腹胀，便溏，带下量多，口中淡腻，舌淡胖，边有齿印，苔白腻，脉沉滑。

【治法】健脾燥湿，豁痰调经。

【方药】二陈汤加减。

八、治疗方法

1. 药物治疗

1）多巴胺受体激动剂：多巴胺受体激动剂治疗适用于有月经紊乱、不孕不育、泌乳、骨质疏松以及头痛、视交叉或其他颅神经压迫症状的所有高 PRL 血症患者，包括垂体 PRI 腺瘤。常用的药物有溴隐亭、卡麦角林和喹高利特。

2）溴隐亭：它是第一个在临床应用的多巴胺激动剂。为了减少药物不良反应，溴隐亭治疗从小剂量开始渐次增加，即从睡前 1.25 mg 开始，递增到需要的治疗剂量。如果反应不大，可在几天内增加到治疗量。溴隐亭刚开始每天 1 次，每次 1.25 mg，一周后每天 1 次，每次 2.5 mg，每月测定血 PRL 一次，剂量的调整依据是血 PRL 水平。达到疗效后可分次减量到维持量，每月减量一次，一次减少原剂量 1/3～1/2，直到最小维持剂量。溴隐亭最大量 <10 mg/d。溴隐亭治疗可以使 70%～90% 的患者获得较好疗效，表现为血 PRL 降至正常、泌乳消失或减少、垂体腺瘤缩小、恢复规则月经和生育，在男性也可恢复性欲和生精，纠正男性不育。

应注意的是溴隐亭只是使垂体 PRL 腺瘤可逆性缩小、抑制肿瘤细胞生长，长期治疗后肿瘤出现纤维化。但停止治疗后垂体 PRL 腺瘤会恢复生长、导致高 PRL 血症再现，因此需要长期治疗。只有少数病例在长期治疗后达到临床治愈。

溴隐亭的不良反应主要是恶心、呕吐、头晕、头痛、便秘，多数病例短期内消失。由小剂量起始逐渐加量的给药方法可减少不良反应，如在增加剂量时出现明显不耐受现象，可减少递增剂量。大剂量时可能发生雷诺现象和心律异常。该药最严重的不良反应是初剂量时少数患者发生直立性低血压，个别患者可出现意识丧失，故开始时剂量一定要小，服药时不要做那些可使血压下降的活动，如突然起立、热水淋浴或泡澡。溴隐亭治疗期间不要同时使用致血 PRL 升高的药物。长期服用高于 30 mg/d 剂量时，个别患者可能发生腹膜后纤维化。

约 10% 的患者对溴隐亭不敏感、疗效不满意，或有严重头痛、头晕、胃肠反应、便秘等持久不消失、不能耐受治疗剂量的溴隐亭，可更换其他药物或手术治疗。

3）其他药物：麦角林和喹高利特是具有高度选择性的多巴胺 D2 受体激动剂，是溴隐亭的换代药物，抑制 PRL 的作用更强大而不良反应相对减少，作用时间更长。对溴隐亭抵抗（每天 15 mg 溴隐亭效果不满意）或不耐受溴隐亭治疗的 PRL 腺瘤患者改用这些新型多巴胺激动剂仍有 50% 以上有效。喹高利特每天服用一次，$75 \sim 300 \mu g /$ 次；卡麦角林每周只需服用 $1 \sim 2$ 次，常用剂量 $0.5 \sim 2.0$ mg，患者顺应性较溴隐亭更好。

4）药物治疗的随诊：多巴胺激动剂治疗高 PRL 血症、垂体 PRL 腺瘤不论降低血 PRL 水平还是肿瘤体积缩小，都是可逆性的，需长期用药维持治疗。在初始治疗血 PRL 水平正常、月经恢复后，原剂量可维持不变，$3 \sim 6$ 个月微腺瘤患者即可开始减量。大腺瘤患者此时复查 MRI，确认 PRL 肿瘤已明显缩小（通常肿瘤越大，缩小越明显），PRL 正常后也可开始减量。减量应缓慢分次（2 个月左右 1 次）进行，通常每次 1.25 mg，以保持血 PRL 水平正常的最小剂量为维持量。每年随诊至少 2 次血 PRL 以确认血 PRL 正常。在维持治疗期间，一旦再次出现月经紊乱或 PRL 不能被控制，应查找原因，如药物的影响、怀孕等，必要时复查 MRI，决定是否调整用药剂量。对小剂量溴隐亭维持治疗 PRL 水平保持正常、肿瘤基本消失的病例 5 年后可试行停药，若停药后血 PRL 水平又升高者，仍需长期用药。

若 PRL 大腺瘤在多巴胺激动剂治疗后，血 PRL 正常而垂体大腺瘤不缩小，应重新审视诊断是否为非 PRL 腺瘤或混合性垂体腺瘤、是否需改用其他治疗（如手术治疗）。

治疗前有视野缺损的患者，治疗初期即复查视野，视野缺损严重的在初始治疗时可每周查 2 次视野（已有视神经萎缩的相应区域的视野会永久性缺损）。药物治疗满意，通常在 2 周内可改善视野；但是对药物反应的时间，存在个体差异。对视野缺损无改善或只有部分改善的应在溴隐亭治疗后 $1 \sim 3$ 周复查 MRI，以决定是否需要手术治疗缓解视交叉压迫。

2. 外科治疗由 于垂体的解剖位置以及在内分泌方面的重要作用，垂体腺瘤可以出现由于肿瘤压迫和下丘脑-垂体轴功能紊乱而导致局部或全身各系统功能紊乱，治疗起来有一定的困难。近年来，随着神经导航及内镜等仪器设备的发展及手术微创技术水平的提高，使经蝶窦入路手术更精确、更安全、损伤更小、并发症更少。因此，经蝶窦入路手术也是垂体 PRL 腺瘤患者除药物治疗之外的另一选择。

手术适应证包括：①药物治疗无效或效果欠佳者；②药物治疗反应较大不能耐受者；③巨大垂体腺瘤伴有明显视力视野障碍，药物治疗一段时间后无明显改善者；④侵袭性垂体腺瘤伴有脑脊液鼻漏者；⑤拒绝长期服用药物治疗者。手术也可以治疗复发的垂体腺瘤。在药物治疗之前或之后也可以采用手术治疗。

手术几乎没有绝对禁忌证，绝大多数相对禁忌证与全身状态差及脏器功能障碍相关。对于这些患者，应在手术治疗之前进行治疗，改善全身一般情况。另外有观点认为由于多巴胺激动剂能使肿瘤纤维化，可能增加手术的困难和风险。手术成功的关键取决于手术者的经验和肿瘤的大小。微腺瘤的手术效果较大腺瘤好。在多数大的垂体治疗中心，60％～90％的微腺瘤患者术后 PRL 水平可达到正常，而大腺瘤患者达到正常的比例则较低。另外，在手术后 PRL 水平正常的患者中，长期观察有 20％患者会出现复发。

经蝶窦手术死亡率和病残率分别为 0.5％和 2.2％。并发症主要包括 3 个方面：内分泌功能、局部解剖和医源性。内分泌方面并发症包括新出现的垂体前叶功能低下和暂时性或持续性尿崩症以及 ADH 分泌紊乱的症状，术后持续性垂体前叶功能减退症与原发肿瘤体积相关。解剖学并发症包括视神经的损伤、周围神经血管的损伤、脑脊液鼻漏、鼻中隔穿孔、鼻窦炎、颅底骨折等，其中颈动脉海绵窦段的损伤是最严重的并发症，常常危及生命。其他与手术相关的并发症包括深静脉血栓和肺炎等，发生率均很低。但是也有内分泌专家认为术后垂体功能低下的发生率应高于上述水平。

手术后，均需要进行全面的垂体功能评估。存在垂体功能低下的患者需要给予相应的内分泌激素替代治疗。手术后 3 个月应行影像学检查，结合内分泌学变化，了解肿瘤切除程度。视情况每半年或一年再复查 1 次。手术后仍有肿瘤残余的患者，需要进一步采用药物或放射治疗。

3. 放射治疗　由于手术与药物治疗的发展，各种垂体瘤的放射治疗病例已愈来愈少。随着立体定位放射外科（伽马刀、X 刀、质子射线）的发展，文献中对部分选择性的 PRL 腺瘤患者采用立体定向放射治疗的报告日渐增多。综合文献报告，放射治疗主要适用于大的侵袭性肿瘤、术后残留或复发的肿瘤；药物治疗无效或不能耐受药物治疗副作用的患者；有手术禁忌或拒绝手术的患者及部分不愿长期服药的患者。

放射治疗分为传统放射治疗（包括普通放疗、适形放疗）和立体定向放射外科治疗。传统放射治疗因照射野相对较大，易出现迟发性垂体功能低下等并发症，目前仅用于有广泛侵袭的肿瘤术后的治疗。立体定向放射外科治疗适用于边界清晰的中小型肿瘤。最好选择与视通路之间的距离大于 3 mm 的肿瘤，一次性治疗剂量需达到 18～30Gy。有研究发现，多巴胺激动剂可能具有放射保护作用。因此，建议在治疗 PRL 肿瘤的同时最好停用多巴胺激动剂。

九、中医外治法

1. 脐疗　治疗肝郁气滞型高泌乳素血症，方药：柴胡 10 g、当归 20 g、白芍 60 g、茯苓 20 g、白术 20 g、香附 20 g、丹皮 20 g、川牛膝 20 g、女贞子 20 g、麦芽 40 g、甘草

15 g,将上述药物共同研成细末,治疗时取药末 10 g,以温开水调成糊状,纱布包裹,敷于脐部,胶布固定,3 d 换药 1 次。

2. 针刺　肝郁者取穴期门、气海、太冲、三阴交等;肝肾阴虚者取穴肝俞、肾俞、关元、足三里、照海等;脾虚痰湿者取穴脾俞、胃俞、中脘、足三里、丰隆、三阴交等,可随证加减。

3. 穴位埋线　选穴同针刺,可随证加减。

4. 耳针　耳穴压丸法,取穴内分泌、内生殖器、皮质下、盆腔、交感、子宫、神门,可随证加减。

5. 敷贴疗法　顺应二十四节气,辨证选穴用药,将药物研为细末,与各种不同的液体调制成糊状制剂,敷贴于所需的穴位。

6. 中药离子透入,中药泡脚　选方可参考脐疗,也可根据个体随证加减。

7. 穴位注射　选穴如丰隆、足三里等,用丹参注射液每穴注射 0.5～1 ml。以上治疗均每天 1 次,7 次为 1 个疗程,一般治疗 2～3 个疗程。

十、研究进展

高泌乳素血症不孕的诊断,必须借助现代医学检测,针对病因治疗,同时中医辨证论治,采用统一的诊断与疗效评定标准,以利于深入研究与广泛交流。

十一、临床案例

案例一

【初诊(2011 年 4 月 2 日)】张某,女,26 岁,护士,湖北武汉人。

【主诉】未避孕 2 年而未孕,月经不调 6 年余,伴有溢乳。

【现病史】患者未避孕 2 年而未孕,近 6 年来无明显诱因出现月经不调,45 d 至半年一行,经期 5～7 d,量少,色暗,无痛经,伴有溢乳,末次月经 2011 年 2 月 5 日,前次月经 2010 年 12 月 19 日,均为服用黄体酮来潮。曾于外院检查 PRL(泌乳素):82.67 ng/ml,服用"溴隐亭",用药期间溢乳好转,停药后复发,平素五心烦热,咽干舌燥,纳食较多,眠可,大便干结,2～3 d 一行,小便短赤,面部痤疮,舌质红,苔少,脉细数。查体:双侧乳房挤压可见乳汁。2010 年底查双侧输卵管通畅,男方精液常规正常。

【西医诊断】原发不孕、闭经溢乳综合征。

【中医诊断】不孕症、闭经。

【中医辨证】肝肾阴虚,肝火上炎。

【治法】滋补肝肾,清热祛火。

【方药】自拟"调经滋肝汤"加减(经验方):柴胡 10 g、当归 15 g、生地 15 g、白芍 10 g、栀子 10 g、丹皮 10 g、土茯苓 15 g、川牛膝 15 g、炒麦芽 30 g、黄连 6 g、虎杖 10 g、火麻仁 10 g、沙参 10 g、麦冬 10 g、刺蒺藜 10 g、女贞子 10 g、旱莲草 10 g。7 剂,每日 1 剂,水煎 2 次,取药汁约 200 ml,分次温服。

【二诊（2011 年 4 月 10 日）】服上药后，烦热、咽干较前好转，纳可，眠可，大便干，小便黄，舌质红，苔少，脉细数。仍有乳汁溢出，但较前少。守上方，加用黄芩10 g，14 剂，服法同上。

【三诊（2011 年 4 月 24 日）】月经于 4 月 17 日自行来潮，至今未净，量较以前多，色红，无痛经，纳眠可，大小便正常，舌质红，苔薄黄，脉细数。偶有乳汁溢出。守上方，加用石斛 10 g、玉竹 10 g，14 剂，服法同上。

【四诊（2011 年 5 月 7 日）】服上药后无烦热、咽干，纳眠可，大小便正常，舌质红，苔薄黄，脉细数。无乳汁溢出。守上方，加用党参 10 g、杜仲 10 g，14 剂，服法同上。

【五诊（2011 年 6 月 13 日）】月经于 5 月 27 日来潮，量可，无痛经，舌质红，苔薄黄，脉细数。无乳汁溢出。守 4 月 24 日方。

经过半年的治疗，患者顺利怀孕。

按语 《医学正传》云："月经全借肾水施化，肾水既乏，则经水日以干涸。"肝肾同源，肝藏血，肾藏精，精血同生，故肝阴和肾阴相互滋养，肝肾相生。

肾水不足则肝阴不足，肝经属于肝脏，联络胆腑，向上通过横膈，分布于胁肋部，肝阴不足，肝火上炎，肝经热逆，乳汁自溢。若脾胃素弱，或饮食劳倦，服药不当，或忧思过度，损伤心脾，营血不足；或大病久病、堕胎小产等数脱于血，或哺乳过长久而伤气耗血，以致冲任大虚，血海空乏，无血可下而成闭经。《景岳全书·妇人规》说："妇人乳汁，乃冲任气血化生。"阳明胃经循行乳房，阳明胃热，冲任经血随胃经上逆，不得下行，反上逆而化为乳汁，热迫乳出，故见闭经、溢乳。方用调经滋肝方以滋阴清热，二至丸及沙参、麦冬滋补肝肾，加黄连、栀子以清胃热除烦。诸药合用，以滋补肝肾，清热祛火之力，而达到活血通经的目的，经调可种子，故能孕。

案例二

【初诊（2009 年 8 月 10 日）】彭某，女，30 岁，工人，湖北武汉人。

【主诉】结婚 2 年余未孕。

【现病史】患者平素月经尚规则，30～32 d 一行，5 d 干净，量中等，色暗红有块，时有痛经，疼痛拒按，末次月经为 2009 年 7 月 22 日，量色如前，痛经。近 2 年余，正常夫妻生活，未避孕而未孕。平素时有乳房胀痛，口干口苦，喜冷饮，纳可，二便调，眠可，察其舌暗红有瘀点，苔薄黄，无明显泌乳现象，诊其腹软，脉细弦，辅助检查：多次外院查内分泌六项提示泌乳素偏高（P 65 ng/ml），余正常；2009 年 6 月女方查不孕全套正常、TORCH、支原体、衣原体均在正常范围，子宫输卵管造影未见明显异常；男方精液常规正常，抗精子抗体阴性。

【西医诊断】原发不孕、闭经泌乳综合征。

【中医诊断】不孕症。

【中医辨证】肝郁血瘀化热。

【治法】活血化瘀，疏肝清热。

【方药】血府逐瘀汤加减：赤芍 15 g、当归 15 g、川芎 10 g、桃仁 12 g、红花 12 g、丹皮 12 g、栀子 9 g、郁金 12 g、延胡 12 g、生蒲黄包煎 12 g、五灵脂包煎 12 g、小茴香 9 g、生地 15 g。10 剂，每日 1 剂，水煎 2 次，取药汁约 200 ml，分次温服。

【二诊（2009 年 8 月 20 日）】 服上方无不适感，嘱其服上方 2 月后复查。经期停用。

【三诊（2009 年 10 月 20 日）】 现经来腹痛已减轻，血块减少，口苦、口干已明显好转，仍有轻微乳胀，舌暗红，苔薄黄，脉细弦。复查血泌乳素在正常范围。上方去栀子，加柴胡 9 g。连服 1 个月。经期停用。

【四诊（2009 年 11 月 20 日）】 上述症状已不明显，舌暗红，瘀点已去，苔薄黄，脉细弦。改用"开郁种玉汤"加减：当归 15 g、白芍 15 g、茯苓 12 g、丹皮 9 g、香附 12 g、白术 12 g、丹参 15 g、鸡血藤 12 g、山茱萸 12 g、菟丝子 15 g。每日 1 剂，分 2 次温服，连服 2 个月。

【五诊（2010 年 1 月 22 日）】 目前停经 32 d，查血诊断为"早孕"。

按语 患者明确为催乳素偏高所致不孕。因婚后久不孕导致肝郁血瘀，气血瘀滞胞脉，使冲任不能相资，两精不能相合而受孕。如张景岳《妇人规·子嗣类》提出"情怀不畅，则冲任不充，冲任不充则胎孕不受"的七情内伤导致不孕的机制。本案在治疗上分两个阶段：调冲任、助孕。中医辨属肝郁血瘀化热论，治以活血祛瘀为主，血府逐瘀汤加减治疗近半年，使瘀去血畅；后用开郁种玉汤加减补肾养血，服用 3 个月而获孕。本病病因复杂，临床上有一个或多个以上的致病因素参与，治疗时必须明确诊断，才能取得良好的效果。

案例三

【初诊（2011 年 5 月 1 日）】 严某，女，32 岁，职员，湖北武汉人。

【主诉】 继发不孕 3 年余，月经量减少 1 年余。

【现病史】 患者曾做人流，近 3 年未避孕而未孕，近 1 年余月经量减少明显，查内分泌提示泌乳素偏高，妇科检查及 B 超均未发现明显异常，外院予以乌鸡白凤丸及溴隐亭后症状未见明显改善。既往月经尚规则，一月一行，4～6 d 干净，量中，夹有少许血块，时有痛经，近 1 年来月经周期延长，40 d 一行，量少色暗，护垫即可，末次月经 2011 年 4 月 25 日，2 d 干净，量较前减少一半，无痛经。平素面色晦暗，腰酸不适，四肢不温，时乳房胀痛，可挤出少量乳汁，察其舌淡暗苔白，脉沉细无力。2011 年 1 月做子宫输卵管碘油造影显示：双侧输卵管通而不畅。做脑部 MRI 未发现垂体肿瘤。男方精液正常。

【西医诊断】 继发不孕、高泌乳素血症。

【中医诊断】 不孕症、月经量少。

【中医辨证】 肾虚肝郁。

【治法】 补肾助阳，调理气血。

【方药】 肾气丸加味：熟地黄 15 g、山药 15 g、肉桂 10 g、制附子先煎 6 g、泽泻 15 g、茯苓 15 g、山茱萸 12 g、丹皮 15 g、当归 15 g、川芎 12 g、桃仁 12 g、红花 6 g、怀牛膝 12 g、炒麦芽 60 g、柴胡 6 g、川楝子 15 g。10 剂，每日 1 剂，水煎 2 次，取药汁约 200 ml，分次温服。

另外配合中药外敷及中药灌肠以消除输卵管炎症，经期停用，平时连用。

【二诊（2011年5月10日）】服用上药后四肢不温好转，乳胀次数减少，乳汁挤出量减少，质变稀薄，舌淡暗苔白，脉沉细无力。继服上药30剂，服法同前。

【三诊（2011年6月10日）】服用上方后月经38 d来潮，末次月经时间为2011年6月2日，量较前稍增多，色转红，乳汁已不能挤出，乳房不胀，舌淡暗苔白，脉沉细。守上方去制附子、丹皮、桃仁、红花，加菟丝子15 g。服药30剂，服法同前。

【四诊（2011年7月10日）】服用上药后月经35 d来潮，末次月经时间为2011年7月7日，4 d干净，色较前转红，少量血块，无痛经。乳房不胀，无乳汁溢出，四肢不温明显好转，无明显腰酸，舌淡苔薄白，脉细。守6月10方去肉桂，继服30剂，服法同前。

【五诊（2011年8月10日）】服用上药后月经30 d来潮，末次月经时间为2011年8月6日，5 d干净，色红，少量血块，无乳汁溢出，余症皆好转。

经过8个多月的治疗，患者怀孕。

按语 该患者曾做人流手术，近3年不孕，近1年月经不调，量少，周期推后，经检查既有输卵管炎症，又有高泌乳素血症。女子生育及哺乳，气血耗伤，本应及时调养生息，使气血调畅，血海充实，本案患者既往人流，术后未曾调养，损伤肾气，致使肾虚精血不充，血海不能按时满溢，月经推后并量少，长久致气机郁滞，气血不循常道下注冲任胞宫，上行变为乳汁外溢。面色晦暗，伴腰酸不适，四肢不温，乳房胀痛，均为肾阳虚肝郁之象，故用肾气丸加减治疗。方中肾气丸温肾助阳；桃仁、红花、当归、川芎活血化瘀；怀牛膝引血下行；炒麦芽回乳；柴胡、川楝子疏肝理气，防补药之腻。全方共奏补肾助阳，调理气血之功，治疗3月余，经水调，溢乳消失。再经过5个多月的治疗，患者成功怀孕。

第三章　输卵管性不孕

第一节　盆腔炎性疾病

盆腔炎性疾病（PID）指女性内生殖器官（子宫、输卵管和卵巢）及其周围的结缔组织、盆腔腹膜的炎症总称。主要包括子宫内膜炎、输卵管炎、输卵管卵巢脓肿、盆腔结缔组织炎及盆腔腹膜炎等。其中最常见的是输卵管炎。炎症可局限于一个部位、几个部位或波及整个盆腔脏器。多发生于性活跃期、有月经的妇女。

盆腔炎性疾病可分为急性盆腔炎和慢性盆腔炎，急性盆腔炎发病急，病情重，甚者可引起弥漫性腹膜炎、败血症、感染性休克，严重者可危及生命。若在急性期未能得到有效治疗，则可转为慢性盆腔炎，炎症反复发作，并致不孕、输卵管妊娠、慢性盆腔疼痛等。输卵管炎可致输卵管粘连阻塞，或输卵管伞端、卵巢及盆腔炎症影响排卵与拾取功能而导致不孕。输卵管炎症时，即使输卵管检查显示通畅，但炎症的存在可影响精子活力、精子和卵子在输卵管内运动及其功能，输卵管伞的炎症导致拾卵功能异常，最终导致不孕。盆腔炎症可以杀伤排出的卵细胞；慢性炎症影响下经常出现卵巢与输卵管之间的解剖位置改变，或因为组织粘连，不利于卵子进入输卵管，这些因素均可以导致不孕症。

中医古籍无盆腔炎病名，根据其临床特点，可散见于"热入血室""带下病""经病疼痛""妇人腹痛""癥瘕""不孕"等病症中。1983 年《中国医学百科全书·中医妇科学》首次将"盆腔炎"编入，作为中西医通用病名之一。1997 年《中医妇科学》规划教材第 6 版中有"妇人腹痛"一节，定义为"妇人不在行经、妊娠及产后期间发生少腹疼痛，甚则痛连腰骶者，称为妇人腹痛"。2002 年，"盆腔炎"被正式编入《中医妇科学》规划教材第 7 版。

一、急性盆腔炎

急性盆腔炎多在产后、流产后、宫腔内手术处置后，或经期卫生保健不当，邪毒乘虚侵入，稽留于冲任及胞宫脉络，与气血相搏结，邪正交争而发热疼痛，邪毒炽盛则腐肉酿脓，甚至泛发为急性腹膜炎、感染性休克。

（一）中医病因病机

1. 热毒炽盛　经期、产后、流产后，手术损伤，体弱胞虚，气血不足，房事不节，邪毒内侵，可干胞宫，滞于冲任，化热酿毒，致高热腹痛不宁。

2. 湿热瘀结　经行产后，余血未净，湿热内侵，与余血相搏，冲任脉络阻滞，瘀结不畅，则瘀血与湿热内结，滞于少腹，则腹痛带下日久，缠绵难愈。

（二）西医病原学

PID病原体通常分为外源性病原体和内源性病原体，往往是两者同时合并存在。外源性病原体包括淋病奈瑟菌、沙眼衣原体及支原体，支原体有人型支原体、生殖支原体及解脲支原体三种。内源性病原体则为来自原寄居于阴道内的菌群，包括需氧菌及厌氧菌，通常可以仅为需氧菌感染，也可以仅为厌氧菌感染，但以需氧菌及厌氧菌混合感染多见。

（三）感染途径

1. 沿生殖道黏膜上行蔓延　病原体侵入外阴、阴道后，或阴道内的菌群，沿黏膜面经宫颈、子宫内膜、输卵管黏膜至卵巢及腹腔，是妊娠期、非妊娠期、非产褥期盆腔炎的主要感染途径。

2. 经淋巴系统蔓延　病原体经外阴、阴道、宫颈及宫体创伤处的淋巴管侵入盆腔结缔组织及内生殖器其他部位，是产褥感染、流产后感染的主要感染途径。

3. 经血循环传播　病原体先侵入人体的其他系统，再经血循环感染生殖器，为结核分枝杆菌感染的主要途径。

4. 直接蔓延　腹腔其他脏器感染后，直接蔓延到内生殖器，如阑尾炎可引起右侧输卵管炎。

（四）诊断标准

1. 病史　近期有经行、产后、妇科手术、房事不节等发病因素。

2. 临床表现　呈急性病容，辗转不安，面部潮红，发热甚至高热不退，小腹部疼痛难忍，赤白带下或恶露量多，甚至如脓血，亦可伴有腹胀、腹泻、尿频、尿急等症状。

3. 检查

1）妇科检查：下腹部肌紧张、压痛、反跳痛；阴道出血，脓血性分泌物量多；宫颈充血，宫体触痛拒按，宫体两侧压痛明显，甚至触及包块；盆腔形成脓肿，位置较低者则后穹隆饱满，有波动感。

2）辅助检查：血常规检查见白细胞升高，中性粒细胞更明显。阴道、宫腔分泌物或血培养可见致病菌。后穹隆穿刺可吸出脓液。B超探查可见盆腔内有炎性渗出液或肿块。

（五）治疗

1. 抗生素的应用　对附件脓肿的治疗过去几乎以手术治疗为主，近年的临床治疗效果表明，若治疗及时，用药得当，73％附件脓肿能得到控制，直至包块完全消失而免于手术（尤其是脓肿直径＜8 cm者），可见急性盆腔炎的药物治疗占有重要位置。由于急性盆腔炎的病原体多为需氧菌、厌氧菌及衣原体的混合感染，需氧菌及厌氧菌又有革兰阴性及革兰阳性之分，因此，联合用药有利于控制急性盆腔炎的发展。一般来说，盆腔炎急性期经积极治疗，绝大多数能彻底治愈。

2. 中医辨证论治

1）**热毒炽盛证。**

【主要证候】热毒内侵，与冲任胞宫气血相搏结，邪正交争，营卫不和，故高热腹痛拒按。任脉、带脉损伤，则带下量多，冲任失调可见月经紊乱，下血量多。邪伤脉络，化腐酿脓，湿邪停留，瘀阻停滞，则热毒炽盛，湿邪瘀阻，而见舌红、苔黄腻、脉滑数之象。

【治法】清热解毒，利湿排脓。

【方药】五味消毒饮合大黄牡丹皮汤加减。

2）湿热瘀结证。

【主要证候】下腹部疼痛拒按，或胀满，热势起伏，寒热往来，带下量多、色黄、质稠、味臭秽，经量增多，经期延长，淋漓不止，大便溏或燥结，小便短赤；舌红有瘀点，苔黄厚，脉弦滑。

【治法】清热利湿，化瘀止痛。

【方药】仙方活命饮加减。

（六）转归与预后

急性盆腔炎发病急，病情重，经及时有效的治疗，多可在短期内治愈。失治误治，病势加重，可发展成为弥漫性腹膜炎、败血症、感染性休克，严重者可危及生命。迁延治疗，多可转为慢性盆腔炎，长期腰腹部疼痛，带下量多，影响生育。

（七）研究进展

急性盆腔炎系湿热毒邪感染，克于胞宫、冲任，与气血搏结所致，这一主要病因病机已被广泛认可，因而治疗不离清热解毒、利湿化瘀之法。临证时多配合西药抗生素应用，从而提高其疗效，在病势缓解的情况下也可单纯应用中药，或多途径给药。目前，单纯中药治疗的报道尚少，关于中医药治疗本病的研究报道亦较少见。多见的治疗方法为服用五味消毒饮、银翘红酱解毒汤等清热解毒、利湿活血化瘀之品，同时配合抗生素治疗，也有选用配合清热解毒类中药保留灌肠，疗效较好。

二、慢性盆腔炎

慢性盆腔炎多为急性盆腔炎未彻底治愈，造成组织破坏、广泛粘连、增生及瘢痕形成或患者体质较差病程迁延所致，也有少数无急性盆腔炎病史。一般病情较顽固，机体抵抗力降低时常急性发作。部分慢性盆腔炎为急性盆腔炎遗留的病理改变，并无病原体。病理类型有慢性子宫内膜炎、慢性输卵管炎、输卵管伞端闭锁进而浆液性渗出物聚集形成输卵管积水、输卵管卵巢炎、输卵管卵巢囊肿、慢性盆腔结缔组织炎等，可以造成不孕、异位妊娠、盆腔炎反复发作，若为输卵管病变，妇科检查可在子宫一侧或两侧触及条索状增粗的输卵管，并有轻度压痛；若为输卵管积水或输卵管卵巢囊肿，则在盆腔一侧或两侧触及囊性肿物，活动多受限。

（一）中医病因病机

产后，胞门未闭，正气未复，风寒湿热，或虫毒之邪乘虚内侵，与冲任气血相搏结，蕴积于胞宫，反复进退，耗伤气血，虚实错杂，缠绵难愈。

1. 湿热瘀结 经行、产后，血室正开，余邪未尽，正气未复，湿热之邪内侵，阻滞气血，导致湿热瘀血，内结冲任、胞宫，缠绵难愈。

2. 气滞血瘀 七情内伤，脏气不宣，肝气郁结，气机不畅，气滞则血瘀，冲任、胞宫脉络不通。

3. 寒湿凝滞 素体阳虚，下焦失于温煦，水湿不化，寒湿内结，或寒湿之邪乘虚侵袭，与胞宫内余血浊液相结，凝结瘀滞。

4. 气虚血瘀 正气内伤，外邪侵袭，留于冲任，血行不畅，瘀血停聚；或久病不愈，瘀血内结，致气虚血瘀。

（二）诊断

1. 病史 既往有急性盆腔炎、阴道炎、节育及妇科手术感染史，或房事不节等。

2. 临床表现 下腹部疼痛，痛连腰骶，可伴有低热起伏，易疲劳，劳则复发，带下增多，月经不调，甚至不孕。

3. 检查 妇科检查：子宫触压痛，活动受限，子宫一侧或两侧附件条索状增粗，并有轻度压痛，甚至触及炎性肿块。盆腔B超、子宫输卵管造影及腹腔镜检查有助于诊断。

（三）中医辨证分型

1. 湿热瘀结证

【主要证候】少腹部隐痛，或疼痛拒按，痛连腰骶，低热起伏，经行或劳累后加重，带下量多，色黄，质黏稠；胸闷纳呆、口干不欲饮，大便溏，或秘结，小便赤黄；舌体胖大，色红，苔黄腻，脉弦数或滑数，亦为湿热瘀结之象。

【治法】清热利湿，化瘀止痛。

【方药】银甲丸：金银花、连翘、升麻、红藤、蒲公英、生鳖甲、地丁、生蒲黄、椿根皮、大青叶、茵陈、琥珀末、桔梗。（《山东中医药大学报》）

本方以金银花、连翘、升麻、红藤、蒲公英、地丁重在清热解毒，以椿根皮、茵陈等清热除湿为辅，伍生鳖甲、生蒲黄、琥珀末活血化瘀，软坚散结，桔梗辛散排脓。全方合用，共奏清热除湿、化瘀行滞之效。临证中根据正气虚损及湿、热、瘀、邪之偏颇，随证加减化裁。

2. 气滞血瘀证

【主要证候】少腹部胀痛或刺痛，经行腰腹疼痛加重，经血量多有块，瘀块排出则痛减，带下量多，婚久不孕；经前情志抑郁，乳房胀痛；舌体紫暗，有瘀斑、瘀点，苔薄，脉弦涩。

【证候分析】肝气内伤，气行不畅，血行受阻，结于冲任胞脉，则少腹部疼痛，经期加重。瘀血下行则经血量多有块；气血瘀结，带脉失约则带下量多；胞脉闭阻则婚久不孕；肝气不疏，肝经阻滞，则情志抑郁、乳房胀痛。舌质紫暗，脉弦涩为气滞血瘀之象。

【治法】活血化瘀，理气止痛。

【方药】膈下逐瘀汤（见子宫内膜异位症）。

若因外感湿热滞留，冲任胞宫气机失畅而起，症见低热起伏，加败酱草、蒲公英、黄柏、土茯苓、地骨皮。疲乏无力、食少加黄芪、白术、焦山楂、鸡内金。有炎症结块者，加皂角刺、三棱、莪术。

3. 寒湿凝滞证

【主要证候】小腹冷痛，或坠胀疼痛，经行腹痛加重，喜热恶寒，得热痛减，经行延后，经血量少，色暗，带下淋漓；神疲乏力，腰骶冷痛，小便频数，婚久不孕；舌暗红，苔白腻，脉沉迟。

【证候分析】寒湿之邪侵袭冲任、胞宫，与气血相结，血行不畅，则小腹冷痛，经行加重。寒性凝滞故经行错后量少。寒伤阳气，阳气不振，脏腑失温，则神疲乏力，腰骶冷痛，宫寒不孕。湿邪下注则带下淋漓，小便频数。舌质暗红，脉沉迟为寒湿凝滞之象。

【治法】祛寒除湿，理气化瘀。

【方药】少腹逐瘀汤。（《医林改错》）

小茴香、干姜、生蒲黄、五灵脂、延胡索、没药、当归、川芎、赤芍、肉桂。方中小茴香、干姜温经散寒止痛；川芎、赤芍活血行气，祛瘀止痛；生蒲黄、五灵脂、没药活血化瘀止痛；肉桂温阳散寒，温通经脉，当归补血活血止痛，延胡索行气止痛。诸药合用共奏温经散寒，化湿行气，活血化瘀之功。

4. 气虚血瘀证

【主要证候】下腹部疼痛或结块，缠绵日久，痛连腰骶，经行加重，经血量多有块，带下量多；精神不振，疲乏无力，食少纳呆；舌质暗红，有瘀点，苔白，脉弦涩无力。

【证候分析】瘀血内结，留于冲任胞宫，则下腹部疼痛结块，痛连腰骶；经期胞宫满溢，瘀滞更甚，则疼痛加重，经血量多、有块；病久气血耗伤，中气不足则精神不振，疲乏无力，食少纳呆；气虚津液不化，水湿下注，则带下量多。舌质暗红，脉弦涩无力为气虚血瘀之证。

【治法】益气健脾，化瘀散结。

【方药】理冲汤：生黄芪、党参、白术、山药、天花粉、知母、三棱、莪术、鸡内金。（《医学衷中参西录》）

原方治瘀血成癥瘕，气郁满闷，脾弱不能饮食等。

本方以生黄芪、党参、白术、山药健脾益气，扶正培元；三棱、莪术破瘀散结；天花粉、知母清热生津，解毒排脓；鸡内金健胃消瘀结。全方有补气健脾、活血化瘀、消癥散结、行气止痛之功。若久病及肾则肾虚血瘀，症见少腹疼痛，缠绵不休，腰脊酸痛，膝软乏力，白带量多，质稀；神疲，头晕目眩，性冷淡；舌暗苔白，脉细弱。治宜补肾活血，壮腰宽带，方选宽带汤。（《傅青主女科》）

若输卵管炎症加重则会造成输卵管阻塞，检查方法为输卵管造影术和宫腹腔镜通液术。若已阻塞，阻塞部位为近端，可以通过输卵管介入术行再通治疗，再通术后，中医、中药辨证治疗。

（四）中医外治法

1. 中药保留灌肠　先将清热解毒、活血化瘀的中药浓煎至每袋 150 ml 备用灌肠。将要使用的中药加热至 37～40 ℃后倒入 250 ml 的玻璃瓶中，将输液管（含排气管）一同插入橡皮塞内，将输液管从过滤器处剪掉，输液瓶悬挂高处，患者向左或向右侧睡，将输液管插入肛门 10～13 cm，几分钟后将药物全部灌入直肠中，尽量保留 1 h 或更长时间才开始活动。一般宜在睡前灌，这样可以保留一晚上，经过渗透直达病变局部而除病，这一疗法既可消炎，又可起到排便及美容的作用。每日1次，10次为一个疗程。

2. 外敷法 运用引气活络、清热解毒的中药研成粉末，自做一个15 cm宽、25 cm长的棉袋，将外用药装入袋中缝好，将药袋蒸热，经皮透络进行消炎治疗。外用毛巾包好（防烫），置于患处，一袋药可以使用15～20 d，直至药味变淡。

3. 消癥膏外治法 运用引气活络、活血化瘀的中药制成膏剂敷贴在某些穴位上，起到软坚散结、消包块的作用。

4. 针灸 主穴中极、关元、气冲、三阴交；交替选用次髎、合谷、曲池、行间、曲泉、归来、足三里、公孙等穴，针刺足三里用补法，余穴均用平补平泻手法，留针20 min，每日1次，15 d为一个疗程。经期停用。艾灸关元、气海等穴位。

5. 物理疗法 可选用下腹部微波、短波、超短波、红外线、激光、音频等进行物理治疗。

（五）研究进展

中医药治疗慢性盆腔炎有明显的优势和特色，近年来中医药对本病的研究不断深入，取得了较大进展。主要体现在以下几个方面。

1. 病因病机研究 多数医家认为"湿、热、毒、瘀"为其主要病因，病机是湿热邪毒内侵，损伤胞宫冲任，稽留不去，蕴结下焦，壅遏气血，致气滞血瘀，甚至积结成块。本病日久伤正，亦可导致肾气不足，或肾阴亏虚，兼加湿热瘀阻的虚实夹杂证。有医家认为，肝郁肾虚是导致本病的主要病因病机。统观诸家观点，本病多虚实夹杂，本虚标实，湿、热、寒、瘀为其实，脾肾亏虚，气血不足为其虚。

2. 治疗方法

1) 中西医结合治疗：用西药青霉素、甲硝唑静脉滴注，配以中药保留灌肠。

2) 外治法：用中药保留灌肠，在减轻腹痛、减少带下及包块的吸收方面较口服效果好；在常规治疗的基础上，采用中药经皮电离子透入，疗效好于单纯常规治疗者。此外，采用穴位注射、药物外敷、中药熏蒸均有较好作用。

3. 实验研究

1) 抗感染镇痛及组织病理学方面：实验证明清热化瘀法能够明显改善大鼠盆腔炎症，对急慢性盆腔炎症都具有抗感染镇痛效果。清热除湿止痛，活血化瘀消癥中药直肠给药能明显减轻模型大鼠子宫内膜慢性炎症的损伤，减轻炎症的过度浸润。

2) 血液流变学方面：实验证明，活血中药能降低血黏度，有效地抑制血小板凝集，改变炎症所致的血液浓、黏、聚状态，促进病灶的血液循环。

（六）临床案例

案例一

【初诊（2010年4月10日）】李某，女，26岁，职员，武汉江夏人。

【主诉】继发不孕2年余，试管2次失败，少腹隐痛3年。

【现病史】患者2007年人流，近2年余，正常夫妻生活，未避孕而未孕，2009年在湖北省妇幼保健院行 IVF-ET 两次均失败，无冻胚。目前拟行中医调理后做试管婴儿。仔细阅读病历，提议行输卵管介入治疗，不必做试管。症见平素月经尚规则，一月一行，4～6 d 干净，量中等，夹有少许血块，时有痛经，末次月经为 2010 年 4 月 2 日，量色如前，无痛经。人流术后自觉两下腹部疼痛隐隐，劳累或久立后加重，经前乳胀，纳可，大便干，小便调，察其舌质淡红，苔薄黄，脉弦细。妇科检查：外阴（－）、阴道（－）；宫颈光滑；宫体前位，子宫大小正常，质地中等，活动可；双附件区增厚，压痛（±）；辅助检查：2008 年 2 月子宫输卵管碘油造影提示左侧输卵管间质部梗阻，右侧输卵管通而不畅；基础体温双相；不孕全套、TORCH、支原体、衣原体均在正常范围；男方精液常规正常，抗精子抗体阴性。

【西医诊断】慢性盆腔炎、继发不孕。

【中医诊断】不孕症。

【中医辨证】肝郁血瘀，胞脉阻滞。

【治法】疏肝解郁，活血通络止痛。

【处理】

（1）行双侧输卵管介入治疗。

（2）柴胡疏肝散加减：柴胡 10 g、枳实 20 g、当归 15 g、香附 15 g、川芎 10 g、三棱 15 g、莪术 15 g、三七粉另包冲服 3 g、穿山甲另包冲服 3 g、路路通 15 g、赤芍 15 g、石见穿 15 g、红藤 15 g、天丁 15 g。10 剂水煎服，三七粉、山甲粉单独温水送服。

（3）配合辛温通络药独活、羌活、红藤、艾叶、透骨草、细辛等各等分，用布包水蒸热外敷少腹部，每日 1～2 次，清热解毒祛湿。用蒲公英、败酱草、金刚藤、川楝子、黄柏等水煎 100 ml，保留灌肠，每晚上临睡时用，一日 1 次。

予以中药口服、外敷及灌肠治疗，同时月经干净后行输卵管通液治疗，一周期 2 次，连用 3 个月经周期。上述方法治疗 3 个月后，嘱患者备孕，于 2010 年 10 月证实已孕，后随访于次年 5 月顺利分娩。

按语　患者既往人流，损伤胞宫、胞脉，瘀阻胞络，不通则痛，故见术后小腹疼痛隐隐；虽行输卵管疏通术，但下腹隐痛持续存在，加之患者久试不孕，行试管婴儿 2 次失败，致情志不畅，肝气郁结，气郁则血滞，瘀血内阻，日久入络，胞脉阻滞更甚，故用柴胡疏肝散加活血通络之品：三棱、莪术、红藤、天丁、三七、穿山甲、路路通之品，另外配合辛温透络之品外敷，清热解毒、祛湿之品灌肠，内外配合，则胞脉瘀血祛，瘀血散，胞脉通，故能孕。如《济阴纲目·调经门·论经病疼痛》戴氏曰："经事来而腹痛者，经事不来而腹亦痛者，皆血之不调故也，欲调其血，先调其气。"

案例二

【初诊（2011 年 4 月 25 日）】王某，女，33 岁，职员，武汉人。

【主诉】继发不孕近 2 年。

【现病史】患者 2 年前右侧输卵管宫外孕而行开窗取胎术，近两年来未避孕而未孕，术前月经尚规则，一月一行，4～6 d 干净，量中，夹有少许血块，无痛经，术后月经量减少一半，末次月经为 2011 年 4 月 15 日，量少，两天干净，无痛经。2009 年 1 月行人流术，2010 年 2 月宫外孕行保守手术治疗，平素怕冷，腹痛隐隐，腰骶酸胀痛，得温则舒，疲乏肢软，纳可，二便调，查舌质淡紫，边有瘀斑，苔薄白，脉沉细。妇科检查：外阴（一）、阴道（一）；宫颈光滑；宫体前位，子宫大小正常，质地中等，活动可；双附件区增厚，压痛（±）；辅助检查：2011 年 3 月在外院查输卵管造影，子宫正常，双侧输卵管扭曲通而不畅，女方查不孕全套正常；内分泌：FSH 8.92 mIU/ml，LH 5.94 mIU/ml，E_2 23 pg/ml，TORCH、支原体、衣原体均在正常范围。男方精液常规正常，抗精子抗体阴性。

【西医诊断】继发不孕。

【中医诊断】不孕症。

【中医辨证】寒凝血瘀，胞脉受阻。

【治法】活血化瘀，温阳散寒通络。

【方药】

（1）温经汤加减：当归 15 g、赤白芍各 15 g、川芎 10 g、桂枝 15 g、党参 15 g、吴茱萸 9 g、桃仁 15 g、红藤 15 g、天丁 15 g、小茴 10 g、三棱 15 g、败酱草 15 g、三七粉冲服 5 g、皂角刺 15 g、穿山甲冲服 3 g、法半夏 12 g。10 剂，水煎服，一日 1 剂，分 2 次服。

（2）另予自制外敷中药包敷少腹，一日 2 次。

（3）自制灌肠汤中药保留灌肠，一日 1 次。

【二诊（2011 年 5 月 16 日）】服上药后怕冷、腰骶部疼痛好转，纳可，二便调。舌质淡紫，边有瘀斑，苔薄白，诊其脉沉细。守上方加路路通 15 g，王不留行 15 g，15 剂。水煎服，一日 1 剂，分 2 次服。另继续中药外敷加灌肠。

上述治疗持续半年后，嘱患者备孕，于 2012 年 1 月证实已孕，后于次年 8 月顺利分娩。

按语 《傅青主女科》言："寒冰之地，不生草木；重阴之渊，不长鱼龙。"患者素体阳气不足，寒邪内生，寒湿凝滞，血行不畅，阻于胞宫，故见腹部冷痛，肾阳不足，无以温煦腰际，故见腰际冷痛；术后损伤胞宫胞络，冲任气血紊乱，致气滞血瘀，瘀血内阻。本案证情虚实夹杂，治以活血化瘀，温阳通络。治疗输卵管不通之不孕，重在通络，大凡经净后重用通络药，如皂角刺辛温锐利，山甲片气腥走窜，路路通能通十二经，利水通络，但攻伐之时不忘温肾。温经汤是仲景《金匮要略》中治疗"虚寒致瘀"所致崩漏的主方，除治疗崩漏外，亦治疗"妇人少腹寒久不受胎……或月水来过多及至期不来"等病症。本方用当归、赤白芍、川芎以补血养血；用桂枝、吴茱萸、小茴香温经散寒通脉；党参补气；桃仁、红藤、天丁、三棱、三七、败酱草以活血化瘀通血脉，全方以养血散寒温阳，祛瘀行气通经。另外配合中药外敷及灌肠以增加散寒温经通络之功，使气血得养，胞脉瘀阻得以温通，月经复常，胞脉通畅，故能有子。

案例三

【初诊（2010 年 7 月 12 日）】袁某，女，32 岁，职员，武汉人。

【主诉】继发不孕 5 年余，试管 3 次失败。

【现病史】患者既往人流手术 2 次，近 5 年余，正常夫妻生活，未避孕而未孕，因不孕而于 2007 年 2 月、7 月及 2008 年 3 月在外院行 IVF-ET 3 次均失败，遂来湖北省妇幼保健院中医科就诊，平素月经尚规则，一月一行，4～6 d 干净，量偏少，色暗，夹有少许血块，时有痛经，喜温喜按，末次月经为 2010 年 7 月 2 日。患者平素眠差，夜尿多，腰酸不适，小腹凉，察其舌淡紫，边有瘀斑，苔厚白，脉沉细。妇科检查：外阴（－）、阴道（－）；宫颈光滑；宫体前位，子宫大小正常，质地中等，活动可；双附件区增厚，压痛（±）；辅助检查：2009 年 9 月在湖北省妇幼保健院做子宫输卵管碘油造影（HSG），两侧输卵管间质部梗阻；不孕全套、性激素 6 项、TORCH、支原体、衣原体均在正常范围。男方精液常规正常，抗精子抗体阴性。

【西医诊断】继发不孕。

【中医诊断】不孕症。

【中医辨证】寒凝血瘀，瘀阻胞脉。

【治法】温肾散寒，活血化瘀。

【方药】

（1）行输卵管介入治疗。

（2）桂枝茯苓汤合温经汤加减：桂枝 10 g、茯苓 15 g、丹皮 15 g、桃仁 10 g、白芍 15 g、吴茱萸 6 g、川芎 10 g、当归 15 g、法半夏 12 g、乌药 10 g、香附 12 g、荔枝核 20 g、丹参 20 g、天丁 15 g、红藤 15 g、三七粉冲服 3 g、土鳖粉冲服 3 g、蜈蚣 1 条。

（3）另行自制中药包外敷，中药灌肠汤灌肠，月经干净后行输卵管通液治疗。经过上方加减治疗近半年，月经量增加如常量，痛经症状消失，腰酸及小腹疼痛消失。继续巩固治疗 4 月余怀孕。

【末诊（2011 年 5 月 23 日）】末次月经 2011 年 4 月 25 日，今查血 hCG 420.97 mIU/ml，P＞40ng/ml，予以固胎合剂口服补肾养血安胎，后随访，患者于 2012 年 1 月底顺产一男婴，母子平安。

按语　本患者为输卵管阻塞性不孕，治疗当辨病与辨证相结合。2 次人工流产手术，损伤胞宫胞脉，瘀阻胞络，寒湿之邪乘虚而入。病程日久，可见虚实夹杂。患者因"双侧输卵管梗阻"而行辅助生殖治疗即试管婴儿，试管 3 次均失败，后行输卵管疏通术后复通。从中医辨证分析，该患者月经量少，痛经，喜温喜按，色暗红，小腹凉，舌质淡紫等症状体征，为寒邪客于胞宫，寒邪伤阳，胞宫失于温煦，冲任功能失调，故试管移植后不能着床；寒邪凝滞，寒凝胞宫，血脉运行不畅，致瘀阻胞脉，故见舌质瘀斑，输卵管阻塞。如《素问·至真要大论》有"必伏其所主而先其所因"之文，予以中药口服温肾散寒，活血化瘀。同时配合中药热敷可促进局部血液循环，改善组织营养状态，提高新陈代谢，有利于炎性渗出物的吸收和消退。中药保留灌肠能使药液高浓度地作用于局部，直达病所，增加药物效应，经直肠黏膜直接渗透至盆腔，有利于盆腔炎性物吸收，增厚组织松解。总之，通过内外合治法，直达病所，无毒副作用，缩短病程，使病情痊愈。此类输卵管近端阻塞的患者，其实绝大多数不需要做试管，先行输卵管介入疏通术，术后进行中西医结合进行系统治疗，以保持输卵管通畅，此患者先行输卵管疏通术，嗣后运用中药内、外同时用药治疗，以及输卵管通液治疗，内服中药同时运用中医辨证，调理胞宫冲任，瘀去络通，肾气充实，冲任调达，胞脉温煦，则两精易于相合而受孕。

案例四

【初诊（2006年1月19日）】杨某，女，28岁，职员，湖北监利人。

【主诉】继发不孕3年余。

【现病史】患者人流术后3年，未避孕而未孕。2004年12月在协和医院做子宫输卵管造影：双侧输卵管壶腹部积水，通而不畅，造影剂弥散不均匀，外院治疗1年余仍未受孕，具体不详。平素月经欠规则，25～40 d一行，3～4 d干净，量少，色暗红，伴血块，有痛经，末次月经2005年12月29日。2001年、2002年分别行人流清宫术。平素时有下腹部疼痛，腰骶部疼痛，乳胀，纳可，大便干结；察其舌质淡紫，苔黄腻，脉弦细。妇科检查：外阴（-）、阴道（-）；宫颈光滑；宫体前位，子宫大小正常，质地中等，活动可；双附件区增厚，压痛（±）；2006年1月女方查不孕全套、性激素六项、TORCH、支原体、衣原体均在正常范围。男方精液常规正常，抗精子抗体阴性。双方染色体正常。

【西医诊断】继发不孕。

【中医诊断】不孕症。

【中医辨证】肝气郁结，湿热下注，气滞血瘀。

【治法】疏肝理气，清利湿热，佐以活血化瘀。

【方药】柴胡薏苡仁附子败酱散加减：柴胡10 g、黄芩15 g、川楝子6 g、败酱草15 g、薏苡仁20 g、金刚藤15 g、丹参20 g、附子6 g、忍冬藤15 g、荔枝核20 g、蛇舌草15 g、土茯苓15 g、王不留行15 g、蜈蚣1条、三七粉另包冲服3 g。共10剂，水煎服，一日1剂，另予"清热解毒，通脉活络"之中药外敷及中药保留灌肠。

【二诊（2006年1月29日）】患者诉服上药后下腹部疼痛好转，末次月经时间为2006年1月28日，量如常，纳可，二便调。舌质淡红，苔白微腻，脉弦细。守上方，加三棱15 g，莪术15 g，皂角刺15 g，延胡索10 g，共20剂，水煎服，一日1剂。另继以中药灌肠加外敷。

【三诊（2006年2月20日）】患者诉时有腰酸不适，下腹部疼痛好转明显，纳可，二便调。舌质淡红，苔白微腻，脉弦细。守上方加穿山甲粉3 g（打粉，冲服），共30剂，水煎服，一日1剂；另继以中药灌肠加外敷。

【四诊（2006年4月15日）】停经46 d，末次月经时间为2006年2月28日，现时有恶心欲吐，自查尿hCG（+），做B超提示：宫内妊娠，胚胎存活。固胎合剂补肾养血安胎。后随访，患者于2006年12月产一男婴，健康。

按语 女子以肝为先天，肝气郁结，疏泄不及，不通则痛，复加湿热内蕴，与血搏结，羁留下注于冲任、胞宫，以致气血凝滞不畅，经行之际，胞脉气血更加壅滞，故不通则痛。本例为继发性不孕。根据其临床表现及舌象、脉象辨证为湿热蕴结，气滞血瘀。患者素体肝郁气机不畅，血行受阻，气血胶结于胞宫，致经量少，血色暗有块，腹痛、腰痛；多次宫腔手术，湿热之邪内侵，阻于冲任胞宫，不能摄精成孕。从造影检查结果看，患者双侧输卵管炎症颇重，加之3年未孕，苔黄腻，脉弦细，方用小柴胡汤中柴胡、黄芩、川楝子疏肝，调理气机；薏苡仁附子败酱散以排脓解毒散结，虽有附子性温热，但与败酱草配伍，则无明显寒热之偏，且附子温经通络，可促进血液循环，使炎症吸收消散；加蜈蚣、三七、穿山甲、丹参、王不留行以活血化瘀通络；加土茯苓、蛇舌草、忍冬藤以加强清热解毒之功。配合外敷及灌肠中药以清热解毒，通经活络。经过不到3个月的治疗，患者多年的陈疾，严重的输卵管炎症治愈，可见中药的神奇。

案例五

【初诊（2007年10月12日）】朱某，女，37岁，大学教师，湖北仙桃人。

【主诉】原发不孕10年，试管婴儿一次失败。

【现病史】患者未避孕未孕10年，2007年6月行IVF-ET一次失败，目前有冻胚一枚，要求中药调理后再移植。平素月经尚规则，25～32 d一行，4～5 d干净，量偏少，色暗，有痛经，末次月经2007年9月15日。平素时感腰酸腰痛，纳差，乏力，二便调，察其面色萎黄，诊其舌质淡红，边有瘀斑，苔薄白，脉沉细弱。妇科检查：外阴（－）、阴道（－）；宫颈光滑；宫体前位，子宫大小正常，质地中等，活动可；双附件区增厚，压痛（±）；辅助检查：2005年、2006年多次查子宫输卵管碘油造影：左侧输卵管轻度积水，右侧炎症，通而不畅；B超：右侧巧克力囊肿2.3 cm×3.4 cm；女方查不孕全套、性激素6项、TORCH、支原体、衣原体均在正常范围。男方精液常规正常，抗精子抗体阴性。

【西医诊断】原发不孕、子宫内膜异位症。

【中医诊断】不孕症。

【中医辨证】气虚血瘀，脾肾不足。

【治法】益气活血，健脾补肾。

【方药】八珍汤合参苓白术散合五子衍宗丸加减：当归15 g、川芎10 g、白芍15 g、熟地15 g、党参15 g、炒白术15 g、山药15 g、云苓15 g、薏苡仁20 g、砂仁6 g、菟丝子15 g、枸杞15 g、覆盆子10 g、五味子10 g、枣皮10 g、车前子10 g、血竭粉3 g、三七粉3 g、浙贝20 g。10剂，水煎服，一日1剂，分2次服。

【二诊（2007年10月28日）】月经10月16日来潮，量中等，痛经，喜温喜按，服上药后乏力稍缓解，纳差仍存，小腹凉，舌质淡红边有瘀斑，苔薄白，脉沉细弱。守上方，加吴茱萸6 g、扁豆10 g、神曲15 g。10剂，服法同前。另灸穴位（关元穴），每日1次或隔日1次。

【三诊（2007年11月11日）】服上药后纳增，二便调，乏力较前好转，舌质淡红，瘀斑较前好转，苔薄白，脉沉细。守上方加丹参15 g。15剂，服法同前。另灸穴位（关元穴），每日1次或隔日1次。

【四诊（2007年12月1日）】月经于11月14日来潮，量中等，稍痛经，纳可，二便调，准备来年4月移植，舌质淡红，苔薄白，脉沉细。守上方，去砂仁6 g，加台乌10 g。

10 剂，服法同前。嘱患者坚持灸穴位（关元穴），每日 1 次或隔日 1 次。

又经过上述治疗 2 月余，患者末次月经 2008 年 2 月 18 日，至 2008 年 3 月 21 日月经未来潮，在家自测尿 hCG（＋），难以自信，遂于 3 月 25 日来湖北省妇幼保健院中医科就诊，现停经 35 d，有早孕反应，查血 hCG 1 000 mIU/ml，P 34.12 ng/ml。停经 49 d 时查 B 超：宫内妊娠（胚胎存活）。后随访，于当年 12 月顺利分娩。

按语　治疗不孕症，多从肾治，因肾主生殖。但气血在妊娠中也占有重要地位，因气载胎、血养胎，而脾为气血生化之源。本案患者素体虚弱，症见面色萎黄，纳差，乏力，腰痛等一派气血虚弱，脾肾两虚之象。肾气虚弱，先天真阴不足，冲任脉虚；脾气不足，水湿不化，阻于冲任胞宫，气血运行不畅，湿瘀阻于冲任胞宫，不能摄精成孕而致不孕。以健脾益肾为治疗大法，根据经后冲任血海空虚的生理状态，佐以补气养血，平时辨病与辨证相结合，标本兼治，而见速效。患者 10 年未孕，HSG 提示输卵管有严重炎症，拟中医调理后行 IVF-ET，未曾料想调理数月竟喜得贵子。此案用八珍汤补益气血，用参苓白术散以健脾助运化，用五子衍宗丸以补肾，佐以血竭、三七、丹参、浙贝以化痰祛瘀。诸药合用，则化源足，任通冲盛，血海蓄溢如常，凝精成孕。由此可见，一些输卵管有疾者，不一定用常规的所谓活血化瘀清热解毒的中药治之，还是应遵循中医的辨证原则，辨证精准，沉疴立起。

案例六

【初诊（2010 年 9 月 13 日）】李某，女，31 岁，职员，湖北安陆人。

【主诉】继发不孕 2 年余，试管 2 次失败。

【现病史】患者人工流产 5 次，近 2 年未避孕未孕，检查提示输卵管炎症及卵泡发育欠佳，行 IVF-ET 两次均失败，目前有冻胚 2 枚。遂于湖北省妇幼保健院调理，再次试管婴儿，平素月经尚规则，15 岁初潮，一月一行，2 d 干净，量少，色暗红，时有痛经，喜温喜按。平素感腰腹冷痛，纳可，二便调。察其舌边淡紫，苔白腻，脉沉细。妇科检查：外阴（一）、阴道（一）；宫颈光滑；宫体前位，子宫大小正常，质地中等，活动可；附件、双侧输卵管增粗，附件区无压痛。辅助检查：（2010 年 3 月）HSG 提示右侧输卵管通而不畅，左侧输卵管伞端粘连，通而不畅；卵泡监测提示卵泡发育差，子宫内膜薄；左侧巧克力囊肿（3.4 cm×3.8 cm×3.2 cm 大小）。

【西医诊断】继发不孕，巧克力囊肿。

【中医诊断】不孕症。

【中医辨证】肾虚宫寒，胞脉失养，寒凝血滞，胞脉阻滞。

【治则】温经散寒暖宫，辅以活血化瘀。

【方药】少腹逐瘀汤加减：当归 15 g、川芎 10 g、赤白芍各 15 g、熟地 12 g、吴茱萸 6 g、小茴香 10 g、巴戟天 10 g、桂枝 10 g、没药 10 g、女贞子 15 g、旱莲草 10 g、黄精 15 g、桑葚子 10 g、元胡 15 g、炒蒲黄包煎 15 g、五灵脂包煎 12 g、薏苡仁 20 g。

15 剂，水煎服，一日 2 次；另予中药外敷加灌肠。

【二诊（2010 年 9 月 25 日）】昨日行左侧巧克力囊肿剥离术，现感左下腹疼痛不适，纳可，二便调，舌红淡紫，苔厚，脉沉细。守 9 月 13 日方加败酱草 15 g，金刚藤 15 g，15 剂，水煎服，一日 2 次，另继续予以中药外敷加灌肠。

【三诊（2010 年 11 月 4 日）】患者于 2010 年 10 月 16 日行 IVF-ET，目前月经于昨日来潮，量多，痛经较前好转，舌脉同前。守 9 月 25 日方，加三棱 15 g，莪术 15 g，20 剂，水煎服，一日 2 次，另继续予以中药外敷加灌肠。

【四诊（2010 年 12 月 27 日）】末次月经 2010 年 12 月 12 日，量较前稍增，痛经较前好转，舌脉同前，守上方加山药 15 g，葛根 15 g，15 剂，水煎服，一日 2 次。

【五诊（2011 年 1 月 29 日）】患者经水过期未至，无不适，稍感乳胀，纳差，二便调，舌质淡红，苔薄白，脉滑数。辅助检查：血 hCG 20 975.93 mIU/ml，P 20.8 ng/ml，予以固胎合剂 10 剂口服，如此保胎治疗至孕 3 月。

后随访，患者于 2011 年 9 月初剖宫产一男婴。

按语　本例患者共行试管婴儿 2 次均失败，欲行中医调理，时间不长，再次试管又失败。未曾想经中医辨证治疗后自然受孕。辅助检查：HSG 提示双侧输卵管通而不畅，左侧输卵管伞端粘连，行 IVF-ET 3 次均失败，B 超提示子宫内膜薄，卵泡发育，欠佳；患者月经量少，色暗红，经期腹痛喜温喜按，平素腰酸冷痛，舌红淡暗，中医辨属肾虚宫寒，命门火衰，不能化气行水，胞脉失养，寒凝血瘀，胞脉阻滞而致不孕，治疗上口服少腹逐瘀以温经散寒，温肾暖宫，活血通络，辅以二至丸、四物汤、黄精、桑葚子以滋肾养血，辅以外敷及灌肠以通络活血化瘀，治疗 3 月余，竟促孕乃成。

案例七

【初诊（2012 年 7 月 9 日）】高某，女，28 岁，职员，湖北麻城人。

【主诉】继发不孕 3 年余。

【现病史】患者 2009 年 6 月孕 2 月余自然流产后行清宫术，术后未避孕未孕，外院诊断为输卵管炎性不孕，建议行 IVF-ET 辅助治疗，患者要求自然受孕故来湖北省妇幼保健院中医科门诊。平素月经尚规则，14 岁初潮，一月一行，3～4 d 干净，量偏少，色暗红，无痛经，末次月经 6 月 27 日，平素感下腹隐隐作痛，腰骶部疼痛酸胀，口苦，纳可，二便调，舌质淡红，苔厚腻，脉沉细。妇科检查：外阴（一）、阴道（一）；宫颈光滑；宫体前位，子宫大小正常，质地中等，活动可，无压痛；双附件未及。辅助检查：（2012 年 7 月 9 日）HSG 提示双侧输卵管伞端轻度粘连，尚通畅，弥散欠佳。

【西医诊断】继发不孕。

【中医诊断】不孕症。

【中医辨证】湿热蕴结，气滞血瘀，阻滞胞脉。

【治则】清热化湿，活血通络。

【方药】自拟妇炎一号加二妙散加味：当归 15 g、赤白芍各 15 g、桂枝 10 g、败酱草 15 g、天丁 15 g、金刚藤 15 g、香附 15 g、黄柏 15 g、薏苡仁 20 g、荔枝核 15 g、路路通 10 g、三棱 15 g、莪术 15 g、红藤 15 g、二花藤 15 g、三七粉另包冲服 3 g、枳实 20 g、山甲粉另包冲服 3 g、苍术 15 g。15 剂，水煎服，一日 2 次；另予中药外敷加灌肠。

【二诊（2012年7月21日）】药后腰骶部酸痛好转，腹痛较前减轻，舌质淡紫，苔厚腻，脉沉细；守上方加蜈蚣1条，20剂，水煎服，一日2次。

守上方，治疗4月余，患者末次月经2012年11月5日来潮后受孕，孕3月时B超检查提示活胎。

按语 患者继发不孕3年，输卵管造影提示双侧输卵管伞端轻度粘连，尚通畅，弥散欠佳。伞端粘连属输卵管炎症之重症，一般用药物很难疏通，患者要求中医治疗。症见患者口苦，下腹隐痛，腰骶酸胀疼痛不适，舌质淡红，苔厚腻，中医辨属"湿热蕴结，阻滞胞脉而致不孕"。自拟方用当归、赤白芍、三棱、莪术、红藤、天丁、三七、山甲、蜈蚣活血化瘀通络，以二妙散、败酱草、金刚藤、二花藤、薏苡仁清热解毒利湿，辅以清热解毒、活血祛瘀通络的中药外敷及灌肠，守法治疗4月余，未曾预料输卵管炎症之重症也能成功受孕。

案例八

【初诊（2006年10月18日）】傅某，女，27岁，大学教师，武汉人。

【主诉】原发不孕2年余。

【现病史】患者结婚2年余，正常夫妻生活，未避孕而未孕。2005年底在湖北省妇幼保健院做子宫输卵管碘油造影提示：左侧输卵管伞端积水，右侧输卵管通而不畅。在多家医院治疗，均要求患者行试管婴儿辅助生殖。患者拒绝试管婴儿，遂求医于湖北省妇幼保健院中医科门诊。症见平素月经规则，量中等，无痛经，末次月经2006年10月2日，量如常。平素左下腹部疼痛不适，经前乳房胀痛，口苦口干，易牙龈肿痛，小便短赤，大便干结；察其舌质红，苔黄腻；诊其脉弦数。

【西医诊断】原发不孕。

【中医诊断】不孕症。

【病因病机】肝郁化火，湿热壅盛，阻滞脉络。

【治则】清利肝胆湿热，活血化瘀通络。

【方药】

（1）中药外敷＋灌肠。

（2）黄连温胆汤合大黄牡丹皮汤加减：黄连6g、陈皮10g、法半夏15g、茯苓15g、冬瓜仁20g、甘草10g、枳实20g、竹茹15g、柴胡10g、栀子10g、生大黄10g、丹皮15g、桃仁10g、薏苡仁20g、赤芍15g、三七粉另包冲服3g、穿山甲粉另包冲服3g。10剂，水煎服，一日1剂。

运用此方法治疗3个月后，患者下腹部疼痛减轻，口干、口苦好转，二便调。查其舌红苔黄腻好转，治疗4个月确诊怀孕，后顺产一女婴。

按语 患者病史中，其母患乳腺癌并且在治疗中，自己又结婚2年未孕，可见情志不遂，肝郁化火，肝胆相表里，肝病及胆，肝胆湿热壅盛，湿热阻滞胞脉，致胞脉不通而不孕。症见左下腹部疼痛，乳房胀痛，口干口苦，大便干结，小便短赤，牙龈肿痛，舌红苔黄腻等一派肝胆湿热之象。方用黄连温胆汤以清利肝胆湿热，大黄牡丹皮汤泻热逐瘀解毒，辅以三七粉、穿山甲粉以活血通络，佐以冬瓜仁、薏苡仁、栀子以加强清热祛湿的作用。另配合中药外敷及灌肠以治之。运用此方法治疗 4 月余，患者得以怀孕。可见输卵管炎性不孕不可一味地运用活血化瘀，清热解毒的中药治疗，需要中医辨证治疗，辨证准确，疗效中肯。

案例九

【初诊（2004 年 1 月 28 日）】程某，女，33 岁，工人，武汉市青山区人。

【主诉】继发不孕 2 年余。

【现病史】患者曾人流 2 次，近 2 年余解除避孕而未孕。2003 年在武汉市协和医院做子宫输卵管造影：双侧输卵管上举，造影剂弥散尚可，经过近半年的西医促排治疗仍未孕。症见月经规则，一月一行，量中等，色暗红，夹有血块，轻微痛经，末次月经时间为 2004 年 1 月 22 日，量如常，痛经（＋），持续 5 d 干净。平素善太息，经前期有下腹部胀痛及腰骶部酸痛，纳可，眠安，二便调；察其舌质淡紫，苔薄白；诊其脉弦细。

【西医诊断】继发不孕。

【中医诊断】不孕症。

【病因病机】此谓肝气郁结，气机不畅，疏泄失司，气滞血瘀，瘀滞胞宫，不能摄精成孕所致。

【治法】行气活血化瘀，调经助孕。

【方药】

（1）自拟消炎 1 号方加减：当归 15 g、赤芍 15 g、香附 12 g、忍冬 20 g、败酱草 15 g、延胡索 15 g、三棱 15 g、莪术 15 g、金刚藤 15 g、三七粉冲服 3 g、山甲粉冲服 3 g、丹皮 15 g、蜈蚣打粉冲服 1 条、夏枯草 15 g、白芷 15 g、蒲公英 15 g、荔枝核 15 g、皂角刺 15 g。10 剂，每日 1 剂，水煎 2 次，取药汁约 200 ml，分次温服。

（2）配合"清热解毒，通脉活络"之中药外敷及中药保留灌肠治之。

【二诊（2004 年 2 月 20 日）】患者诉服上药后无不适，末次月经时间为 2004 年 1 月 22 日，现月经未潮，有轻度腰部酸痛，纳可，二便调。舌质淡紫，苔薄白，脉弦细。处理：①中药灌肠＋外敷；②守上方加柴胡 10 g，炒白芍 15 g，金钱草 15 g，共 7 剂，服法同前。

【三诊（2004 年 2 月 27 日）】患者诉末次月经时间为 2004 年 2 月 21 日，量如常，血块减少，痛经好转，持续 5 d 干净，有轻微下腹部坠胀，纳可，二便调。舌质淡紫，苔白，脉弦。处理：①守上方去金钱草加川楝子 12 g，紫花地丁 15 g，共 15 服，水煎服，一日 1 剂；②中药灌肠＋外敷。

【四诊（2004 年 3 月 27 日）】患者停经 36 d，末次月经时间为 2006 年 2 月 21 日，现乳房胀痛，无腹痛，时有恶心欲吐。舌质淡紫，苔薄白，脉滑。辅检：尿 hCG（＋）。处理：建议下周 B 超检查。

【五诊（2004 年 3 月 27 日）】停经 42 d，乳房胀痛，纳差，有恶心、无呕吐，无阴道流血及腹痛，二便调。舌质淡紫，苔薄白，脉滑。辅检：B 超提示宫内妊娠；处理：①叶酸片 0.4 mg，每天 1 片，口服；②卧床休息。

后记：患者于 2004 年 11 月 28 日产一女婴，健康。

按语 患者三十有余，加之晚婚未孕，长久思结于心，而致肝气郁结，气机不畅致肝气疏泄失司，气滞血瘀，瘀滞胞宫，故不能摄精成孕。临床可见患者月经夹有血块，轻度痛经，平素下腹部胀痛及腰骶酸痛，舌质淡紫，苔薄白，脉弦细，实验室检查子宫输卵管碘油造影提示双侧输卵管上举。中医辨证为"气滞血瘀"，方用自拟消炎 1 号方加减以行气活血化瘀，调经助孕。方中当归、赤芍、丹皮、三棱、莪术、夏枯草、白芷活血化瘀散结，延胡索、香附、荔枝核理气行滞，金刚藤、败酱草、忍冬、蒲公英加强清热解毒之功，蜈蚣、三七、穿山甲、皂角刺以活血化瘀通络；配合外敷及灌肠中药以清热解毒，通经活络。经过不到 3 个月的治疗，患者 2 年余的不孕，多年的陈疾，加之输卵管炎症治愈，患者终抱一子，完成夙愿。

第二节　异位妊娠

受精卵在子宫体腔以外着床称为异位妊娠，习称宫外孕。但两者的含义稍有不同。异位妊娠包括输卵管妊娠、宫颈妊娠、卵巢妊娠、腹腔妊娠、阔韧带妊娠及子宫残角妊娠等，宫外孕仅指子宫以外的妊娠，不包括宫颈妊娠和子宫残角妊娠。因此异位妊娠的含义更广。异位妊娠是妇产科常见的急腹症之一，发病率约为 1％，并有逐年增加的趋势，其中以输卵管妊娠最常见（占 90％～95％）。由于其发病率高，并有导致孕产妇死亡的危险，一直被视为具有高度危险的妊娠早期并发症。

一、历史沿革

中医学古籍中无异位妊娠的病名记载，但在"妊娠腹痛""胎动不安""胎漏""癥瘕"等病症中有类似症状的描述。中华人民共和国成立后运用中西医结合治疗本病屡有报道，多采用活血化瘀方药。1958 年，山西医科大学第一附属医院和山西省中医院以"活络效灵丹"加减治疗本病获得成果，并总结出一套非手术治疗方案，1971 年全国中西医结合工作会议后被普及推广应用。1981 年由卫计委组织编写的《中国医学百科全书·中医妇科学》把"宫外孕"作为中西医通用的一个病名收入，并记载了山西的经验。1986 年以妊娠腹痛附篇编入全国高等医学院校《中医妇科学》（第 5 版）教材中，1997 年被正式编入《中医妇科学》（第 6 版）规划教材。近几十年来的实践总结，提高了早诊断的准确率，开辟了一条中西医结合非手术治疗的新路，使很多患者免除了手术痛苦，保存了生育能力。

二、中医病因病机

中医认为，异位妊娠的发生，或因肝郁气滞、经期产后不禁房事、感染邪毒，以致少腹宿有瘀滞，冲任胞脉、胞络不畅，孕卵受阻，未能移行至子宫；或先天肾气不足，后天脾气受损，孕卵无力，不能把孕卵及时运送至子宫，而在输卵管内发育，以致破损脉络，阴血内溢于少腹，发生血瘀、血虚、厥脱等一系列证候。若瘀阻少腹日久，也可结而成癥。其病机本质是血瘀和血虚导致胎元阻络，根据疾病的不同发展阶段辨证论治。

三、西医发病机制

输卵管妊娠多发生在壶腹部（占75％～80％），其次为峡部，伞部及间质部妊娠少见。目前为止，异位妊娠的确切病因尚未明了，西医认为输卵管妊娠可能与输卵管异常如输卵管炎症、输卵管畸形等，受精卵游走，宫内节育环避孕失败，以及其他内分泌异常、精神紧张等有关。其他部位的异位妊娠较为少见，近年来，随着辅助生殖技术的开展及促排卵药物的应用，宫内宫外同时妊娠的发生概率也明显增高，具有关数据统计，已达1％。临床诊断较困难，通常需B超检查协助诊断，行病理检查而确诊。

慢性输卵管炎是输卵管妊娠的最主要原因，临床上可分为输卵管黏膜炎和输卵管周围炎，严重的输卵管黏膜炎可使输卵管完全堵塞致不孕，轻者使黏膜皱襞粘连导致管腔变窄，蠕动不良而影响受精卵在输卵管内的正常运行，致使中途受阻而在该处着床。输卵管周围炎性病变主要在输卵管的浆膜层或浆肌层，炎性渗出造成输卵管周围粘连，致使输卵管扭曲，管腔狭窄，管壁蠕动减弱，从而影响受精卵的运行。

随着宫内节育器的广泛应用，异位妊娠的发生率增高，这可能与放置后引起的输卵管炎有关。

各种形式的输卵管绝育，若形成输卵管瘘管或再通，均有导致输卵管妊娠的可能。而输卵管绝育术后的吻合复通术或输卵管成形术，均可能因管腔狭窄而导致输卵管妊娠。

输卵管发育不良常表现为输卵管过长、肌层发育差、黏膜纤毛缺乏。双输卵管、憩室或有副伞等，均可成为输卵管妊娠的原因。

一侧卵巢排卵，若受精卵经宫腔或腹腔向对侧输卵管移行，则称为受精卵游走，受精卵由于移行时间过长，发育增大，即可在对侧输卵管内着床，发展成输卵管妊娠。

输卵管周围肿瘤如子宫肌瘤或卵巢肿瘤，由于压迫到输卵管，影响输卵管的通畅，使受精卵运行受阻，子宫内膜异位症、既往异位妊娠史、助孕技术等亦与异位妊娠的发病相关。

输卵管妊娠时由于管腔狭窄，管壁薄，又缺乏完整的蜕膜，胎盘绒毛直接侵蚀输卵管肌层，当孕卵发育到一定程度，就可以发生输卵管妊娠破裂或流产。输卵管妊娠破裂常见于峡部和间质部妊娠，输卵管妊娠流产多发生于输卵管伞端和壶腹部妊娠。无论输卵管妊娠破裂或流产，由于输卵管壁肌层薄弱，收缩力差，血管开放，出血较多，可形成输卵管内、盆腔、腹腔血肿，严重时可引起休克甚至危及生命。

偶有破裂或流产后的胚胎仍存活，继续在腹腔内生长发育，成为继发性腹腔妊娠。若输卵管妊娠破裂或流产后，病程较长，胚胎死亡，血块机化并与周围组织粘连，可形成陈旧性宫外孕。

四、诊断要点

（一）输卵管妊娠未破损

1. 病史　多数有短期停经史，或有不孕、盆腔炎、异位妊娠史、盆腔手术，或放置宫内节育器史。

2. 症状 未发生破裂或流产时，可无明显症状，或有一侧下腹隐痛，或仅有不规则阴道流血。

3. 检查

1）妇科检查：子宫略大或稍软，或可触及一侧附件有软性包块，有轻度压痛。

2）实验室检查：hCG 阳性；B超提示宫内未见孕囊，附件区可见混合型包块。

3）诊断性刮宫：未见绒毛组织。

（二）输卵管妊娠破裂或流产

1. 病史 同未破损。

2. 症状

1）停经：多数停经 6～8 周，少数仅月经过期几天。

2）腹痛：腹痛伴下坠感，是患者就诊的主要症状，未流产或破裂前，多见于一侧下腹隐痛或酸胀；流产或破裂时，患者突感下腹部撕裂样疼痛，随后疼痛遍及全腹，放射至肩部；若血液积聚于直肠子宫陷凹，可出现肛门坠胀感。

3）阴道流血：阴道流血不规则，多数量少色深，但淋漓不尽；少数量多似月经。

4）晕厥与休克：腹腔内急性出血，导致血容量减少和剧烈腹痛，轻者晕厥，重者休克，其严重程度与腹腔内出血量和出血速度成正比。

3. 检查

1）腹部检查：下腹部有明显压痛、反跳痛，或可触及肿块，叩诊或有移动性浊音。

2）盆腔检查：后穹隆饱满有触痛，宫颈举痛明显，子宫稍大、略软，内出血多时，子宫有漂浮感，患侧可触及不规则包块。

3）后穹隆穿刺：抽出暗红色不凝血。此为较可靠的辅助诊断方法，可获得 90％ 的阳性率。

4）妊娠试验：阳性，但 hCG 数值明显低于正常宫内妊娠值。

5）其他检查：诊断性刮宫、超声检查、腹腔镜等。

6）诊断性刮宫：刮出组织物未见绒毛组织。

7）体格检查：腹腔内出血较多时，呈贫血貌，患者可出现面色苍白，脉数而细弱，血压下降等休克表现。

五、中医辨证论治

辨证治疗的重点是动态观察治疗，尤以判断胚胎死活最为重要，可以参考 hCG 水平的升降、B超动态观察附件包块的大小和是否有胎心搏动，结合早孕反应和阴道流血情况等来判断，并在有输血、输液及手术准备的条件下进行服药治疗。具体遣方用药时应注意，攻下药不可过剧，中病即止，以免导致再次出血；补气药应适当选用，以免气滞而加剧腹胀、腹痛；尽量不用碳类药，以免使积血结成癥块，难以吸收。临床上根据病情可分为未破损期和已破损期。

（一）未破损期

未破损期的主要证候表现为患者可有停经史及早孕反应，或有一侧下腹隐痛，或阴道出血淋漓，妇科检查可触及一侧附件有软性包块、压痛，或经 B 超证实为输卵管妊娠但未破裂，妊娠试验阳性或弱阳性；舌体正常，苔薄白，脉弦滑。

【治法】活血化瘀，消癥杀胚。

【方药】宫外孕Ⅱ号方（丹参、赤芍、桃仁、三棱、莪术）加蜈蚣、全蝎、紫草。

方中丹参、赤芍、桃仁活血化瘀，三棱、莪术消癥散结。可加蜈蚣、全蝎、紫草以破血通络，杀胚消癥；若腹胀便秘者，可加川楝子、延胡索、大黄、枳壳以理气行滞。

（二）已破损期

已破损期是指输卵管妊娠流产或破裂者，临床可分为休克型、不稳定型及包块型。

1. 休克型　指输卵管妊娠破损后引起急性大出血，有休克征象。主要证候表现为突发性下腹剧痛，肛门下坠感，面色苍白，四肢厥冷，或冷汗淋漓，恶心呕吐，血压下降或不稳定，有时烦躁不安，脉微欲绝或细数无力，并有腹部及妇科检查体征。

【治法】益气固脱，活血祛瘀。

【方药】生脉散合宫外孕Ⅰ号方（赤芍、丹参、桃仁）。

方中人参、麦冬、五味子益气摄血敛汗，养阴生津；赤芍、丹参、桃仁活血化瘀以消积血。若四肢厥冷者，酌加附子以回阳救逆；大汗淋漓不止者，酌加山茱萸敛汗涩津。

2. 不稳定型　指输卵管妊娠破损后时间不长，病情不稳定，有再次发生内出血的可能。主要证候表现为腹痛拒按，腹部有压痛及反跳痛，但逐步减轻，可触及界限不清的包块，时有少量阴道流血，或头晕神疲，血压平稳；舌正常或舌质淡，苔薄白，脉细缓。

【治法】活血化瘀，佐以益气。

【方药】宫外孕Ⅰ号方加党参、黄芪。

因此型患者常见有气虚之象，用药宜平和，勿伤正气，又因本型有再次出血的可能，应做好抢救准备。

3. 包块型　指输卵管妊娠破损时间较长，腹腔内血液已形成血肿包块者。主要证候表现为腹腔血肿包块形成，腹痛逐步减轻，可有下腹坠胀或便意感；阴道出血逐渐停止；舌质暗或正常，苔薄白，脉细涩。

【治法】活血祛瘀消癥。

【方药】宫外孕Ⅱ号方。

若兼有虚象，食欲不振，脉虚弱可酌加党参、黄芪补气。为了包块迅速吸收，可用湖北省妇幼保健院中医科自制外敷药包外敷下腹部，并配合中药保留灌肠，效果更佳。另外，需要注意的是外敷或灌肠的治疗，一定要在包块形成，内出血已停止的前提下进行。

药物治疗输卵管妊娠，必须重视对兼证的处理。最多见的是腑实证，表现为腹胀便秘，胃脘不舒，腹痛拒按，肠鸣音减弱或消失。根据临床辨证，腑实证有属实热、寒实及寒热夹杂之分。属实热者，主方加大黄、芒硝清热泻下；属寒实者，可加服九种心痛丸（附子 9g、高丽参、干姜、吴茱萸、狼毒、巴豆霜各 3g，共研细末，炼蜜为丸）；寒热夹杂者，主方加大黄、芒硝清热泻下，佐以肉桂温中散寒。另外，在疏通胃肠的同时，一般可加少量枳实、厚朴宽胸理气消胀。

六、西医治疗

1. 西药治疗 MT 疗法、RU486 疗法等。

2. 手术治疗 输卵管妊娠一经确诊，均可行手术治疗，有下列情况者应首选手术治疗：①疑为输卵管间质部妊娠；②内出血较多；③妊娠试验持续阳性，包块继续长大或经非手术治疗无明显效果；④要求绝育者。

手术方式如下。①保留输卵管手术：对于输卵管未破损者，可采用剖腹手术或腹腔镜手术剖管取胚；②输卵管切除术，要求绝育者可行对输卵管结扎术。

七、治疗方案研究进展

如何准确判定采用保守治疗还是采用手术治疗，对施行保守治疗的成功率十分关键。一般来说，手术治疗适用于：生命体征不稳定或有腹腔出血征象者；诊断不明确者；宫外孕有进展者（如血 hCG 处于高水平，附件区大包块等）；随诊不可靠者；期待疗法或药物治疗禁忌证者。保守治疗包括期待疗法和药物治疗。期待疗法是指宫外孕可能发生自然流产或被吸收，症状较轻而无须手术或药物治疗（个人觉得可用中药以活血化瘀消癥以帮助吸收）。药物疗法是指用化学药物加中药治疗，适用于早期宫外孕，要求保存生育能力的年轻患者，要求无药物治疗的禁忌证，宫外孕未发生破裂或流产，宫外孕包块直径≤4 cm，血 hCG ＜ 2 000 mIU/ml，无明显内出血者。在保守治疗过程中应注意观察患者生命体征、腹痛变化，并进行 B 超和血 hCG 监测，若病情无改善或发生急性腹痛或输卵管破裂症状，则应立即进行手术治疗。若血 hCG 水平下降明显，或轻度上升，或治疗4～7 d 血 hCG 下降＜15％，无腹痛及其他不适，可重复剂量治疗，每周重复测血清 hCG 一次，继续保守治疗直至血 hCG 降至正常水平。保守手术治疗后，血 hCG 升高，术后3d 血 hCG 下降＜20％，或术后2周血 hCG 下降＜10％，均可诊断为持续性异位妊娠，甚至发生急性腹痛或输卵管破裂症状，则应立即进行手术治疗。

相关研究总结了对输卵管妊娠病情影响因子的评估方法，在诊治本病时应综合考虑患者病情，对各种影响病情发展的因子进行评估，根据临床证候做出中医辨病分期和辨证分型，在此基础上结合病情影响因子综合分析采取不同的治疗方法，并在治疗过程中进行动态观察，及时改变治疗措施。

八、临床案例

案例一

【初诊（2011 年 5 月 7 日）】罗某，女，26 岁，工人，武汉人。

【主诉】月经第 46 天，阴道不规则出血 1 周。

【现病史】患者平素月经尚规则，1 个月一行，4～6 d 干净，量中等，夹有少许血块，时有痛经，末次月经 2011 年 3 月 25 日，自 2011 年 5 月 1 日起阴道少量流血，色暗，淋漓至今未净，5 月 7 日于外院就诊时查血 hCG 358.45 mIU/ml，B 超提示右侧附件混合性包块 2.7 cm×1.9 cm×2.4 cm，诊断为"宫外孕"，建议住院治疗，患者拒绝住院，求诊于中医，要求中药保守治疗。目前患者腹痛隐隐，阴道少许出血，有轻微腰骶不适，察其舌质淡紫，苔薄白，诊其脉弦细。

【西医诊断】异位妊娠。

【中医诊断】异位妊娠未破损期。

【治法】活血化瘀，消癥杀胚。

【方药】故方拟宫外孕 II 号方加减：当归 15 g、赤芍 15 g、天花粉 15 g、三棱 15 g、莪术 15 g、丹参 15 g、天丁 15 g、香附 15 g、五灵脂包煎 15 g、炒蒲黄包煎 15 g、冬葵子 15 g、金刚藤 15 g、败酱草 15 g、薏苡仁 20 g、冬瓜子 20 g、浙贝 20 g、荔枝核 20 g、紫草 30 g、制水蛭 6 g、蜈蚣 2 条、三七粉另包冲服 3 g、山甲粉另包冲服 3 g、土鳖粉另包冲服 3 g。7 剂，水煎服，一日 2 次。

【二诊（2011 年 5 月 14 日）】用上药后患者无阴道流血及腹痛，腰骶不适好转，复查血 hCG 104.78 mIU/ml，纳可，二便调，舌质淡紫，苔薄白，脉弦细。守上方加乳香 10 g、没药 10 g、红藤 15 g。10 剂，服法同前。

【三诊（2011 年 5 月 23 日）】5 月 17 日阴道流血似月经来潮，量中等，无腹痛，复查血 hCG 23.02 mIU/ml，纳可，二便调，舌质淡红，苔薄白，脉沉细。守 5 月 7 日方去紫草、土鳖粉、山甲粉，加桂枝、白芷、夏枯草各 15 g。20 剂，服法同前。

【四诊（2010 年 6 月 22 日）】用上药后患者一般情况可，6 月 15 日阴道流血干净，无下腹痛及腰骶不适，复查血 hCG ＜0.5 mIU/ml，复查 B 超子宫及双侧附件未见明显异常，纳可，二便调，舌质淡红，苔薄白，脉沉细。守 5 月 25 日方，去紫草、土鳖粉、制水蛭、蜈蚣，加桂枝、茯苓、夏枯草、丹皮各 15 g。10 剂，服法同前。

按语 《现代中西医妇科学》：宫外孕多为早期胚胎种植于输卵管，这种病变可视为血瘀。瘀血日久化热，热入血分，迫血妄行，引起出血，离经之血瘀于盆腔、腹腔，从而加重了瘀血，导致恶性循环，出现了一系列内出血的临床表现，因此本病的实质为瘀血证。此患者为"异位妊娠"，辨属血瘀少腹实证，治疗始终以活血化瘀为主，方用"宫外孕 II 号方"加减，以活血化瘀、消癥杀胚。经过 1 月余的治疗，患者血 hCG 降至正常，附件包块消失。

案例二

【初诊（2011 年 5 月 1 日）】陈某，女，28 岁，职员，湖北潜江人。

【主诉】宫外孕术后未避孕 2 年未孕。

【现病史】患者 2009 年 2 月因左侧宫外孕行腹腔镜下开窗取胚术，术后未避孕 2 年不孕，平素月经尚规则，28～30 d 一行，3～5 d 干净，量中等，时有痛经，伴腰酸甚，末次月经 2011 年 4 月 21 日。患者平素下腹隐痛不适，伴腰酸，经期加重，察其舌红苔薄，边有瘀点，脉弦。妇科检查：外阴（一）、阴道（一）；宫颈光滑；宫体前位，子宫大小正常，质地中等，活动可；双附件未及；辅助检查：2011年3月湖北省妇幼保健院输卵管造影显示子宫正常，双侧输卵管通而不畅，弥散欠佳。其余妇科检查未见明显异常。男方精液常规正常。

【西医诊断】继发性不孕。

【中医诊断】不孕症。

【中医辨证】血瘀阻络。

【治法】活血化瘀通络。

【方药】

（1）自拟"通管汤"（张迎春经验方）：柴胡10g、枳实20g、赤芍15g、当归15g、川芎10g、香附15g、玄胡15g、川楝子6g、三棱15g、莪术15g、红藤15g、天丁15g、三七粉另包冲服3g、三甲粉另包冲服3g。10剂，水煎服，一日2次。

（2）另配合中药保留灌肠：红藤15g、天丁15g、透骨草15g、细辛10g、黄柏15g、蒲公英10g、川楝子10g、丹参15g、败酱草15g、金刚藤15g。

灌肠药由湖北省妇幼保健院煎药室熬成150 ml的袋装药，一日一袋，将药温调到37℃左右，临睡前用一次性输液管插入肛门10～15 cm，保留灌肠，次日排出。

【二诊（2011年5月11日）】服用上药后腹痛较前明显好转，察其舌红苔薄，边有瘀点，诊其脉弦。守5月1日方加水红花子6g，路路通15g。服法同前。其间配合灌肠继续治疗。经期停用。

【三诊至六诊】如此连用近3个月以巩固疗效。

【七诊（2011年7月22日）】现已无明显腹痛症状，末次月经时间为2011年7月20日，量中等，无痛经等不适。嘱患者于月经干净后继服上药，并于月经第13天进行卵泡监测，并指导同房。

【八诊（2011年8月21日）】患者月经未潮，在家自测尿hCG（＋），予以中药固胎合剂补肾养血安胎。胚胎存活。后随访，于次年4月顺利分娩。

按语 本例患者28岁，宫外孕术后未避孕2年不孕，输卵管造影提示双侧输卵管通而不畅，弥散欠佳。根据隐痛不适，伴腰酸，舌边有瘀点，脉弦等，辨证为瘀血型，治以通管汤，柴胡、赤芍、枳实、香附、川芎有"柴胡疏肝散结"之意，功效疏肝行气，活血止痛。玄胡、川楝子之金铃散有行气解郁，活血止痛之功，以加强疏肝行气活血之功效。正如景岳云："……然血必由气，气行则血行，故凡治血，则或攻或补，皆当以调气为先。"当归、三棱、莪术、红藤、天丁、三七、穿三甲等活血化瘀，破血消癥。如上述本病与肝经关系密切，故选方用药上以入肝经为多。整个方将疏肝行气、活血化瘀、破血消癥熔为一炉。以"舒其气血，令其条达"，气顺血和，则病自除，癥自散，病自愈。

另外，中药灌肠是一种特殊的外用治疗方法，配合使用会起到事半功倍的作用，方用红藤、天丁、丹参具有活血化瘀的功能，为主药，配合败酱草、金刚藤、川楝子、蒲公英、黄柏等具有清热解毒祛湿之功，佐使透骨草、细辛辛温走窜之药，为引经药，直达病所。

案例三

【初诊（2010年7月8日）】朱某，女，34岁，教师，武汉人。

【主诉】宫外孕术后两年未避孕未孕。

【现病史】患者2005年左侧输卵管妊娠，2008年右侧输卵管妊娠，均行保守手术治疗，近2年余，正常夫妻生活，未避孕而未孕。2009年9月做宫腹腔镜联合术，术中见左侧输卵管通畅，右侧输卵管迂曲增粗，少许亚甲蓝渗出。平素月经尚规则，一月一行，5d干净，量中，夹有少许血块，时有痛经，末次月经为2010年7月2日，量色如前，无痛经，患者平素两少腹隐隐作痛，纳可，二便调，舌质淡红，苔黄腻，脉弦细。

【西医诊断】继发不孕。

【中医诊断】不孕症。

【中医辨证】湿热蕴结下焦，气血壅滞不通。

【治法】清热利湿，活血化瘀。

【方药】

（1）少腹逐瘀汤合薏苡仁败酱散加减：当归15g、桂枝10g、川芎10g、赤芍15g、炒蒲黄15g、五灵脂15g、没药6g、玄胡10g、薏苡仁15g、败酱草15g、三棱15g、莪术15g、三七粉另包冲服3g、山甲粉另包冲服3g。10剂，一日1剂，水煎服。

（2）配合中药外敷及保留灌肠。

【二诊（2010年7月18日）】服上药后少腹隐痛好转，纳可，二便调，舌质淡红，苔薄黄，脉弦细。守上方加金刚藤15g，蜈蚣1条（打粉），15剂，服法同前。同时配合中药外敷及保留灌肠。

【三诊至九诊】守方守法治疗3月余。

【十诊（2010年11月17日）】停经42d，自测尿hCG（＋），纳可，二便调，舌质淡红，苔薄黄，脉滑细。患者要求排除宫外孕，拟行B超检查，提示宫内环状回声（0.86cm×1.2cm×0.7cm环状回声）；血hCG 17 869 mIU/ml，P 31.79 ng/ml；予以中药补肾养血安胎，自拟固胎合剂加减：续断15g、寄生15g、菟丝子15g、枸杞15g、枣皮15g、党参10g、山药10g、杜仲10g、砂仁6g、阿胶10g烊、黄芩15g。10剂，一日1剂，水煎服。

守法保胎治疗至孕3月余。后随访，患者于次年7月顺利分娩。

按语　《医宗金鉴·妇科心法要诀》调经门中云："不子之故伤冲任，不调带下经崩漏，或因积血胞寒热，痰饮脂膜病子宫。"本案属宫外孕术后继发不孕，腹腔镜下通液提示一侧输卵管通而不畅，素见两少腹隐隐作痛，舌质淡红，苔黄腻，脉弦细，此乃湿热之邪内侵，与冲任气血相搏结，气血阻滞，湿热瘀血内结于胞宫、胞脉，缠绵日久不愈。故本案运用少腹逐瘀汤温经逐瘀活血，用薏苡仁败酱散清利湿热，用三七、穿山甲、蜈蚣等动植物药破血活血通络，配合中药外敷及保留灌肠以加强清利湿热及活血化瘀之功。经过3个多月的治疗，患者肝经郁滞得畅，胞脉通畅故有子，孕期运用中药保胎，以得成功。由此病例可见，既往有宫外孕史者，仍有可能通过中医药治疗自然怀孕，当然要准确判断病情情况，因人因病而异。

案例四

【初诊（2009 年 6 月 27 日）】王某，女，27 岁，已婚。

【主诉】停经 44 d，阴道少量出血 10 d 伴轻腹痛。

【现病史】患者平素月经尚规则，28 d 一行，4～5 d 干净，量中等，夹有少许血块，时有痛经，末次月经 5 月 14 日，量色如前。2008 年流产 1 次。6 月 17 日开始阴道少量出血来湖北省妇幼保健院检查，查血 hCG 500 mIU/ml，嘱其卧床休息，并给予固胎合剂口服，7 月 20 日阴道出血稍多，较月经量稍少，有血块，伴小腹隐痛，复查血 hCG：600 mIU/ml，B 超见左侧附件混合性包块（0.9 cm×0.6 cm，不排除宫外孕），收入院治疗。入院后监测血 hCG 606.2 mIU/ml，给予米非司酮片和氨甲蝶呤口服 7 d，6 月 27 日复查 hCG：180.8 mIU/ml，患者要求出院至中医门诊治疗。妇科检查：阴道可见少许暗红色血迹，子宫后位，约鸡蛋大小，子宫无摇举痛，后穹隆无饱满感，附件未触及明显肿块。患者形体偏瘦，面色稍沉暗，两颧骨有色素沉着，舌暗红苔薄黄，脉弦滑。

【西医诊断】异位妊娠。

【中医诊断】异位妊娠（左侧输卵管妊娠未破裂型）。

【中医辨证】气滞血瘀。

【治法】活血化瘀，消癥杀胚。

【方药】自拟抗宫外孕 I 号方：当归 15 g、赤芍 15 g、三棱 15 g、莪术 15 g、蜈蚣 2 条打粉、炒蒲黄包煎 15 g、五灵脂包煎 15 g、三七粉另包冲服 3 g、山甲粉另包冲服 3 g、红藤 15 g、天丁 15 g、丹参 15 g、乳没各 15 g、冬葵子 15 g、天花粉 15 g、土鳖粉另包冲服 3 g、夏枯草 15 g。7 剂，每日 1 剂，水煎服。

【二诊（2009 年 7 月 4 日）】服药无明显不适，今复查血 hCG 68.3 mIU/ml，有少许阴道出血，色暗，无腹痛，舌暗苔薄白，脉略弦弱。守上方加党参 20 g、黄芪 10 g、白芍 10 g。10 剂，如上法服。

【三诊（2009 年 7 月 14 日）】查血 hCG 19.1 mIU/ml，从 7 月 10 日起双乳胀，触之痛，舌红苔薄白，脉沉弦。守 6 月 27 日方加柴胡 10 g、枳实 15、荔枝核 10 g、白芍 20 g，如前法服 7 剂。

【四诊（2009 年 7 月 21 日）】今查 hCG 2.66 mIU/ml，7 月 20 日起阴道出血量中，21 日稍多，同月经量，乳胀消失，此为月经。血 hCG 已降至正常，基本治愈，舌质淡红，苔薄白，脉略弦。继二诊方去土鳖粉 3 g 另包、加益母草 15 g、王不留行 15 g，7 剂，一日 1 剂，水煎服。

8 月 10 日复查彩超：子宫附件未见异常。

按语 异位妊娠是妇产科急腹症之一，临床以停经、腹痛、阴道不规则出血三大症状为主，既往一经确诊，立即手术治疗。现在中西医结合保守治疗，为宫外孕患者保留输卵管、恢复生育功能开创了一条新路。本病例为输卵管妊娠未破型。中医认为异位妊娠为胚胎生长于子宫之外，胚胎着于他处而非子宫之内，则此气血为非常道之血气，当为瘀血论治。属少腹血瘀实证。又因此为异位之胚胎，在治疗之时应以杀胚治疗。故采用当归、赤芍、三棱、莪术、炒蒲黄、五灵脂、三七粉、山甲粉、土鳖粉等活血化瘀，辅天花粉兼以杀胚，乳没各，佐以土鳖粉、夏枯草活血化瘀散结消包块。二诊时此人脉象稍弱，生命体征平稳，为助活血杀胚之效，故在治之时辅以黄芪、党参益气。本例患者用中药治疗取得较为满意疗效，中药杀胚与活血化瘀在异位妊娠保守治疗中具有十分重要的作用。对于未破裂的异位妊娠选用中医治疗是可取的，但在具体应用时应注意化瘀杀胚与扶正相结合。

第四章　子宫性不孕

一、子宫发育不良

子宫发育不良又称幼稚子宫，一般指青春期后子宫仍小于正常，俗称"子宫小"，系副中肾管会合后，短时期内停止发育所致。正常子宫位于盆腔内呈倒置梨形，周围的韧带将其固定在盆腔内，分子宫体、子宫底和子宫颈三部分。从青春期到绝经期，女子的子宫内膜受体内女性激素的调节呈周期性变化，在每个月的一定时间内可接受受精卵的着床。子宫是孕育胎儿的场所，受精卵在这里着床，逐渐生长发育成熟，足月后，子宫收缩，娩出胎儿。子宫的容量在未受孕时不超过 10 ml，在妊娠足月时可达 4 000 ml；子宫重量亦从 50 g 左右，增加到 1 000 g 左右，以适应孕育胎儿的需要。女性从青春期到更年期，如果没有受孕，子宫内膜会在卵巢激素的作用下发生周期性变化及剥脱，产生月经。

二、疾病病因

1. 始基子宫　又被称为痕迹子宫。这是因为两侧副中肾管会合后不久就会停止发育而成。这种子宫很小，仅 1～3 cm 长，因为没有内膜，故无月经，多合并无阴道，这也是子宫畸形原因中的一个。

2. 先天性无子宫　是因为两侧副中肾管中段及尾段未发育及会合所致。患者常合并无阴道，但卵巢发育正常，故第二性征不受影响。

3. 纵隔子宫　两侧副中肾管已全部会合，但是纵隔未退化。子宫外形正常，宫腔被隔成两部分。如果纵隔未完全退化，则形成不全纵隔子宫。如纵隔延伸至阴道，则可同时形成阴道纵隔。

4. 子宫发育不良就是子宫畸形的原因之一　又称之为幼稚子宫，是因为两侧副中肾管会合后短时间内停止发育所致。子宫颈相对较长，子宫颈外口小，子宫较正常为小。常有不孕、月经过少或月经不调等。

5. 单角子宫　为两侧副中肾管中就是只有一侧发育完全，另一侧发育不完全或者是未穿通。可为残角子宫，即只有子宫腔而没有子宫口。

三、子宫发育异常的类型

（一）先天性无子宫及子宫发育不全

后者指子宫发育停留在胎儿期至青春期前的不同幼稚阶段。

1. 先天性无子宫　两侧副中肾管向中线横行伸延而会合，如未到中线前即停止发育，则无子宫形成。先天性无子宫常合并先天性无阴道，但可有正常的输卵管与卵巢。肛诊时在相当于子宫颈、子宫体部位，触不到子宫而只扪到腹膜褶。

2. 始基子宫　如两侧副中肾管向中线横行延伸会合后不久即停止发育，则这种子宫很小，多无宫腔或虽有宫腔而无内膜生长，因此亦无月经来潮。

3. 幼稚子宫　妊娠晚期或胎儿出生后到青春期以前的任何时期，子宫停止发育，可出现各种不同程度的子宫发育不全。这类子宫的宫颈相对较长，多呈锥形，外口小；子宫体比正常小，常呈极度前屈或后屈。前屈者往往子宫前壁发育不全，后屈者则往往子宫后壁发育不全。幼稚子宫可造成痛经、月经过少、闭经或不孕。

（二）两侧副中肾管会合受阻

这种类型最为常见，亦具有重要的临床意义。由于其会合受阻的时期及程度不同，可有如下表现。

1. 单角子宫　一侧副中肾管发育完好，形成一发育较好的单角子宫伴有一发育正常的输卵管，对侧副中肾管发育完全停止。单角子宫的功能可能正常，如妊娠，则妊娠及分娩经过可正常，但亦可能引起流产或难产。

2. 残角子宫　一侧副中肾管发育正常，另一侧在发育过程中发生停滞等异常情况，而形成不同程度的残角子宫，多数仅通过纤维条束与对侧的单角子宫连接。由于内膜多半无功能，常无症状出现。如有功能，则在青春期后出现周期性下腹疼痛等经血潴留症状。有些与对侧子宫有一狭窄腔道相通，这种情况下可发生残角子宫妊娠，其症状一如输卵管间质部妊娠，常在妊娠 3～4 个月破裂，发生严重内出血。

3. 盲角子宫　两侧副中肾管发育均较好，但一侧子宫角未与阴道沟通，形成盲角子宫。青春期后月经来潮，有周期性下腹痛，且日渐严重，长期不被发现。经血潴留，可造成子宫积血、输卵管积血，甚至经血可经输卵管伞端开口流入腹腔。可在下腹部触及日益增大的肿块。有的盲角子宫本身具有发育不完全的阴道，但不与正常阴道相通，形成阴道积血后可误诊为阴道囊肿。处理办法：通过矫形手术将盲角子宫与对侧子宫腔或阴道腔沟通。

4. 双子宫及重复子宫（对称型）　这两种畸形极相似。前者系由于副中肾管发育后完全没有会合，各具一套输卵管、子宫、宫颈及阴道，这种情况比较少见。后者亦称双角双颈型双子宫，系副中肾管完全会合，但中隔完全未吸收。两者区别仅在于，前者两子宫间之间隙较后者宽大。双子宫可有或可无阴道纵隔。

5. 双角子宫　两侧副中肾管尾端已大部会合，末端中隔已吸收，故有一个宫颈及一个阴道；但相当于子宫底部会合不全，导致子宫两侧各有一角突出，称双角子宫。如此类畸形程度更轻，表现为宫底向内凹陷，根据不同程度，形成所谓马鞍形子宫、心形子宫、弓形子宫，如妊娠可引起流产或胎位异常。

6. 纵隔子宫　两侧副中肾管会合后，纵隔未被吸收，将宫体分为两半，但子宫外形完全正常。有时纵隔不完全，导致两个分开的子宫宫颈间有小通道，故称相通子宫。常伴有阴道纵隔，通道常位于子宫峡部。有时一侧阴道部分闭锁，潴留的经血可通过峡部通道向对侧通畅阴道缓慢流出，因而患者可因经常有陈旧性血性分泌物自阴道流出而就诊。

7. 马鞍形子宫　宫底凹陷，程度可不同。

（三）副中肾管会合后管道未贯通

副中肾管会合后形成子宫的部分，其一部分或全部未贯通而形成实质性子宫，亦无内膜，这种子宫除较小外，外观似正常子宫，但无月经。

（四）先天性子宫异位

子宫或双子宫之一可像卵巢、输卵管一样，移位于腹股沟疝内。子宫亦可停留在胚胎时期的较高位置而不降入盆腔。

子宫脱垂偶可见于出生后各时期，常与脊椎裂并存，多合并有盆底肌肉发育不良。

（五）医源性先天性子宫异常

先天性子宫异常可发生于某些副中肾管发育异常，伴己烯雌酚综合征患者。在宫内发育阶段受过己烯雌酚影响，导致发生己烯雌酚综合征或有阴道上皮改变的患者中，82％子宫输卵管造影有异常发现。这些异常包括子宫发育不全或子宫增大，T形或弓形子宫，宫腔内出现纤维肌性缩窄带或子宫角，子宫任何部位发生缩窄或子宫下段相对宽阔，宫腔边缘不整齐或息肉状病变、宫腔粘连等。

四、临床表现

子宫发育不良患者可无任何自觉症状，月经、性生活、妊娠、分娩等均无异常表现，以至终身不被发现，或于体检时偶被发现。但亦有一部分患者的生殖系统功能受到不同程度影响，到性成熟时，婚后或孕期、产时，因出现症状才被发现。主要症状如下。

1. 月经异常 先天性无子宫或始基子宫患者无月经。幼稚型子宫患者可无月经，亦可有月经过少、迟发、痛经、经期不规则等表现；双子宫、双角子宫患者常可出现月经量过多及经期持续时间延长。

2. 不孕 无子宫、始基子宫、幼稚型子宫等子宫发育不良者，常为不孕主要原因之一。

3. 病理妊娠 发育异常的子宫于妊娠后往往引起流产、早产或胎位异常。偶可发生妊娠期自发性子宫破裂。残角子宫如输卵管通畅，则孕卵可着床于残角子宫内，但由于其子宫肌层发育不良，常于孕期破裂，症状同宫外孕。

4. 产时、产后病理 发育畸形之子宫常并存子宫肌层发育不良。分娩时可因产力异常、宫颈扩张困难，而造成难产甚至子宫破裂。经阴道分娩可能发生胎盘滞留、产后出血或产后感染。双子宫患者妊娠后，妊娠之子宫发育成长，非妊娠之子宫如位于子宫直肠窝，分娩时可造成阻塞性难产。双子宫、双角子宫或纵隔子宫患者，于产后可因非妊娠侧宫腔排出蜕膜而发生出血

五、诊断

（1）病史、症状和体征。

（2）医学影像学检查：如超声检查、电子计算机断层扫描（CT）、磁共振成像（MRI）、泌尿系统造影、生殖道造影（泌尿生殖窦造影、子宫输卵管造影等）。

（3）内镜：如腹腔镜、膀胱镜等。

（4）内分泌功能检查：如下丘脑垂体-卵巢轴、甲状腺和肾上腺轴功能检查等。

（5）细胞遗传学检查：如染色体核型、染色体质体和染色体带型分析等。

如患者有原发性闭经、痛经、不孕、习惯性流产，每次妊娠胎位均不正或难产等病史，应首先想到子宫畸形的可能，进一步详细询问病史及进行妇科检查。必要时，用探针探测宫腔大小、方向，或进行子宫输卵管造影，以明确诊断。生殖器官畸形常合并泌尿系统畸形或下消化道畸形，必要时可做静脉肾盂造影或钡灌肠检查。当发现泌尿道或下消化道畸形时，亦需详细检查有无生殖器官畸形，包括子宫畸形在内。

六、治疗方案

子宫发育异常，如不引起临床症状，可不必加以处理。如因子宫发育不良引起闭经、痛经、不孕或习惯性流产，可试用内分泌治疗。

凡经药物治疗后仍不能解除患者痛苦者，可考虑手术。如为痛经，亦可考虑手术切除畸形子宫。如因子宫畸形引起流产、早产，可按不同畸形情况分别采取相应手术。子宫畸形修复手术的最常见和效果最好的适应证，是对称型双角子宫。凡反复流产的这类患者均宜及早施术。把两个分开的子宫角，从一侧宫角至对侧宫角做一横切口，对半切开肌壁，将左右两侧切口面对缝一起。术后分娩活婴者可达60%～85%。残角子宫内有积血引起临床症状时，可切除残角。子宫畸形经手术治疗后妊娠者，应注意避免流产，并应严密观察，以防止子宫自发破裂。分娩时根据胎位及产程进展等情况，选择分娩方式。由于子宫体切口疤痕大小数倍于原剖宫产切口，因而要大大放宽剖宫产指征。应注意防止产后流血和产褥感染。阴道分娩时要警惕胎盘滞留。

七、中医辨证论治

1. 肾气虚

【主证】婚久不孕，子宫小，月经不调或停经，经量多或少，色暗；腰酸膝软，精神疲倦，头晕耳鸣，小便清长；舌淡、苔薄，脉沉细，两尺尤甚。

【治法】补肾益气，温养冲任。

【方药】金匮肾气丸加减。

2. 肾阳虚

【主证】婚久不孕，子宫小，月经迟发，或月经后期，量少，色淡质稀，无血块，或有少量的血块，或经闭，带下量多，清稀如水，性欲低下，小腹冷，畏寒肢冷，头晕耳鸣，腰酸膝软，夜尿多；眼眶暗，面部暗斑，或唇暗；舌质淡，苔白，脉沉细尺弱。

【治法】温肾暖宫，调补冲任。

【方药】右归丸加减。

3. 肾阴虚

【主证】婚久不孕，子宫发育不良，月经常提前，经量少或停经，经色鲜红，或经期延长，甚则崩中或漏下不止；形体消瘦，头晕耳鸣，腰酸膝软，五心烦热，失眠多梦，眼花心悸，肌肤失润，阴中干涩，性交痛；舌质稍红略干，苔少，脉细或细数。

【治法】滋肾养血，调补冲任。

【方药】左归丸加减。

4. 气血虚弱

【主证】婚久不孕，子宫小，月经后期量少，渐至闭经，色淡红，无血块，经后小腹隐痛，坠痛，绵绵不休，面色微黄或苍白，头晕眼花，心悸神疲，纳少便溏，舌质淡，苔白，脉细弱。

【治法】益气养血，调宫助孕。

【方药】八珍汤加减。

5. 痰湿内阻

【主证】婚久不孕，子宫小，多自青春期开始即形体肥胖，月经推后、量少稀发，甚则停经；带下量多，色白质黏无臭；头晕心悸，胸闷泛恶，面目虚浮，神疲倦怠；舌淡胖，苔白腻，脉细滑。

【治法】燥湿化痰，行滞调经。

【方药】二陈汤加减。

6. 寒凝胞宫

【主证】婚久不孕，子宫发育不良，月经后期，量少，色暗或淡，或经闭，白带量多，色白质稀薄，小腹冷痛，四肢不温，骨节酸痛，舌质淡，苔白腻，脉细。

【治法】温经散寒，暖宫毓麟。

【方药】温经汤加减（《金匮要略》）。

八、中医外治法

脐疗方药：熟地25g、附子10g、龟甲10g、鹿茸5g、巴戟天30g、菟丝子25g、肉桂10g、山药30g、人参15g、花椒10g、吴茱萸12g、麝香1g。以上中药共研末外敷神阙穴，取末10g，温水调成糊状，涂于神阙穴，外盖纱布，胶布固定，月经第5天开始用药，3d换药1次，经期停用。

九、研究进展

现代医学认为单纯性子宫发育不良多由性腺功能低下，卵巢功能失调引起，从各医家的选方用药来看，常选用紫河车、紫石英、巴戟天、淫羊藿、菟丝子、鹿茸等补肾助阳之品，而现代药理研究表明，鹿茸、巴戟天、淫羊藿、紫河车等具有性激素样作用，菟丝子能增强性腺功能，增加子宫重量，具有雌激素活性，紫石英具有兴奋卵巢功能的作用，从而又论证了肾阳虚为子宫发育不良的首要因素。因此在诊治子宫发育不良时，应在肾虚的基础上，辨证施治，随症灵活化裁，充分发挥中医药的毒副作用小、疗效佳、经济的优势。但此病病情顽固，不易速愈，宜守法守方，缓而图之。随着对子宫发育不良之机制及其发病相关因素的进一步研究，补肾方药促进子宫发育之机制也将会得到更深的认识。各位医家对于补肾药调节生殖轴之作用研究较多，而对改善外周血液供应不足，微量元素缺乏等发病相关因素的研究相对较少，尚有待进一步研究。前人在临床中治疗子宫发育不良虽以补肾为主，但对神经内分泌免疫调节网的功能也值得探讨。

十、临床案例

案例一

【初诊（2010 年 10 月 24 日）】姜某，女，26 岁，职员，湖北荆州人。

【主诉】月经稀发 5 年余，未避孕 2 年余未孕。

【现病史】患者近 5 年月经稀发，3～4 个月一行，或用药方潮，近 2 年余，正常夫妻生活，未避孕而未孕，外院多次诊断为"子宫发育不良"，予人工周期治疗，至今仍未孕。末次月经 2010 年 10 月 2 日，4～6 d 干净，量中，夹有少许血块，有痛经，伴腰痛不适，膝软无力。患者平素疲乏肢软，性欲淡，面部痤疮，察其舌质淡胖，边有齿印，苔黄微腻，脉弦细。辅助检查：多次 B 超检查提示子宫大小 3.5 cm×2.5 cm×2.0 cm。2010 年 10 月子宫输卵管碘油造影提示双侧输卵管通畅；内分泌检查、不孕全套、TORCH、支原体、衣原体均在正常范围；男方精液常规正常，抗精子抗体阴性。

【西医诊断】原发不孕、子宫发育不良。

【中医诊断】不孕症，月经后期。

【中医辨证】肝肾阴虚，冲任不足，肝失疏泄。

【治法】滋补肝肾，疏肝泻火。

【方药】滋水清肝饮加减：当归 15 g、山药 15 g、茯苓 15 g、熟地 20 g、丹皮 15 g、泽泻 15 g、白芍 12 g、枣仁 10 g、枸杞子 15 g、菟丝子 10 g、五味子 10 g、女贞子 10 g、山茱萸 12 g、冬瓜子 20 g、柴胡 6 g、玫瑰花 10 g、栀子 10 g、郁金 12 g。共 20 剂，水煎服，一日 1 剂。

另予针刺关元、气海、归来、天枢、血海、阴陵泉、足三里、三阴交等穴位，隔日 1 次。

【二诊（2010 年 11 月 30 日）】服上药后患者月经自然来潮，末次月经 11 月 25 日，量中等，自测基础体温为双相体温，自觉腰痛、肢软好转，性欲稍增，面部痤疮减少，纳可，二便调。舌质淡胖，边有齿印，苔薄黄，脉弦细。守上方加紫石英 10 g、石楠叶 10 g，共 30 剂，水煎服，一日 1 剂。针刺同上。

【三诊至五诊】患者按时复诊，遵医嘱口服中药及针刺治疗，月经基本每月来潮。

【六诊（2011 年 3 月 12 日）】患者末次月经 2011 年 3 月 1 日，今查 B 超提示子宫大小 4.2 cm×3.2 cm×2.2 cm，子宫内膜 0.8 cm，左侧有 1.4 cm×1.3 cm 卵泡回声，面部痤疮好转，腰痛好转。守 12 月 24 日方加石斛 10 g、覆盆子 10 g，共 5 剂，水煎服，一日 1 剂。另予针刺＋穴位注射。

【七诊（2011 年 3 月 15 日）】患者今查 B 超提示子宫内膜 0.9 cm，左侧有 1.9 cm×2.0 cm 卵泡回声。自拟促排方 3 剂，当归 15 g、赤芍 15 g、皂角刺 15 g、桃仁 10 g、红花 10 g、五灵脂 10 g、桂枝 10 g、鹿角霜 10 g、泽兰 10 g、羌活 10 g、冬葵子 10 g。水煎服，一日 1 剂。

另予丹参 5 ml 肌肉注射，即刻；电针（关元、气海、地机、足三里、血海、三阴交等穴位）加闪罐；当日同房。

【八诊（2011年3月17日）】患者今查B超提示内膜0.9 cm，左侧已有排卵。自拟固胎合剂补肾养血安胎，10剂，熟地20 g、党参15 g、炒白芍15 g、炒白术15 g、菟丝子15 g、枸杞15 g、山药15 g、寄生15 g、扁豆15 g、续断15 g、山茱萸12 g、杜仲10 g、甘草6 g、砂仁6 g。水煎服，一日1剂。

【九诊（2011年4月18日）】患者现停经48 d，无阴道流血及腹痛，纳眠安，二便调。今查血hCG 18 022.85 mIU/ml，P 38 ng/ml，B超提示宫内妊娠（胚胎存活）。继用固胎合剂补肾安胎。

后随访，于2011年年底顺利分娩。

按语 月经稀发是妇科常见病，如不及时医治，可向他病转化，亦可发展为闭经等。该患者原本月经稀发，结婚2年余不孕，思想压力大，情志不舒，肝失疏泄，气机郁结，郁久化火，暗耗阴血，阴血不足，不能荣肾填精，而致肾虚，冲任亏虚，胞脉失养而不孕，伴腰痛，肢软无力；肝失条达，影响中焦气机升降之功，脾失健运而见水湿运化不行，气血精微不生，气虚血亏，而致胞脉失养，故月事不能按时而至，伴体胖，舌淡胖边有齿印；肝郁化火，而见面部痤疮，舌苔黄而腻。古人云："阳有余则先期而至，阴不足则后期而来。"故选用四物汤加六味地黄丸去川芎加柴胡、栀子、枣仁即是滋水清肝饮的组成，功效为疏肝解郁，滋补肝肾，佐以菟丝子、枸杞子、五味子、女贞子、山茱萸以补肾填精，配合方中的六味地黄汤补肾滋阴。加用针刺以健脾补肾，疏肝清热。经过近半年的治疗，患者子宫较前增大，有排卵，且受孕。

案例二

【初诊（2011年2月11日）】乔某，女，29岁，教师，湖北武汉人。

【主诉】未避孕2年余未孕。

【现病史】患者结婚2年，未避孕未孕，2010年12月子宫输卵管碘油造影：单角子宫，右侧输卵管通畅，伞端上举，在外院求治，诊断为子宫发育不良，子宫畸形。平素月经尚规则，23 d一行，量中等，色暗红，有血块，无痛经，末次月经2011年2月5日，量色如常。平素排卵期有小腹坠胀，腰痛时有，乏力头昏，纳可，二便调。察其舌质淡红，苔薄白，脉沉细。辅助检查：2010年12月子宫输卵管碘油造影提示单角子宫，右侧输卵管通畅，伞端上举；2010年8月内分泌检查、不孕全套、TORCH、支原体、衣原体均在正常范围；男方精液常规正常，抗精子抗体阴性。

【西医诊断】原发不孕、子宫发育不良（单角子宫）。

【中医诊断】不孕症。

【中医辨证】肾精不足，气血亏虚。

【治法】补肾填精，益气养血。

【方药】

（1）自拟补肾调经Ⅰ号方（张迎春经验方）加减：当归15 g、川芎15 g、覆盆子15 g、女贞子10 g、白芍15 g、熟地15 g、党参15 g、茯苓15 g、菟丝子15 g、五味子15 g、炒白术12 g、香附12 g、山药20 g、甘草6 g、柴胡6 g、枸杞子15 g、黄精15 g、桑葚子15 g、覆盆子10 g、紫河车粉另包吞服3 g。15剂，水煎口服，每日2次，一日1剂。

（2）予中药外敷及灌肠清热解毒、活血通络治疗输卵管炎症。

（3）配合针刺穴位及鹿胎膏以补肾养血调经。

守方守法治疗 4 月余。

【二诊（2011 年 9 月 15 日）】患者末次月经时间为 2012 年 9 月 4 日，量如常，今第 12 天卵泡监测：Em 1.0 cm，ROV 1.7 cm×1.5 cm。自拟长卵方处理：当归 15 g、黄精 15 g、桑葚 15 g、山药 15 g、枸杞 15 g 熟地 15 g、五味子 15 g、炒白芍 15 g、党参 12 g、黄芪 12 g、山茱萸 12 g、石斛 10 g、覆盆子 10 g、川芎 10 g。3 剂，水煎服，一日 1 剂。

另外配合针刺关元、气海、足三里、子宫、归来、阴陵泉、血海等穴位。

【三诊（2011 年 9 月 18 日）】第 15 天卵泡监测显示，Em 1.2 cm，ROV 1.9 cm×1.5 cm。自拟促排方处理：当归 15 g、赤芍 15 g、三棱 15 g、莪术 15 g、丹参 15 g、泽兰 15 g、皂角刺 15 g、川芎 12 g、桃仁 12 g、桂枝 12 g、五灵脂包煎 12 g、鹿角霜 10 g、红花 10 g、羌活 10 g。3 剂，水煎服，一日 1 剂。

另外三七粉、穿山甲粉各 10 g，顿服。

【四诊（2011 年 10 月 6 日）】患者停经 34 d，查血 hCG 738.89 mIU/ml，P 38.53 ng/ml。后期用自拟"固胎合剂"张迎春经验方以补肾养血安胎治之。

后记：患者告之于 2012 年 6 月剖宫产一女婴，母女平安。

按语　先天性子宫发育异常是生殖器官畸形中最常见的一种，临床意义亦比较大。两侧副中肾管在演化过程中，受到某种因素的影响和干扰，可在演化的不同阶段停止发育而形成各种发育异常的子宫。单角子宫本身是可以受孕的，但是受孕的概率比正常者减少一半，而本案患者既有子宫发育不良（单角子宫），又有单侧输卵管炎症，伞端上举，这样受孕的机会就更小了，而且宫外孕的概率会很大。患者平素腰痛时有，乏力头昏，舌质淡红，苔薄白，脉沉细等一派肾虚气血不足的表象，因此给予补肾调经方补肾填精，益气养血为主，中药外敷及灌肠清热解毒、活血通络治疗输卵管炎症为辅，同时在医生的指导下 B 超监测卵泡排卵指导同房，中药口服补肾养血促孕，如此治疗数月，患者受孕成功。

案例三

【初诊（2010 年 9 月 27 日）】徐某，女，26 岁，湖北浠水人。

【主诉】原发不孕 2 年，月经稀发 6 年余。

【现病史】患者初潮 17 岁，自此后月经稀发，40～90 d 一行，量少，3～5 d 干净，末次月经为 2010 年 9 月 25 日，上次为 2010 年 6 月 13 日。目前患者未避孕 2 年而未孕。近 1 年来辗转中西医求治，诊断为子宫发育不良、多囊卵巢综合征。症见月经稀发，伴头昏乏力，腰酸不适，大便溏稀，睡眠欠安，怕冷，纳可，查其形体稍肿，发育正常，舌质淡红，边有齿印，苔白微腻，诊其脉沉细弱。多次 B 超提示：子宫大小 3.5 cm×2.4 cm×1.9 cm，子宫内膜 0.3～0.5 cm，内分泌：FSH 8.78 mIU/ml，LH 18.83 mIU/ml，E 215.95 pg/ml。

【西医诊断】子宫发育不良、多囊卵巢综合征、原发性不孕。

【中医诊断】月经后期、不孕症。

【病因病机】先天肾气不足，脾虚失运，气血亏虚，肾精不足，冲任亏损，胞宫失养，宫寒不孕。

【治则】温补脾肾，益气养血。

【处理】

（1）方药用毓麟珠加减：党参 15 g、炒白术 15 g、云苓 15 g、白芍 12 g、鹿角霜 10 g、川椒 10 g、杜仲 10 g、川芎 10 g、当归 15 g、熟地 15 g、菟丝子 15 g、覆盆子 10 g、巴戟天 10 g、枸杞 15 g、紫河车粉另包冲服 3 g。20 剂，水煎服，一日 1 剂，分 2 次服用。

（2）针刺（气海、关元，三阴交等穴），一周 2～3 次。

【二诊（2010 年 11 月 9 日）】服上药后腹部稍胀，阴道分泌物较前增多，四肢乏力好转，纳可，大便仍稀，怕冷仍有，月经仍未潮，舌脉同前。处理：①黄体酮注射液20 mg，肌注，一天 1 次×3 d，以调月经来潮；②氯米芬 50 mg，口服，一天 1 次，自月经来潮第 5 天开始，连续服用 5 d；③HMG 75U，肌注，于月经第 6 天、第 8 天、第 10 天分别肌肉注射一支；④守上方，加益母草 10 g、泽兰 10 g、天丁 15 g、香附 12 g、枳壳 10 g，10 剂，服法同前；⑤嘱患者于月经来潮的第 13 天行 B 超、卵泡监测。

【三诊（2010 年 12 月 1 日）】末次月经时间为 11 月 18 日，量中等，无痛经，已用上述促排卵药。辅检：B 超卵泡监测提示内膜 0.4 cm，未见优势卵泡。处理：①加用 HMG 150 U，肌注，每天 1 次×3 d；②守 9 月 27 日方，加香附 12 g、枳壳 12 g、石斛 12 g、黄芪 12 g，7 剂，服法同前；③针刺，嘱患者连续针刺 3 d。

【四诊（2010 年 12 月 8 日）】B 超卵泡监测显示内膜 0.6 cm，左侧可见一大小为 1.5 cm×0.8 cm 的卵泡，继续服用中药加 HMG 及针刺治疗，此后 B 超监测提示，患者卵泡仍不能成熟。后改用来曲唑＋HMG 促排仍无成熟卵泡长成。无奈采用中西医结合方法以先促进子宫及卵巢的发育，即用上述中药＋西药人工周期调节 3 个月（补佳乐＋黄体酮）。

于 2011 年 5 月开始又用促排卵方法，有成熟卵泡排出且怀孕，于 2012 年 3 月顺产一男婴。

按语　此患者先天子宫发育不良，子宫小，卵巢功能差，单纯运用中药加促排卵的西药仍不能有成熟卵泡排出，或许用中药时间不够长，但现在患者比较急于求成，现代生殖医学又如此发达，我们不能像过去那样慢慢调理，故只能采用中西医结合的办法，运用中药及西医人工周期先让子宫及卵巢发育，然后采用促排卵方法，一举成功。中药毓麟珠方出《景岳全书》，一直为中医妇科界治疗脾肾两虚不孕的经典方，此患者为典型的脾肾两虚，先天肾气不足，使用毓麟珠加巴戟天、紫河车、枸杞子以加强补肾功能。由此可见，有的患者确实需要西医辅助治理的，一定要适当运用，只要病情需要，不管运用中医还是西医都是可取的。

案例四

【初诊（2011 年 3 月 7 日）】刘某，女，28 岁，博士。

【主诉】原发不孕 5 年。

【现病史】患者未避孕未孕 5 年。10 岁初潮后月经稀发，2～4 个月一行，3～4 d 干净，量偏少，色暗红，痛经（＋），喜温喜按，末次月经 1 月 27 日，外院诊断为"子宫发育不良""PCOS"，曾服用达因-35 等西药人工周期调理，目前月经 2～3 个月一行，量色如前。

素感四肢乏力，怕冷，纳可，大便干，小便调，察其形体消瘦，神情抑郁，舌质淡紫，苔厚白，脉沉细。追问病史，曾患抑郁症，服食百忧解。妇科检查：外阴（—）；阴道（—）；宫颈光滑；宫体前位，偏小，质地中等，活动可，无压痛，双附件未及。辅助检查：（2010 年 4 月）HSG 提示双侧输卵管尚通畅；男方精液常规正常；B 超提示子宫 3.9 cm×3.2 cm×2.8 cm，右侧卵巢大小 2.1 cm×1.4 cm，左侧卵巢大小 1.9 cm×1.8 cm，内膜 0.4 cm。

【西医诊断】子宫发育不良、PCOS。原发不孕。

【中医诊断】月经后期，不孕症。

【病因病机】肝郁肾虚，冲任不足。

【治则】疏肝解郁，补肾暖宫。

【处理】

（1）逍遥散加五子衍宗丸加减：柴胡 6 g、郁金 12 g、当归 15 g、炒白术 12 g、甘草 6 g、白芍 15 g、茯苓 15 g、香附 12 g、紫石英 10 g、覆盆子 10 g、丹参 15 g、五味子 15 g、女贞子 10 g、菟丝子 15 g、枸杞子 10 g、蛇床子 10 g、桂枝 10 g、山药 15 g、紫河车冲服 3 g。10 剂，每日 1 剂，水煎 2 次，取药汁约 200 ml，分次温服。

（2）配合针灸治疗。

（3）鹿胎膏 2 盒，每日 2 次，口服。

上述方法治疗 4 个月后，月经 40 d 一行，量似不变，痛经较前减轻，多次 B 超监测提示子宫内膜最厚 0.7 cm，卵泡发育至 2.1 cm×1.6 cm，后萎缩至 2.1 cm×1.3 cm 不排出，后间断治疗半年。

【二诊（2012 年 3 月 5 日）】末次月经时间为 2 月 22 日，量不多，稍有痛经，怕冷，纳可，二便调，舌质淡紫，苔薄白，脉弦。辅检：B 超提示 ROV 1.3 cm×1.0 cm，LOV 1.1 cm×1.1 cm，子宫内膜 0.5 cm。处理：①予以自拟方长卵方 3 剂口服，一日 1 剂，服法同前；②鹿胎膏 2 盒，每日 2 次，口服；③电针加丹参肌肉注射及穴位注射。

【三诊（2012 年 3 月 10 日）】B 超提示左侧卵泡 1.9 cm×1.5 cm、1.1 cm×1.5 cm，子宫内膜 0.7 cm。处理：①继以长卵方 2 剂口服，服法同前；②电针加丹参肌肉注射及穴位注射。

【四诊（2012 年 3 月 12 日）】B 超提示左侧卵泡 1.2 cm×1.0 cm，右侧卵泡 1.1 cm×1.6 cm，内膜 0.7 cm，陶氏腔可见积液。处理：①固胎合剂 9 剂，每日 2 次，每次 150 ml；②达芙通 1 盒 10 mg，每日 2 次，口服。

【五诊（2012 年 3 月 24 日）】末次月经 2 月 22 日，今晨自测尿 hCG 弱阳性，纳可，眠差，夜尿多。舌质淡红，苔薄白，脉滑。辅检：血 hCG 14.13 mIU/ml，P 37.09 ng/ml。处理：①固胎合剂 7 剂口服，服法同前；②达芙通 1 盒 10 mg，每日 2 次，口服。

【六诊（2012 年 4 月 3 日）】患者无不适，今复查血 hCG 39.09 mIU/ml，P 9.41 ng/ml。处理：考虑生化妊娠可能，上药均停服，观察。

【七诊（2012 年 4 月 18 日）】患者于 4 月 6 日经水来潮，量较前稍增，无痛经，纳可，二便调，舌质淡紫，苔薄白，脉弦。处理：守 3 月 7 日方加石斛 15 g，鹿角霜 10 g，10 剂，服法同前。

又经 3 个月的调理，月经 45 d 一行，量中等，因学业忙，间歇一段时间。

【八诊（2012 年 12 月 20 日）】末次月经 2012 年 12 月 14 日，量中等，已干净 3 d。易感疲乏，大便干结，睡眠差，胃脘不适，舌质淡紫，苔薄白，脉弦。辅检：HSG 提示双侧输卵管通畅。处理：①服达因-35 三个月；②予以中药益气养血补肾暖宫，自拟方如下。

党参 15 g、山药 15 g、炒白术 15 g、茯苓 15 g、法半夏 12 g、女贞子 10 g、夜交藤 15 g、枣仁 20 g、砂仁 10 g、桂枝 10 g、小茴香 10 g、五味子 10 g、淡大云 10 g、黄芪 15 g。10 剂，每日 1 剂，水煎 2 次，取药汁约 200 ml，分次温服。

经上述治疗 3 月余，2013 年 4 月用来曲唑＋HMG＋hCG 促排，另配合中药口服及针刺治疗，B 超检测有成熟卵泡排出。

【九诊（2013 年 5 月 11 日）】今查血 hCG 18.44 mIU/ml，P 53.61 ng/ml，E_2 360 pg/ml，D-二聚体 0.44 μg/ml。处理：①固胎合剂 7 剂口服，服法同前；②达芙通 1 盒 10 mg，每天 2 次，口服；③阿司匹林 1 盒，25 mg，每天 2 次，口服；④hCG 2 000 IU 肌肉注射，隔日 1 次；黄体酮注射液 20 mg，肌肉注射，隔日 1 次；⑤紫河车粉 14 g，每日 2 g，温水冲服。

【末诊（2013 年 6 月 5 日）】目前停经 50 d，查血 hCG 97 270 mIU/ml，P 36.05 ng/ml，E_2 1 696 pg/ml，今 B 超提示胚胎存活。继以上药保胎至孕 3 月。

按语 该患者子宫发育不良，B 超提示子宫内膜薄，多囊，临床症见月经稀发，月经量少，痛经，四肢乏力，清瘦，神情抑郁，有抑郁症病史，中医辨证属肝郁肾虚，冲任不足，胞宫失养，胞脉阻滞，故不孕。逍遥丸疏肝解郁，五子衍宗丸补肾调冲，紫石英、蛇床子、桂枝温肾助阳，间断治疗 1 年余，患者终于怀孕，但终因肾虚不能濡养胞脉而生化妊娠，继续以中药加达因-35 调理月经，促排数次后受孕。因患者子宫发育不良、内膜薄，考虑子宫供血不足，且 D-二聚体偏高，故除常规用药保胎外，另予紫河车粉加强补肾保胎，阿司匹林加强子宫血供，故胚胎顺利着床。此病案是运用中西医结合各种方法治疗子宫发育不良、促进排卵及保胎成功的各个环节的一个典范。

第五章　免疫性不孕

一、免疫性不孕症

免疫性不孕症是一种临床难治性疾患，发病率有逐年上升趋势。除已经明确的免疫性病因，如抗精子抗体、抗透明带抗体外，临床常见的子宫内膜异位症所致的不孕症多与患者盆腹腔内分泌-免疫调节网络内环境紊乱及子宫腔的免疫内环境紊乱有关。这是相对的概念，是指免疫使生育力下降，生殖系统的自身抗原在两性均可激发免疫应答，导致自身免疫性不孕症，不孕状态是否持续取决于免疫与生育之间的抗衡能力，若前者强于后者，不孕发生，相反则妊娠发生。正常生活情况下，机体对生殖过程中任一环节产生自发性免疫，延迟受孕 3 年以上，称为免疫性不孕症。

二、免疫性不孕的定义

有广义和狭义之分。广义的免疫性不孕症除狭义外，还包括机体对下丘脑-垂体-卵巢轴任一组织抗原产生自发性免疫，女性可表现为无排卵，男性可表现为精子减少或精子无力等。通常所述的免疫性不孕症是针对狭义而言，即不孕夫妇性生活正常，男性精液常规及女性生殖道功能均在正常范围，除免疫外，无其他致病因素可寻。

三、免疫性不孕症的分类

1. 自身免疫　是男性精子、精浆或女性卵子、生殖道分泌物、激素等溢出生殖道进入自身的周围组织，造成自己身体的免疫反应，在体内产生相应的抗体物质，影响精子的活力或卵泡成熟和排卵。

2. 同种免疫　指男方的精子、精浆作为抗原，在女方体内产生抗体，使精子凝集或使精子失去活动力。在一般情况下，女性并不产生免疫反应，只有 15%～18% 的不孕妇女体内有抗精子抗体存在。

3. 局部免疫　局部免疫是指有些不孕妇女的子宫颈黏膜及子宫内膜含有产生 IgA 和 IgG 淋巴样细胞，子宫颈黏液内含有抗精子的 IgG、IgA 和 IgM。故子宫颈及女性生殖道对精子具有局部免疫作用。

四、西医发病机制

1. 抗精子免疫性不孕　男性正常精液中含有前列腺素 E 和一种糖蛋白，具有免疫抑制作用，精液沉淀素具有抗补体活性。这些免疫抑制因素在正常情况下可抑制女方免疫活性细胞针对精子抗原的免疫应答，诱导免疫耐受。若丈夫精液中免疫抑制因子缺乏，可导致女方产生抗精子抗体。夫妻双方的生殖道感染可致女方抗精子抗体的产生，可能是由于感染使局部的非特异性免疫反应加强引起的。临床研究表明，男方精液中白细胞增加与女方生殖道局部和血清中抗精子抗体的发生明显相关，提示感染因子作为天然佐剂，免疫相关细胞与精子抗原共同介入女性生殖道，产生同种抗精子免疫，导致抗精子免疫性不孕。精子虽为自身抗原，但它于青春期才出现，被自身免疫系统视为"异物"。然而血生精小管屏障阻碍了精子抗原与机体免疫系统的接触，不会产生抗精子的免疫反应。若血生精小管屏障发育不完善或遭到破坏，如手术、外伤、炎症等，导致精子外溢或巨噬细胞进入生殖道吞噬消化精子细胞，其精子抗原激活免疫系统，出现自身抗精子免疫性；或是当抑制性 T 细胞数量或活性下降以及精液内补充抑制性 T 细胞的因子缺乏时，亦可导致抗精子免疫性不孕。

2. 抗透明带免疫性不孕 人卵泡的发育经历了 4 个发育阶段：始基（原始）卵泡-初级卵泡-次级卵泡-成熟卵泡，女性出生至青春期，卵泡停留在初级卵泡阶段，因而卵母细胞的成熟和透明带的形成均晚于机体的免疫系统形成与成熟，透明带可作为异物刺激机体产生免疫应答。但是因透明带在每次排卵后在局部少量反复吸收，其免疫应答的方式主要为免疫耐受，而非免疫损伤。在此过程中，机体抑制性 T 细胞对抗原的先识别可能起重要作用。当机体受到与透明带有交叉抗原性的抗原刺激，或各种致病因子使透明带抗原变性时，导致体内辅助性 T 细胞优势识别，最终机体产生损伤性抗透明带免疫，使生育力降低。

五、中医病因病机

1. 肾阴亏虚 素体阴虚或病后体虚，阴血不足，精血亏少，冲任脉虚，胞脉失养，子宫干涩，不能受孕；或阴虚火旺，血海蕴热，胞宫受灼，不能受孕。

2. 肾阳不足 先天禀赋不足，素体肾阳偏虚或其他因素损伤肾阳，阳虚不能温煦胞宫，子宫虚冷，不能摄精成孕。

3. 湿热下注 因经行、产后、人流术后房事不节，邪热乘虚袭人，内侵胞宫，损伤冲任督带，精不循常道而致不孕，或因肝经湿热下注，奇经亏损，不能摄精成孕。

4. 气滞血瘀 情志不随，肝气郁结，气滞则血瘀，血滞不行，冲任停瘀，瘀阻于内，两精不能相合，而致不孕。

5. 寒凝血瘀 经期、堕产余血未净，感受寒邪，寒凝血瘀，阻滞胞脉，两精不能相合，不能成孕。

六、诊断标准

以下 4 项标准中，满足前 3 项可做出临床诊断：①不孕期超过 3 年；②排除导致不孕的其他原因；③可靠的检测方法证实体内存在抗生育免疫；④体外实验证实抗生育免疫干扰人精卵结合。

七、中医辨证论治

1. 肾阴亏虚

【主证】婚久不孕，免疫试验阳性。月经先期、量少，色红质稠，无血块，或月经正常，形体消瘦，腰膝酸软，头晕心悸，五心烦热，口干咽燥，舌质红，苔少，脉细数。

【治法】滋肾填精，调冲助孕。

【方药】养精种玉汤加减。

2. 肾阳不足

【主证】婚久不孕，免疫试验阳性，小腹凉感。腰腿酸软，月经后期或正常，神疲乏力，小便清长或频数，脉细，舌质淡红，苔薄白腻。

【治法】温补肾阳，调理冲任。

【方药】毓麟珠加减。

3. 湿热下注

【主证】婚久不孕，免疫试验阳性，带下黄白；月经或先期，经量稍多，色红，质黏腻有小血块；头昏腰酸；小腹作胀；大便或溏，舌苔黄白腻，脉细濡数。

【治法】清热利湿，兼调气血。

【方药】四妙丸和妇炎 1 号方加减（经验方）。

4. 气滞血瘀

【主证】婚久不孕，免疫试验阳性，心烦易怒，善太息，胸闷乳胀，少腹胀痛，经量或多或少，色紫黑夹有血块，月经后期；头昏腰酸；舌质暗或边有紫瘀，舌苔白微腻，脉弦涩。

【治法】理气活血，祛瘀调经。

【方药】血府逐瘀汤加减。

5. 寒凝血瘀

【主证】婚久不孕，免疫试验阳性，月经后期量少，色紫黑，有血块，或月经正常，平时少腹作痛，遇寒则重，得热则舒，舌质紫暗或舌边有瘀点，脉弦细或沉细。

【治法】暖宫散寒，化瘀毓麟。

【方药】少腹逐瘀汤加减。

八、中西医结合治疗

免疫性不孕症是临床难治性疾患，单用免疫抑制剂难以奏效，且产生干扰生殖功能的副作用，一般认为滋阴降火中药有调节免疫功能的作用。应用知柏地黄丸治疗免疫性不孕症，精子抗体转阴率达 81.3%，妊娠成功率达 25.0%，因此，采用中药复方，配合辅助生殖技术，不失为免疫性不孕症的有效治疗手段。

1. 同种免疫的治疗

1）隔绝疗法：每次性生活时使用避孕套可避免精子抗原对女方的进一步刺激，待女方精子抗体水平下降时，鼓励患者在排卵期去除避孕套行性生活，或行人工授精。然而治疗效果取决于是否准确推测排卵日期，若在再次免疫应答发生前受精，则能获得成功妊娠。

2）免疫抑制疗法：肾上腺皮质激素类药物具有抗感染、干扰巨噬细胞对抗原的加工及降低补体对精子的细胞毒作用。因此，可用于治疗免疫性不孕症。常用方法有低剂量持续疗法、高剂量间歇疗法及阴道局部用药三种。常用药物有泼尼松、地塞米松和甲基强的松龙。报道最多的为甲泼松龙高剂量冲击疗法。此法强调在女方基础体温上升第7天起用药，连续7 d，以便在下一排卵期，抗体水平达最低。

3）宫腔内人工授精：当不孕妇女宫颈黏液中存在抗精子抗体干扰生育时，可将其丈夫的精液在体外进行处理，分离出高质量精子行宫腔内人工授精。避开了宫颈黏液中抗精子抗体对精子通过的限制作用。然而由于生殖道其他部位亦可能存在精子抗体对精子产生损伤作用，因此本法效果难以肯定。

4）体外受精：将精子与卵子在体外培养受精，于受精后7 d植入宫腔，因此，精子在受精前无须与含精子抗体的女方生殖道局部接触。受精后，由于孕卵透明带的保护作用，使精子抗体不能攻击孕卵，此后孕卵着床。

2. 自身免疫的治疗

1）免疫抑制疗法：多采用高剂量间歇疗法，与同种免疫治疗相同。

2）精液处理后人工授精：研究发现，男性生殖道局部的精子抗体大部分在射精过程中才结合至精子表面。因此在射出的精液中立即掺入无活性的供者精子以竞争吸附精子抗体，或用缓冲液洗涤精子，然后收集活精子行人工授精。

3）供精者人工授精：在其他方法治疗不成功时，使用供者人工授精，可获得成功妊娠。

九、中医外治法

脐疗治疗免疫性不孕，方药：炒桃仁30 g、红花30 g、制乳香30 g、制没药30 g、炒穿山甲30 g、川芎30 g、香附30 g、忍冬藤30 g、生黄芪40 g。将药物研末瓶装备用，取药末10 g，以温开水调合成团，涂以神阙穴，外盖纱布，胶布固定，隔天换药1次。

十、研究进展

免疫性不孕的诊断必须借助现代医学检测，中医治疗必须辨证论治，采用统一的诊断与疗效判定标准，以利于深入研究与广泛交流。

十一、临床案例

案例一

【初诊（2009年4月10日）】桂某，女，27岁，已婚，湖北武汉人。

【主诉】原发不孕3年余。

【现病史】患者2006年3月结婚，婚后夫妇同居，未避孕至今未孕。平素月经规则，量中，时有血块，有痛经，但可忍受，末次月经2009年3月16日，5 d干净，量色如常，近1年时有下腹及腰骶隐痛，经期及劳累后加剧，白带多，色黄，纳可，小便调，大便秘结，2～3 d 1次，舌淡苔薄黄腻，脉弦数。辅助检查：2009年2月不孕全套提示抗精子抗体阳性，余阴性；妇科B超显示，子宫附件未见明显异常；输卵管造影：宫腔正常；双侧输卵管通而不畅；妇科检查：外阴（一）、阴道（一）；宫颈光滑；宫体：子宫后位，常大，活动稍差，附件未触及明显肿块；附件：右侧附件压痛（±）。

【西医诊断】免疫性不孕症（抗精子抗体阳性）、慢性盆腔炎。

【中医诊断】不孕症。

【中医辨证】湿热瘀结。

【治法】清热利湿，活血化瘀止痛。

【方药】

（1）自拟妇炎 3 号方加减：金刚藤 30 g、当归 15 g、川芎 10 g、红花 10 g、黄柏 10 g、知母 15 g、元参 10 g、生地 30 g、鱼腥草 15 g、天丁 25 g、留行子 15 g、黄芩 10 g。7 剂，每日 1 剂，水煎 2 次，取药汁约 200 ml，分 2 次温服。

（2）另予阿司匹林 25 mg，一日 1 次，一次 1 片。

（3）嘱患者避孕套避孕。

【二诊（2009 年 4 月 17 日）】4 月 11 日月经来潮，今日净，量中等，右侧少腹疼痛明显，左侧稍轻，腰痛不明显，自觉口干，脉象略沉缓，舌质红苔薄黄，脉略沉弱。前方加山萸 15 g、桃仁 10 g、水蛭粉 5 g，7 剂，服如上法。

【三诊（2009 年 4 月 24 日）】已无明显腹痛，自觉白天坐下来即欲睡，夜间睡眠足，舌质红，苔薄黄，脉沉缓。处方：水蛭粉 5 g、桃仁 10 g、山茱萸 10 g、当归 10 g、川芎 10 g、红花 10 g、黄柏 10 g、知母 15 g、生地 20 g、天丁 15 g、留行子 15g、黄芪 20g、菟丝子 20g，7 剂，服如前法。

【四诊（2009 年 5 月 15 日）】5 月 8 日月经来潮，经量偏少，色偏暗，第 1 天腹痛较剧，之后减轻，舌质红，苔薄白，脉略沉缓。前方加桂枝，7 剂。

之后又诊 10 余次，均以三诊方为主加减，7 月 24 日查抗精子抗体转阴，解除避孕套，9 月 20 日复诊已怀孕。腹痛已无。

按语 本病为原发免疫性不孕症（抗精子抗体阳性）、慢性盆腔炎。免疫性不孕患者，常常没有明显临床症状，给辨证带来一定困难。对于该类患者，多无证从病，结合西医的诊断指标，结合其病变特征，从肝肾着手，予以调补。慢性盆腔炎反复发作，病程迁延，严重影响广大妇女的生活质量。对于慢性盆腔炎，由于其发病时间长，每多有气滞血瘀存在，如不化瘀往往病情难愈，在化瘀的基础上，根据临证表现加减，常用水蛭粉化瘀，金刚藤清湿热，疗效亦甚好。本例患者辨属气滞血瘀兼湿热内蕴，在用活血化瘀药的基础上，加上清利湿热药，并在诊治过程中根据患者的兼症灵活处理，最终促孕成功。

案例二

【初诊（1998 年 9 月 10 日）】彭某，女，33 岁，农民，湖北洪湖人。

【主诉】结婚 11 年，未避孕未孕。

【现病史】患者结婚 11 年，夫妻生活正常，未避孕而未孕。辗转各大医院就诊，未发现明显有碍妊娠的因素，经人介绍来湖北省妇幼保健院中医科就诊。平素月经正常，量中，伴血块，痛经（±），块下痛减，末次月经 1998 年 8 月 14 日。平素纳可，二便调，夜寐欠安，行经前时有乳房胀痛；察其面色萎黄，舌质淡紫，苔薄白，脉弦细。辅助检查：1995年5月、1998年7月分别行子宫输卵管造影检查，均提示双侧输卵管通畅，宫腔正常；1997年7月检查男方精液常规正常，抗精子抗体阴性；女性抗精子抗体阳性，激素六项正常、TORCH（一）；1998年4月、5月、6月分别行卵泡监测提示有排卵。

【西医诊断】免疫性不孕。

【中医诊断】原发不孕。

【中医辨证】肝气郁结，气滞血瘀。

【治法】疏肝解郁，活血化瘀。

【方药】

（1）逍遥散合桃红四物汤加减：柴胡10g、白芍15g、当归15g、茯苓15g、炒白术15g、甘草10g、川芎10g、熟地15g、桃仁10g、红花10g、丹参20g、王不留行15g、郁金15g、荔枝核20g、月季花10g。10剂，水煎服，一日1剂。

（2）建议双方查抗精子抗体（AsAb）。

【二诊（1998年9月20日）】女性AsAb-IgM阳性，服上药后无任何不适。

处理：①嘱其避孕套避孕3个月；②肠溶阿司匹林片25mg，每日1次，一次1片，饭后口服；③守上方加夜交藤30g，枣仁15g，20剂。

【三诊（1998年10月20日）】患者服上药后月经颜色转红，经前乳胀好转，夜寐安，末次月经1998年10月16日，量色如常，面色较前红润。舌质淡紫，苔薄白，脉弦细。守上方加玫瑰花10g，香附12g，共30剂，水煎服，一日1剂。

【四诊（1998年11月25日）】服上药后无不适，守上方共20剂，水煎服，一日1剂。

【五诊（1998年12月28日）】末次月经12月18日，今复查AsAb-IgM已转阴，嘱排卵期同房（解除避孕套）。处方：守上方共10剂，水煎服，一日1剂。

【六诊（1999年1月28日）】停经41d，查尿hCG阳性。后随访，患者于1999年9月15日产一男婴。

按语 免疫性不孕通常无自觉症状，一般西医辨病与中医辨证相结合。患者在10余年前看不孕，那时即使大医院也无专门的生殖科，对生殖的了解尚浅，还未充分认识到免疫性不孕的重要性，编者那时刚好了解到此知识，就认为此患者可能与免疫有关，结果不出所料。结合中医辨证，此患者家住农村，10年余无子嗣，饱受家人及外人的议论及谩骂，致其肝气郁结，肝气内伤，气行不畅，血行瘀阻，结于冲任胞脉，故见经前乳胀；气机不畅，不能上荣，瘀血内停，脉络不通，故见经色暗红，有血块，面色萎黄；舌质淡紫，脉弦细，均为"气滞血瘀"之征象。方用"逍遥散合桃红四物汤"，再配合玫瑰花、月季花、香附以加强疏肝作用。同时针对免疫抗体阳性，运用肠溶阿司匹林片及隔离疗法，配合中药辨证治疗，用辨病与辨证相结合，治疗3月有余，胎孕乃成，后顺利分娩。

案例三

【初诊（2008年10月2日）】周某，女，26岁，教师，湖北仙桃人。

【主诉】未避孕未孕3年余。

【现病史】患者结婚 3 年余，正常夫妻生活，未避孕而未孕。平素月经规则，一月一行，5 d 干净，量中等，无痛经。平素手足心热，心烦寐差，有腰酸耳鸣不适，纳可，二便调；察其舌质红，苔薄黄；诊其脉弦细。辅助检查：2007 年 11 月曾在当地医院行子宫输卵管造影提示双侧输卵管通畅，宫腔未见明显异常；2008 年 6 月、7 月、8 月 B 超监测排卵均提示有排卵；2008 年 9 月女方查不孕全套提示抗精子抗体（AsAb-IgM）阳性，余阴性，TORCH、支原体、衣原体均在正常范围；男方精液常规正常，抗精子抗体阴性。

【西医诊断】免疫性不孕。

【中医诊断】不孕症。

【中医辨证】肾阴不足，相火妄动。

【治法】滋肾阴，降相火。

【方药】

（1）自拟降抗汤加减：知母 10 g、黄柏 15 g、山药 15 g、茯苓 15 g、丹皮 15 g、泽泻 15 g、防风 10 g、山萸萸 12 g、熟地 15 g、丹参 15 g、桃仁 10 g、女贞子 10 g、旱莲草 10 g、续断 15 g、寄生 15 g。共 15 剂，水煎服，一日 1 剂。

（2）肠溶阿司匹林片 25 mg，口服，每日 1 次。

（3）工具避孕 3 个月。

经过上述方法治疗 4 个月，患者复查 AsAb 阴性，继而运用 B 超卵泡监测，采用排卵期撤除避孕而备孕。患者末次月经 2009 年 3 月 13 日，于同年 12 月份自然分娩一健康男婴。

按语 此患者结婚 3 年，未避孕未孕，其他各项检查均正常，唯有 AsAb 阳性。多年来编者运用自拟降抗汤加减，配合肠溶阿司匹林片及隔离治疗抗精子抗体阳性所致不孕症患者，颇有成效。本案患者平素腰酸耳鸣，心烦寐差，手足心热，舌质红，苔薄黄，脉弦细，均为肾阴亏虚，相火妄动之象。肾主藏精生髓，奠定生殖基础，与免疫功能密切相关，并可通过生长激素、皮质激素等调节免疫功能；敏感体质易发生免疫反应。若患者无证可辨，仅抗精子抗体阳性，治宜调理肝肾。本案患者阴虚明显，运用知柏地黄汤加防风祛风，加女贞子、旱莲草滋阴，续断、寄生补肾，以"壮水之主，以制阳光""益火之源，以消阴翳"。

案例四

【初诊（2009 年 10 月 20 日）】张某，女，27 岁，职员，湖北武汉人。

【主诉】结婚 2 年余未孕。

【现病史】2007 年 3 月结婚，婚后夫妇同居，未避孕至今未孕。14 岁初潮，平时月经周期 25～35 d、经期 5～7 d，经量中等，有时有血块，有痛经，但可忍受，末次月经 10 月 10 日，5 d 干净，痛经（＋）。近 1 年常感胸胁胀痛，下腹及腰骶隐痛，经期或劳累加剧，白带量多，色黄，纳可，二便调，舌淡苔薄黄腻，脉弦细。妇科检查：子宫后位，正常大小，活动稍差，附件未触及明显肿块，右侧附件压痛（＋），外阴（－）、阴道（－），宫颈光滑，白带脓球（＋）。辅助检查：（女）HSG 提示双侧输卵管通而不畅；不孕全套抗精子抗体阳性，其余正常；内分泌正常；UU、CT均（－）。男方：精液常规、抗精子抗体检查正常。

【西医诊断】免疫性不孕症、慢性盆腔炎。

【中医诊断】不孕症。

【中医辨证】气滞血瘀，湿热内蕴。

【治法】疏肝理气，活血化瘀，兼清湿热。

【方药】

（1）柴胡疏肝散加减：柴胡10 g、枳实20 g、赤芍15 g、当归15 g、川芎10 g、香附15 g、玄胡15 g、川楝子6 g、三棱15 g、莪术15 g、红藤15 g、天丁15 g、三七粉3 g（另包）、三甲粉3 g（另包）。7剂，每日1剂，水煎2次，取药汁约200 ml，分次温服。

（2）阿司匹林肠溶片25 mg×100片×1盒。用法：每日1片，口服。

（3）配合中药保留灌肠（张迎春经验方）：红藤15 g、天丁15 g、透骨草15 g、细辛10 g、黄柏15 g、蒲公英10 g、川楝子10 g、丹参15 g、败酱草15 g、金刚藤15 g。

上药由湖北省妇幼保健院煎药室熬成150 ml的袋装药，一日一袋，将药温调到37 ℃左右，临睡前用一次性输液管插入肛门10～15 cm，保留灌肠。次日排出，经期停用。

（4）中药外敷治疗（张迎春经验方）：透骨草15 g、追地风15 g、千年健15 g、川乌15 g、草乌15 g、独活15 g、羌活15 g、鹅不食草15 g、细辛10 g、川楝子10 g、白芷15 g。

将上述药粉碎成粉状，装入棉布袋中（10 cm×12 cm大小），每天用器皿隔水蒸至药味浓香时，用毛巾包好，以不烫皮肤为宜。敷于两侧少腹部，每天30min，每日1次，经期量不多时也可用。

（5）避孕套避孕2～3个月。

【二诊（2009年11月4日）】腹痛较前明显减轻，自觉神疲、乏力，夜寐尚可，舌质红，苔薄黄，脉弦细。守前方加黄芪15 g，15剂，服如前法。

【三诊（2009年12月4日）】末次月经11月18日，第1天小腹痛，经量多，色暗，有血块但不多，守二诊方，继服1月余，12月26日查抗精子抗体转阴，1月20日月经来潮，指导排卵期同房。3月3日电话随访，患者已孕，于同年11月顺利分娩。

按语 本案患者免疫性不孕（抗精子抗体阳性）合并慢性盆腔炎，中医认为经期、产后或创伤后（宫内手术），或湿热邪毒乘虚而入，湿热阻滞胞脉或感受寒湿，则寒凝血瘀，胞络受阻；右侧附件位于下焦少腹，属胞脉范畴，为足厥阴经肝经所过之处，若情致抑郁、肝气郁结疏泄失职，则气滞血瘀，胞脉瘀阻。胞脉受阻，气血失和，阴阳失调，迁延不愈而致不孕。正如《景岳全书·妇人规》云："瘀血留滞作癥，唯女人有之，其证或由经期，或因产后，凡内伤生冷，或感受风寒。或恚怒伤肝，气逆而血留，或忧思伤脾，气虚而血滞，或积劳积弱，气弱而不行。总内血动之时，余血未净，而一有所逆，则留滞日积而渐成癥矣。"本病例发病时间长，每多有气滞血瘀存在，内服药方中，柴胡、赤芍、枳实、香附、川芎有"柴胡疏肝散结"之意，功效疏肝行气，活血止痛。玄胡、川楝子之金铃散有行气解郁，活血止痛之功，以加强疏肝行气活血之功效。正如景岳云："……然血必由气，气行则血行，故凡治血，则或攻或补，皆当以调气为先。"另予当归、三棱、莪术、红藤、天丁、三七、穿三甲等活血化瘀，破血消癥。以"舒其气血，令其条达"，气顺血和，则病自除，癥自散，病自愈。另外，中药灌肠方用红藤、天丁、丹参活血化瘀，配合败酱草、金刚藤、川楝子、蒲公英、黄柏清热解毒祛湿，佐使透骨草、细辛，辛温走窜之药引经，直达病所。下腹部以特制的中药包透骨草、千年健、川乌、草乌、细辛、川楝子、白芷、独活、羌活等辛温芳香走窜之品热敷，诸药均可透皮直达病所，起到局部活血通络之用。配合阿司匹林及隔离避孕法，药后4月余指导受孕，后随访成功受孕，顺利分娩。

案例五

【初诊（1999年7月6日）】李某，女，30岁，个体经营，湖北仙桃人。

【主诉】未避孕1年余未孕。

【现病史】患者于1988年结婚，婚前人流1次，1989年顺产一女婴，现存一孩10岁，1998年曾孕3月余行人工流产后至今未避孕而未孕。症见月经规则，一月一行，量中等，色暗红，夹有小血块，轻微痛经，以腰骶部为主，末次月经1999年6月28日，期、量如常，持续5d干净。平素无特殊不适，纳可，眠安，二便调；察其舌质淡红，苔薄白；诊其脉沉细。实验室检查：外院子宫输卵管碘油造影提示双侧输卵管通畅，男方精液常规正常。

【西医诊断】继发不孕。

【中医诊断】不孕症。

【病因分析】患者乃经产妇，考虑人流且生产过，需找寻原因的同时根据月经周期的变化调整选方用药。

【治法】补肾益精助孕。

【选方】

（1）自拟经后方加减：当归15g、赤芍15g、生熟地各15g、黄精20g、桑葚子20g、枸杞15g、山茱萸10g、香附15g、枳壳15g、女贞子20g、党参15g、红藤15g、淫羊藿10g、紫河车粉冲服3g。10剂，每日1剂，水煎2次，取药汁约200ml，分次温服。

（2）建议检查双方抗精子抗体（AsAb）。

（3）自测基础体温。

【二诊（1999年9月8日）】患者诉服上药后，末次月经1999年8月22日，月经量较以往增多，持续4d干净，现基础体温已上升6d，有轻微腰酸，小腹胀痛偶发，余无不适。舌质淡红，苔薄白，脉沉细。自拟经前方处理：

当归15g、党参15g、枸杞子15g、黄精20g、桑葚子20g、覆盆子10g、肉苁蓉10g、淫羊藿10g、香附15g、陈皮10g、杜仲10g、旱莲草15g、首乌15g。7剂，每日1剂，水煎2次，取药汁约200ml，分次温服。

【三诊（1999年9月22日）】患者诉末次月经1999年9月20日，阴道流血量较少，色暗红，经前腰酸腹痛较前缓解，诉基础体温已下降2d。检验回执：女方AsAb-IgM及

IgG 均为阳性，男方正常。舌质淡红，苔薄白，脉沉滑。

处理：①肠溶阿司匹林片 25 mg，每日口服；②自拟经期方：益母草 15 g、桂枝 10 g、三棱 15 g、莪术 15 g、王不留行 15 g、川牛膝 15 g、枸杞子 15 g、当归 15 g、丹参 15 g、红藤 20 g、泽兰 10 g、皂角刺 20 g、赤芍 15 g、丹皮 15 g。4 剂，每日 1 剂，水煎 2 次，取药汁约 200 ml，分次温服。工具避孕 2～3 个月。

按上述治疗方法，根据月经的周期性选方用药，并配合肠溶阿司匹林口服治疗 2 个月后，患者复查 AsAb 转阴后，当月即受孕，孕程良好。

后记：患者于 2000 年 11 月 10 日产一健康男婴。

按语　中医认为"经水出诸肾"，月经的产生和调节以肾为主导，故调经助孕以补肾为主导，且需顺应月经周期中阴阳气血的变化规律，经期血室正开，以和血调气，或引血归经，故治疗上多选用活血通经之品；经后血海空虚，宜于调补，故治疗上多选用补肾益精之品；经前血海充盈，宜于疏导，故治疗上多选用温阳补肾之品。且此例患者为经产妇，经实验室检查也因 AsAb 阳性而未孕，故由此可汲取经验，不仅未生育的患者需考虑 AsAb 的原因，经产妇也可能因此而导致不孕。

第六章　复发性流产

一、复发性流产概述

复发性流产是指连续发生 2 次或 2 次以上的自然流产。每次流产往往发生在同一妊娠月份。也有将连续发生 3 次或 3 次以上的自然流产定义为习惯性流产。中医称为"滑胎"。原因大多为孕妇黄体功能不全、甲状腺功能低下、先天性子宫畸形、子宫发育异常、宫腔粘连、子宫肌瘤、染色体异常、自身免疫等。其临床症状早期仅可表现为阴道少许出血，或有轻微下腹隐痛，出血时间可持续数天或数周，血量较少。一旦阴道出血增多，腹痛加重，检查宫颈口已有扩张，甚至可见胎囊堵塞颈口时，流产已不可避免。如妊娠物全部排出，称为完全流产；仅部分妊娠物排出，尚有部分残留在子宫腔内时，称为不全流产，需立即清宫处理。

二、流产的分类

根据流产发生的时间可将流产分为早期流产和晚期流产。凡妊娠不到 28 周，胎儿体重不足 1 000 g 而终止者，称流产。早期流产系指流产发生在妊娠 12 周以前，一般多与遗传因素、母体内分泌失调及免疫学因素等有关；晚期流产多指流产发生在妊娠 12 周以后，常为子宫颈内口松弛所致，多因刮宫或扩张宫颈所引起的子宫颈口损伤，少数可能属于先天性发育异常。此类患者在中期妊娠之后，由于羊水增长，胎儿长大，宫腔内压力增高，胎囊可自宫颈内口突出，当宫腔内压力增高至一定程度，就会破膜而流产，故流产前常常没有自觉症状。

根据流产前有无正常生育史，将复发性流产分为原发性及继发性两种。原发性流产指与同一丈夫从无正常妊娠，多次在妊娠 20 周前流产；继发性流产是指患者与同一丈夫有过正常妊娠至少分娩过一次活婴，或虽然未分娩过但流产多发生在妊娠 20 周以后。

三、发病原因

复发性流产的患者中能够识别其病因的仅占 50%，主要包括染色体异常、母体生殖道异常、母体内分泌异常、免疫功能异常、生殖道感染、宫颈功能不全及血栓形成倾向等。

1. 染色体异常　包括夫妻染色体异常和胚胎染色体异常。常见的夫妇染色体异常为平衡易位、罗伯逊易位等。胚胎染色体异常中以三倍体最多，其次为多倍体、X 单体、常染色体单体、染色体平衡易位、缺失、嵌合体、倒置、重叠等。复发性流产夫妇染色体异常的发生率为 4%，而正常人群为 0.2%，其中母源与父源之比为 3∶1。单次自然流产中胚胎染色体异常为主要原因，而复发性流产胚胎染色体异常并非主要原因。第二次发生自然流产胚胎染色体异常的患者，50％～70％为第一次胚胎染色体为非整倍体流产的患者，约20％为第一次胚胎染色体正常流产的患者。随流产次数的增加，胚胎染色体异常发生率减少。

2. 母体内分泌失调

1）黄体功能不全：占23％～60％，基础体温双相型，但高温相小于11d，或高低温差小于0.3，子宫内膜活检示分泌反应至少落后2d，黄体期黄体酮低于15 ng/ml引起妊娠蜕膜反应不良，2～3个周期黄体功能检测显示不足，方可纳入诊断，黄体功能不全影响孕卵着床。

2）多囊卵巢综合征：复发性自然流产患者中，多囊卵巢综合征的发生率为58％。高浓度的促黄体生成素、高雄激素和高胰岛素血症降低了卵子质量和子宫内膜容受性。

3）高泌乳素血症：黄体细胞存在泌乳素受体，高泌乳素抑制颗粒细胞黄素化及类固醇激素，导致黄体功能不全和卵子质量下降。有学者发现泌乳素可减少早期人类胎盘绒毛膜促性腺激素的分泌。

4）甲状腺疾病：甲状腺功能低下与复发性自然流产相关，而且认为复发性自然流产与甲状腺抗体的存在相关（此类患者甲状腺功能多为正常）。

5）糖尿病：亚临床或控制满意的糖尿病不会导致复发性流产，未经控制的胰岛素依赖型糖尿病自然流产率增加。

3. 母体生殖道的异常

1）子宫畸形：15％～20％复发性自然流产与子宫畸形相关。包括单角子宫、双角子宫、双子宫及子宫纵隔等。其中尤以子宫不全纵隔最易导致复发性流产。纵隔部位内膜发育不良，对甾体激素不敏感，血液供应差。

2）Asherman综合征：宫腔体积缩小，对甾体激素应答下降。

3）宫颈功能不全：引起晚期流产和早产，占复发性流产的8％。宫颈功能不全是指孕期出现无痛性的宫颈管消失，宫口扩张。非孕期8号Hagar扩张棒无阻力通过宫颈内口。

4）子宫肌瘤：黏膜下肌瘤及大于5 cm肌间肌瘤与复发性流产有关。

4. 生殖道感染　0.5％～5％的复发性流产与感染相关。细菌性阴道病患者妊娠晚期流产及早产发生率升高；沙眼衣原体、解脲支原体造成子宫内膜炎或宫颈管炎可致流产。

5. 免疫功能异常

1）自身免疫：抗磷脂抗体综合征（antiphospholipid antibody syndrome，APS）抗磷脂抗体阳性伴血栓形成或病理妊娠的一组临床征象。抗磷脂抗体或作用于血管内皮磷脂，抑制花生四烯酸的释放及前列腺素产生，促进血管收缩及血小板聚集；或与血小板磷脂结合，诱导血小板激活、聚集、破坏并释放出血栓环素，导致血管内血栓形成；或通过干扰血栓调节素组织蛋白质C的激活，还能抑制纤溶酶原和蛋白质的活化；或与 β_2-GPI 结合抑制 β_2-GPI 的抗凝活性。其主要病理改变为内皮损伤、血小板聚集、高凝状态，最后导致血管内血栓形成。血液高凝状态可能导致子宫胎盘部位血流状态改变，局部组织易形成微血栓，形成胎盘纤维沉着、胎盘梗死灶，从而引起胎盘缺血缺氧，最终导致胚胎发育不良或流产。APS的特征为至少具有一个临床和实验室标准。临床标准为：①1次或多次确诊的血栓，包括静脉、动脉和小的血管的血栓；②妊娠并发症包括 3 次或以上小于 10 周的妊娠丢失；③1 次或 1 次以上的大于 10 孕周的胎儿死亡或至少一次由于先兆子痫或胎盘功能不全所致的早产。实验室标准：抗心磷脂抗体（IgG 或 IgM）中度以上水平或狼疮抗凝因子及 β₂ 糖蛋白-抗体阳性。以上 3 项化验间隔 6 周至少重复 2 次。

2）同种免疫：妊娠是成功的半同种移植过程，孕妇由于自身免疫系统产生一系列的适应性变化，从而对宫内胚胎移植物表现出免疫耐受，而不发生排斥反应。如果免疫调节和抑制细胞失衡，如滋养细胞膜 HLA-G 表达异常，NK 细胞亚群平衡失调，Th1/Th2 平衡失调，保护性抗体和（或）封闭抗体异常，巨噬细胞分泌的细胞因子异常，母体对胚胎父系抗原识别异常而产生免疫低反应性，导致母体封闭抗体或保护性抗体缺乏、免疫排斥反应，流产发生。

6. 遗传性血栓倾向　如 *factor V Leiden* 基因突变和亚甲基四氢叶酸还原酶（*MTH-FR*）基因表达异常，蛋白 S、蛋白 C 缺乏导致血栓倾向，影响胎盘的发育和功能。

四、病理生理机制

早期流产时胚胎多数先死亡，继之发生底蜕膜出血，造成胚胎的绒毛与蜕膜层剥离，已剥离的胚胎组织如同异物，引起子宫收缩而被排出。有时也可能蜕膜海绵层先出血坏死或有血栓形成，使胎儿死亡，然后排出。早期妊娠时，胎盘绒毛发育尚不成熟，与子宫蜕膜联系还不牢固，故妊娠 8 周前的流产，妊娠产物多数可以完全从子宫壁剥离而排出，出血不多。妊娠 8～12 周，胎盘绒毛发育繁盛，与蜕膜联系较牢固，此时若发生流产，妊娠产物往往不易完全剥离排出，常有部分组织残留宫腔内影响子宫收缩，出血较多。

五、诊断步骤

1. 病史　详细询问既往妊娠、流产、产后情况，有无流产诱因，有无全身性疾病。

2. 体征　宫颈有无旧裂或松弛、子宫有无畸形、肌瘤、子宫内膜异位症。

3. 辅助检查

1）染色体核型：对流产 2 次以上，尤其是妊娠空囊无胚芽者、有条件者，夫妇双方均需做此检查。

（1）胚胎发育异常分两大类：①全胚胎发育异常，即生长结构障碍。②特殊发育缺陷，包括神经管缺陷、唇腭裂、肢体发育缺陷等，染色体异常孕卵流产物则有多种变化，如胎儿有 XO 染色体异常时，流产标本见巨大绒毛膜血栓；三倍体异常时，可见绒毛水肿或呈水泡状改变，使胎盘的切面呈微囊状改变，直径 3～12 mm，散在于整个胎盘中，与肉眼观察正常绒毛混杂在一起，微囊状改变的胎盘 70% 均合并三倍体孕卵，四倍体异常在流产标本常见空囊、蜕膜及胎盘内有出血，出现轻度局灶性小囊改变，但无弥散性囊型改变。

（2）绒毛发育不良：绒毛显示生长抑制，绒毛小，相关形成差，绒毛间质细胞不成熟，绒毛被覆盖一层薄而发育不良滋养细胞，主要见于染色体异倍体胚胎的胎盘。

2）免疫放射检查。

（1）外周血封闭抗体：封闭效率（BE）、抗独特性抗体（AIA）、细胞毒抗体（CTA）。

（2）血型：ABO、Rh 因子及抗体效价。

（3）不孕全套：抗精子抗体（AsAb），抗子宫内膜抗体（AEMAb），抗卵巢抗体（AOAb），抗绒毛膜促性腺激素抗体（AhCGAb），抗滋养细胞膜抗原的抗体（TA），抗透明带抗体（ZP），抗心磷脂抗体（ACL）。

3）内分泌激素检查。

（1）血 FSH、LH、E_2、T_3、T_4、PRL。

（2）P 水平：经前 4、6、8 d 血 P 之和大于 15 ng/ml。

4）诊刮。

5）HSG：子宫畸形、宫腔粘连，子宫颈功能不全。

6）宫腹腔镜：子宫黏膜下肌瘤、息肉、子宫纵隔、粘连，可行激光手术治疗。

7）B 超检查：子宫肌瘤、畸形；宫颈功能不全（宫颈短 $\leqslant 2$ cm；宫颈内口扩张 $\geqslant$ 1.5 cm、宫颈管筒状扩张内口直径 $\geqslant 1.5$ cm）；子宫下段延长，并出现轮状收缩；胎囊楔入宫颈内口或脱垂入颈管。

8）病毒学检查：TORCH、支原体、衣原体等。

9）精液常规检查。

10）血栓前状态检查：甲状腺功能，血液流变学，抗核抗体，抗双链 DNA，血沉，抗心磷脂抗体，抗 β_2 糖蛋白 1 抗体，D-二聚体，血小板凝集率，血小板聚集试验（PAGT），部分凝血活酶时间，血浆 α-颗粒膜蛋白。

六、中医辨证论治

复发性流产属于中医"滑胎"范畴。《景岳全书·妇人规·数堕胎》对滑胎的病因病机进行了较为全面的论述："凡妊娠之数见堕胎者，必以气脉亏损而然。而亏损之由，有禀质之素弱者，有年力之衰残者，有忧怒劳苦而困其精力者，有色欲不慎而盗损其生气者，此外如跌仆，饮食之类，皆能伤其气脉。气脉有伤而胎可无恙者，非先天之最完固者不能，而常人则未之有也。"明确提出除气血不足外，情志所伤，房劳过度，跌仆等因素均可致胎元失固而滑胎。中医治疗本病强调"预培其损"，临床常见分型有脾虚、肾虚、血热、血瘀、宫寒等。

1. 脾虚

【主证】屡孕屡堕，平素可见神倦乏力，食少便溏，脘腹胀满，面色萎黄，或伴有头晕，带下量多，色白或淡黄，质稠无味，绵绵不断，舌质淡，苔白边有齿印，脉沉细而滑。

【治疗法则】补气健脾，养血调冲。

【方药】参苓白术散加减。

2. 肾虚

【主证】屡孕屡堕，平素见腰膝酸痛，或腰背冷痛，畏寒肢冷，尤以下肢为甚，舌淡胖苔白，脉沉弱；或见潮热盗汗，五心烦热，咽干颧红，溲黄便干，舌红少津，脉细数。

【治疗法则】补肾益气调冲。

【方药】右归丸或左归丸加减。

3. 血热

【主证】屡孕屡堕，月经量多，血色深红或鲜红，心烦，面红目赤，渴喜冷饮，舌红，苔黄，脉数。

【治疗法则】滋阴清热，凉血调冲。

【方药】保阴煎加减。

4. 血瘀

【主证】屡孕屡堕，平素面色晦暗，皮肤干燥，或经时腹痛，血色暗红，伴有血块，舌质暗，边有瘀斑，苔薄，脉弦涩。

【治疗法则】活血化瘀，养血调冲。

【方药】桂枝茯苓丸加减。

5. 宫寒

【主证】屡孕屡堕，平素四肢不温，小腹冷痛，得温痛减，经时甚，舌质淡，苔白，脉沉细。

【治疗法则】补肾温经，散寒调冲。

【方药】温经汤加减。

七、中西医结合辨病与辨治诊治规律探索

1. 针对病因治疗　未孕前尽可能寻找致流产原因，并予以治疗纠正。

2. 染色体核型及遗传因素引起，目前尚缺少防治方法　夫妇均应做染色体核型检查是否存在平衡携带易位者，对显性遗传携带者，一旦妊娠则需终止；对高危者可做绒毛或羊水染色体核型检查。

3. 免疫病因分类及治疗

1）母胎免疫识别低下型：此型为临床最多见，是引起流产最主要的原因之一，常伴有内分泌功能不足。此种类型主要呈现封闭抗体缺乏，原发性流产常表现为封闭抗体及封闭抗体的独特性共同缺乏；而继发性流产仅表现为封闭抗体的独特型缺乏。其治疗方法如下：①皮下注射丈夫或第三者淋巴细胞，该法反应强，发生快，持续时间短；②白细胞抗原注射：输配偶或第三者白细胞，3周1次，直到27周；③输血疗法：无封闭抗体的妇女输入含白细胞的血液，第3次输血后2个月血清中封闭抗体阳性。精子抗体所致流产治疗：避孕套半年以上，抗体滴定度高的配合免疫抑制剂治疗，或泼尼松治疗。

中医辨证以肾虚胎元不固为多见。中医认为，肾为先天之本，主生殖；脾为后天之本，气血生化之源，肾系胞脉，气以载胎，血以养胎，始能维持正常妊娠，如肾虚胎元不固，则胎失所系、所载，导致流产。治则：补肾益气安胎固任。方药：寿胎丸加减（党参、白术、白芍、山药、续断、桑寄生、杜仲、菟丝子）。

2）母-胎免疫识别过渡型。

（1）抗磷脂抗体阳性：目前的治疗手段有抗栓塞、抗凝、免疫抑制，下面分述各种治

疗方法，根据血凝及血小板聚集状况调整用药剂量。①阿司匹林：阿司匹林作为花生四烯酸代谢产物环氧酶的抑制剂，可抑制前列腺素和血栓素 A_2 的合成。血栓素 A_2（TXA_2）能使血管收缩，促进血小板聚集。阿司匹林抑制 TXA_2 栓塞的形成，可持续整个孕期长期服用，经治疗后妊娠成功率可达 75%，且对胎儿和孕妇无明显不良影响；②泼尼松：泼尼松从妊娠开始应用，连续用药至妊娠 24 周，以后逐渐减量至 10 mg 维持到分娩，同时配伍阿司匹林治疗，有效率达 70% 以上；③肝素：普通肝素由于不能通过胎盘，对胎儿比较安全，临床应用肝素治疗后妊娠结局良好。但长期应用肝素可发生血小板减少、出血、骨质疏松等副作用。目前推荐低分子量肝素，认为其预防栓塞性疾病的效果与肝素相似，但副作用和并发症较少。现临床上常用肝素、阿司匹林、泼尼松互相配伍或 3 种药物联合使用，但尚无取得共识的最佳方案。中药辨证属肾虚血瘀，瘀阻脉络，予以中药补肾活血化瘀安胎。

（2）抗透明带抗体阳性患者治则为滋补肾阴、清泻虚火，治疗采用中药知柏地黄丸。

（3）母婴血型不合：①超声监护胎儿；②定期随访抗体效价。在中医学"胎黄"或"胎疸"所述之证候符合新生儿溶血症表现，其发病的机制主要是母体湿热之邪化为胎毒，遗传于胞胎、瘀积在血而致。辨证湿热瘀积，采用清热化湿或清热凉血，并佐以活血祛瘀法，方用茵陈蒿汤加减：茵陈、黄芩、山栀子、制军、赤白芍、丹参、益母草、菟丝子、寄生、杜仲、黄芩。

3）母-胎免疫识别复杂型：此型不多见，但其病因复杂，是临床十分棘手的一种病因类型。此类患者体内呈现自身免疫倾向。这种自身免疫倾向尚影响正常母胎免疫调节网络的正常建立。其本质为母体自身的免疫调节紊乱，造成母-胎免疫调节紊乱。白细胞免疫疗法不但可使磷脂抗体转为阴性，若加用小剂量阿司匹林，可获得更好临床疗效。中医治则为清热利湿，益肾活血。

4. 子宫器质性病变 子宫纵隔畸形：经腹手术切除纵隔或经阴道宫腔镜下激光切割纵隔治疗；宫腔粘连，扩宫分粘连置环，或在宫腔镜下操作；术后均予以活血调经中药口服。对于宫颈功能不全引起的复发性流产，患者流产合并下坠感，证属中医中气下陷范畴，在孕 15 周左右采用宫颈内口"∩"形缝合术，注意防感染，同时术前、术后服用补肾益气升阳中药，方以补中益气汤加减。

5. 感染因素 最常见为 TORCH 综合征，致病菌通过胎盘感染胚胎致流产，对于此类流产患者，开展 TORCH 病原体抗体检测，支原体、衣原体培养。中医辨证属正气不足，热毒内蕴范畴，治以扶正益气，清热解毒凉血。对于 TORCH 感染者口服螺旋霉素，支原体、衣原体培养阳性者在非孕期口服阿奇霉素，孕期宫颈局部喷雾（清热解毒中药）治疗。

八、研究进展

将西医辨病、辨因的微观监测和中医宏观辨证施治研究相结合，已经初步形成各型复发性流产的中西医结合诊断及治疗规律。以"肾藏精，主生殖"为主线，结合肾与现代医学下丘脑-垂体-卵巢轴的相关性，重视补肾疗法在本病中的应用，兼顾健脾、宁心、疏肝、活血、清热等治法安胎，正是体现了中医"有故无殒，亦无殒也"的理论，与现代医学对这些疾病的认识及中药药理作用有机的结合，在治疗中起到了关键性的作用。中药对人体的免疫功能有着多环节、多靶点的积极影响，在治疗反复自然流产方面具有独特的优势，但通过相关文献的回顾可以看出保胎中药的生殖毒性研究是有限的。人们对中药生殖安全性，特别是中药复方的认识还不够深入和系统，对于是否有影响生殖安全性的中药的范围没有相对统一的标准。应该更多地注重这方面的研究，尤其要注重复方的研究。

九、临床案例

案例一

【初诊（2009 年 5 月 11 日）】张某，女，30 岁，已婚，干部，湖北天门人。

【主诉】反复自然流产 5 次，求嗣。

【现病史】患者婚 4 年余，在 2005 年 6 月 11 日、11 月 10 日、2006 年 5 月 5 日、12 月 4 日、2007 年 11 月 7 日分别孕 55 d、62 d、50 d、56 d、59 d 自行流产，曾在多处中西医保胎治疗。为求进一步诊治，今来湖北省妇幼保健院门诊。月经基本正常，末次月经 2009 年 5 月 5 日，量中，色红或淡红，无血块，经期腰酸加重。患者平素时有腰酸痛，白带量多质清，头昏乏力，食欲稍差，大小便正常。察其神志清楚，发育正常，形体偏瘦，面色黄稍暗，舌质红，苔薄白。诊其肌肤温，腹平软，按之不痛，脉沉弱，尺部弱甚。妇科检查：外阴（一）、阴道（一），宫颈光滑，宫体前位，子宫大小正常，质地中等，活动可，附件（一）；2009 年 3 月查男女双方染色体均正常，女方支原体、衣原体、TORCH、不孕全套均在正常范围；男方精液常规、抗精子抗体正常。2009 年 4 月行宫腔镜检查宫腔形态正常。

【西医诊断】复发性流产。

【中医诊断】滑胎。

【中医辨证】肾气不足，气血虚弱，冲任不固。

【治法】健脾补肾，益气养血，调固冲任。

【方药】补肾固冲丸加减：续断 15 g、熟地 20 g、菟丝子 20 g、鹿角霜 15 g、杜仲 10 g、阿胶 10 g、当归 10 g、党参 15 g、黄芪 15 g、白术 10 g、巴戟 15 g、枸杞子 15 g、山药 15 g。10 剂，每日 1 剂，水煎 3 次，取药汁约 300 ml，分 3 次温服。

【二诊（2009 年 5 月 21 日）】服药后现感觉精神较前好转，腰酸头昏减轻，食欲有改善，舌质淡，苔薄白，脉沉弱。前方继服 10 剂。

【三诊（2009 年 5 月 31 日）】现感觉腰酸已不明显，食欲明显恢复，已无头昏乏力感，色红，苔薄白，脉较前有力。前方继服 10 剂，如来月经暂停，月经第 4～5 天续服。

【四诊（2009 年 6 月 15 日）】月经 6 月 3 日来潮，量中，无痛经，腰酸明显较以前减轻，7 d 月经基本干净，食欲较好，精神较佳，无明显不适，舌质红，苔薄白，脉象较前和缓有力，前方继服 10 剂。

【五诊至八诊（2009 年 6 月 25 日—8 月 10 日）】又诊 4 次，除月经期间暂停服药外，其他时间均服中药。以上述方适当加减治疗。

2009年11月再次妊娠，孕期未出现阴道出血、腰酸腹痛等不适，后随访，于2010年8月顺利分娩。

按语 复发性流产的患者中能够识别其病因的仅占50%，该患者各项指标未见明显异常，可归为不明原因流产。复发性流产从中医角度讲与肾虚关系最为密切，其次气血虚弱亦有关系。肾气不固，气血虚弱，伤及冲任则导致胎元不固而堕落。故在治疗上，习惯性流产一定要注意补肾调理冲任。《明医杂著妇人半产》云："其有连堕数次，胎元损甚者，服药须多，久则可以留。"着重强调了反复堕胎，严重损伤胎元者，贵在坚持治疗，以调冲任，培补其源，方可保证胎元健固，孕产正常。本病从中医辨证看当属肾气虚弱，气血不足，冲任不固所致。在孕前即未孕之时开始治疗，补肾固冲，益气养血，调理冲任，用续断、生地、菟丝子、鹿角霜、杜仲、巴戟、枸杞子补肾气，党参、黄芪、白术、山药益气健脾，当归、阿胶养血，使肾气充盛，气血平调，孕后则胎元不易坠落。

案例二

【初诊（2008年10月15日）】肖某，女，28岁，职员，湖北武汉人。

【主诉】自然流产3次，求嗣。

【现病史】患者近3年内流产3次，均系孕50 d左右自然流产。月经规则，一月一行，5 d干净，量中等，色暗红，有痛经，可忍受，喜温喜按，腰痛尤甚。平素怕冷，经前乳胀，纳可，二便调；察其舌质淡紫，苔薄白；诊其脉沉细，尺弱。

妇科检查：外阴（一）、阴道（一），宫颈光滑，宫体前位，子宫大小正常，质地中等，活动可，附件（一）。

辅助检查：2008年7月女方查不孕全套抗子宫内膜抗体EmAb-IgG阳性，抗心磷脂抗体ACA-IgG阳性，其余正常；内分泌：FSH 5.92 mIU/ml，LH 2.94 mIU/ml，E_2 19 pg/ml，TORCH、支原体、衣原体均在正常范围。男方精液常规正常，抗精子抗体阴性。

【西医诊断】复发性流产。

【中医诊断】滑胎。

【中医辨证】肝郁肾虚，气血阻滞。

【治法】疏肝解郁，补肾活血。

【方药】

(1) 柴胡疏肝散加减：柴胡10 g、郁金15 g、玫瑰花10 g、当归15 g、川芎10 g、茯苓15 g、枳壳12 g、续断15 g、寄生15 g、菟丝子15 g、补骨脂10 g、防风10 g、丹参20 g、桃仁10 g、五味子15 g、鹿角霜6 g。10剂，水煎服，一日1剂。

(2) 肠溶阿司匹林片25 mg加强的松5 mg，分别每日1次，一次1片。

【二诊至八诊】（2008年10月28—2009年2月10日）经过上述方法治疗3月余，患者复查抗子宫内膜抗体EmAb及抗心磷脂抗体ACA均转阴性，建议运用B超卵泡监测以备孕。

【九诊（2009 年 3 月 15 日）】 患者末次月经 2009 年 2 月 10 日，目前停经 33 d，无腹痛、腰酸及阴道出血等不适，予以补肾安胎之中药——自拟固胎合剂配合达芙通保胎至孕 3 月，后随访，于同年 11 月份自然分娩一健康男婴。

按语　复发性流产患者除内分泌、感染、遗传、子宫畸形等因素外，最重要的因素即免疫性因素，80% 的不明原因流产都与免疫因素有关。免疫因素包括不孕不育免疫性抗体，如抗精子抗体（ASAb）、抗子宫内膜抗体（AEMAb）、抗卵巢抗体（AOAb）、抗绒毛膜促性腺激素抗体（AhCGAb）、抗滋养细胞膜抗原的抗体（TA）、抗透明带抗体（ZP）、抗心磷脂抗体（ACL），另外还有狼疮抗凝因子（LAC），β_2 糖蛋白、封闭抗体、细胞免疫 $CD16^+$、$CD56^+$、NK 细胞升高，抗甲状腺抗体，ABO 血型等。本案患者在查找原因时发现 EmAb 及 ACA 均为阳性，在西医辨病的基础上，口服阿司匹林片，同时运用中医辨证来调理。患者自然流产 3 次，精神紧张，压力大，甚肝气郁结，肝郁气滞，壅塞气机，冲任瘀滞不通，故可见痛经、月经色暗，舌质淡紫；肝肾同源，肝郁致肾虚，腰为肾之府，故腰痛；肾阳不足，温煦失职，故怕冷，脉沉细尺弱。方拟柴胡疏肝散以疏肝解郁，加玫瑰花、防风以疏肝平肝，续断、寄生、补骨脂、五味子、鹿角霜以温肾阳、补肾气，佐以丹参、桃仁以活血化瘀。经过中西医结合治疗后，患者成功怀孕并得以顺利生产。

案例三

【初诊（2011 年 4 月 19 日）】 谢某，女，29 岁，教师，湖北武汉人。

【主诉】 稽留流产 3 次，要求生育。

【现病史】 患者于 2008、2009、2010 年分别孕 70 余天胚胎停育，后行清宫术，月经规则，量偏少，色暗，痛经（一），末次月经 2011 年 4 月 5 日。平素怕热，手足心热明显，纳可，二便调，夜间时有盗汗；察其体胖，面色晦暗，舌质淡胖，苔薄黄；诊其脉沉细。2011 年 2 月女方甲状腺功能正常，生殖免疫全套（抗精子抗体、抗子宫内膜抗体、抗人绒毛膜促性腺激素抗体、抗组织细胞抗体、抗心磷脂抗体抗卵巢抗体、抗透明带抗体）正常，封闭抗体阴性，性激素六项正常，有糖尿病史，目前口服降糖药，血糖控制尚可；男方精液常规：A 13.88%、B 11.96%，其余正常。双方染色体正常。

【西医诊断】 复发性流产。

【中医诊断】 滑胎。

【中医辨证】 肝肾不足、阴虚血瘀。

【治法】 清养肝肾、活血化瘀。

【方药】 知柏地黄汤合二至丸加减：生地 15 g、泽泻 15 g、山药 15 g、知母 15 g、枸杞 15 g、地骨皮 15 g、王不留行 15 g、丹皮 12 g、茯苓 12 g、山茱萸 12 g、黄柏 12 g、黄精 12 g、桑葚 12 g、女贞子 10 g、旱莲草 10 g、丹参 20 g。10 剂，水煎服，一日 1 剂。

嘱患者同时治疗封闭抗体（进行配偶淋巴细胞免疫治疗）及提高男方精子质量。

【二诊至五诊】（2011 年 4 月 30 日—2011 年 8 月初） 经过上述方法加减治疗 3 月余，患者月经量增多，手足心热等症状消失，面色较前红润，唇色变淡，苔薄白。同时经过 3 个月的主动免疫治疗，患者封闭抗体复查转阳。

【六诊（2011年9月10日）】备孕，予以补益脾肾，自拟调经1号方加减：当归10 g、川芎10 g、覆盆子10 g、女贞子10 g、白芍15 g、熟地15 g、党参15 g、茯苓15 g、菟丝子15 g、五味子15 g、炒白术12 g、香附12 g、山药20 g、甘草6 g、柴胡6 g，水煎服，一日1剂。

配合针刺穴位疗法调理关元、气海、地机、足三里、三阴交及丰隆等。

【七诊（2011年12月13日）】经上述方法调理两个月，末次月经2011年10月31日，2011年12月12日自测尿hCG阳性，即补肾养血安胎至孕3月。后随访，患者于2012年8月6日剖宫产一男婴，母子平安。

按语 此患者胎停育3次，西医属"复发性流产"范畴，经过染色体、内分泌等各项检查均正常，唯独封闭抗体阴性。有专家指出80%的不明原因的流产均归属于免疫因素，而免疫因素大多是"封闭抗体"的缺失，所以治疗封闭抗体是非常必要的。在治疗封闭抗体的同时，运用中药进行调理，患者前一阶段中医辨证为"肝肾不足、阴虚血瘀"，治以"清养肝肾、活血化瘀"。如《傅青主女科》："大凡妇人之怀妊也，赖肾水以荫胎，水源不足，则火易沸腾……水火两病，胎不能固而堕矣。"经过3个月的治疗，患者阴虚内热之象及月经量少明显改善，且封闭抗体转阳性，随后着手备孕，此时转为补益脾肾，佐以疏肝之法进行调经，直至妊娠。考虑复发性流产的特殊性，怀孕后应积极保胎，直至孕满3月。

案例四

【初诊（2009年11月9日）】陈某，女，27岁，教师，湖北武汉人。

【主诉】稽留流产3次，要求生育。

【现病史】患者既往稽留流产3次，分别于2008年2月、2008年10月、2009年5月，每次均孕60 d左右时胚胎停育。月经规则，量中，色暗，有痛经，喜温喜按，末次月经2009年11月5日。平素时有腰痛，怕冷，手足冰冷，小腹凉，纳眠可，二便调；察其舌质淡紫，边有齿印，苔薄白；诊其脉沉细尺弱。辅助检查：2009年8月不孕全套抗精子抗体即AsAb-IgG（＋），其余正常，封闭抗体（－）；甲状腺功能正常；性激素六项正常。男精液常规：A 10.53%，B 9.54%，抗精子抗体阴性；男女双方染色体均正常。

【西医诊断】复发性流产。

【中医诊断】滑胎。

【中医辨证】肾阳亏虚，寒凝胞宫。

【治法】温补肾阳，暖宫散寒。

【方药】自拟调经暖宫方加减：当归15 g、炒白芍15 g、党参15 g、川芎10 g、小茴香10 g、桂枝10 g、丹皮10 g、甘草10 g、巴戟天10 g、覆盆子10 g、菟丝子10 g、五味子10 g、法半夏12 g、熟地12 g、吴茱萸6 g。共10剂，水煎服，一日1剂。

肠溶阿司匹林片25 mg，每日1片，同时隔离疗法；嘱患者同时治疗封闭抗体（进行配偶淋巴细胞免疫治疗）；建议男方同时中药治疗。

【二诊至六诊】（2009年11月25日—2010年3月初）患者经过上述治疗3个月余，复查 AsAb（一），封闭抗体转为阳性，痛经明显缓解，小腹转暖，手足冷明显好转。男方精液常规示活力增强（A＋B＝45%）。嘱患者准备试孕。

【七诊（2010 年 5 月 4 日）】患者末次月经 2010 年 4 月 4 日，今第 30 天查 hCG 202.8 mIU/ml，P 32.80 ng/ml，无特殊不适。予以中药补肾养血安胎，自拟方固胎合剂口服：熟地 20 g、党参 15 g、炒白芍 15 g、炒白术 15 g、菟丝子 15 g、枸杞 15 g、山药 15 g、寄生 15 g、扁豆 15 g、续断 15 g、山茱萸 12 g、杜仲 10 g、甘草 6 g、砂仁 6 g。共 7 剂，水煎服，一日 1 剂。固胎合剂安胎至孕 3 月，后随访，患者于 2011 年 1 月分娩一女婴，母女平安。

按语　对于此类复发性流产的患者，需要采取辨证与辨病相结合的原则，运用现代医学检查复发性流产的具体原因，配合西医的治疗方法进行治疗，同时运用中医辨证的原则进行中医传统方法调理，是典型中西医结合治疗的方法。本案检查抗精子抗体阳性、封闭抗体阴性及男方精子活力低，我们在中医辨证的基础上，运用适当的西医来治疗抗精子抗体及封闭抗体，使其转至正常；同时对于男方精子活力低，运用中医辨证治疗后，精子质量提高，并使女方顺利妊娠。有时流产原因很复杂，一种或两种甚或多种原因。沈尧封《女科辑要》："妊娠病源有三大纲，一曰精亏，人身精血有限，聚以养胎，阴分必亏；二曰气滞，腹中增一障碍，则升降之气必滞；三曰痰饮，人身脏腑接壤，腹中遽增一物，脏腑之机枯不灵，津液聚为痰饮。知其三者，庶不为邪说所惑。"另外，此患者屡孕屡堕，属中医"滑胎"范畴，中医辨属肾阳亏虚，寒凝胞宫，自拟调经暖宫方加减，方中当归、川芎、炒白芍、熟地取四物之意，养血补血；当归、川芎、白芍、法半夏、吴茱萸、桂枝、党参、丹皮、甘草乃金匮温经汤之组成，有温经散寒，养血活血之功，加菟丝子、巴戟天、小茴香、五味子加强温补肾阳之效。调补 3 个月后，患者宫寒得除，再孕则能成功。

案例五

【初诊（2011 年 3 月 28 日）】程某，女，35 岁，教师，武汉人。

【主诉】自然流产 3 胎。

【现病史】患者分别于 2009 年、2010 年孕 50 d 左右阴道出血致难免流产后行清宫术。月经尚规则，14 岁初潮，30 d 一行，5 d 干净，量偏少，色淡红，痛经，喜温喜按，末次月经 3 月 10 日，量色如常，平素面色萎黄，神疲肢软，头昏气短，眠差多梦，纳可，二便调，舌质淡红，苔白，脉沉细弱。

妇科检查：外阴（一）、阴道（一）；宫颈尚光滑；宫体前位，子宫大小正常，质地中等，活动可，无压痛；双附件未及。辅助检查：今 B 超提示子宫不全纵隔，封闭抗体阴性，不孕全套提示 AhCG -IgG（＋），AhCG -IgM（＋），男方染色体 46xy。

【西医诊断】复发性流产、子宫畸形。

【中医诊断】滑胎。

【中医辨证】平素脾胃虚弱，中气不足，气血亏虚，气虚不足以载胎，血虚不足以养胎，以致屡孕屡堕。

【治则】补气养血，调补冲任。

【方药】

（1）八珍汤合寿胎丸加减：党参15 g、炒白术15 g、茯苓15 g、当归15 g、川芎10 g、白芍15 g 熟地20 g、阿胶10 g、菟丝子15 g、续断15 g、桑寄生15 g、五味子15 g、夜交藤30 g、枣仁20 g、覆盆子10 g、黄芪20 g。15剂，水煎服，一日2次。

（2）同时用主动免疫治疗封闭抗体，积极做封闭抗体治疗前的检查。

（3）阿司匹林肠溶片25 mg，每日1次，口服。

【二诊（2011年4月15日）】末次月经4月6日，量较前稍多，色鲜红，痛经好转。治疗同前，守上方加丹参15 g，王不留行15 g，20剂，水煎服，一日2次。

【三诊（2011年5月12日）】末次月经5月3日，量较前增多，纳可，寐安，已经进行封闭抗体治疗2次，守上方加淫羊藿10 g，巴戟天10 g，20剂，水煎服，一日2次。

【四诊（2011年6月28日）】复查封闭抗体转阳，患者经3个月的治疗，月经量增多，无痛经，精神尚可，嘱其备孕。

【五诊（2011年7月30日）】患者经水过期未至，查尿hCG（＋），加强封闭抗体治疗，另予以中药固肾养血安胎，配合达芙通保胎至孕3月。

其间封闭抗体治疗3次，后随访，于2012年4月剖宫产一男婴。

按语 临床复发性流产患者中有一定比例的子宫畸形，尤其是以子宫纵隔不全为多见，其次是鞍形子宫，从临床研究总体上看，子宫畸形不需手术而能成功妊娠，不能把复发性流产归结于子宫畸形上，而是要从其他方面找原因。

另外，这一案例不仅有子宫畸形，且男方染色体检查显示是小Y，虽然男方染色体显示是大Y或小Y，但这种染色体的多态型，从遗传角度讲，不至于流产的，在临床很多见。

这一案例还是封闭抗体的缺乏导致的流产，一方面我们采取中西医结合治疗，从西医角度进行淋巴细胞主动免疫治疗，转阳后备孕；另一方面，从中医辨证来治疗，此患者辨证属脾胃虚弱，气血不足，气虚不足以载胎，血虚不足以养胎，治以补肾气，调冲任，使气血充足，冲任盈满，肾气得固，故能养胎载胎。方中八珍汤补气血，寿胎丸补肾气，调冲任，怀孕后健脾补肾，养血安胎，佐以达芙通加强黄体功能，故成功妊娠。

案例六

【初诊（2007年10月24日）】黄某，女，30岁，职员，湖北武汉人。

【主诉】自然流产3次，求嗣。

【现病史】患者自然流产3次，均系孕2个月左右，外院多次查女方抗A滴度1∶256，并长期服用泼尼松仍不能降抗体。月经尚规则，25 d一行，3 d干净，量偏少，无痛经，末次月经为2007年10月2日，量少，3 d干净。平素晨起口苦，纳可，大便干，小便黄；察其舌质红，苔薄黄，脉弦细。妇科检查：外阴（－）、阴道（－）；宫颈光滑；宫体前位，子宫大小正常，质地中等，活动可；双附件未及。辅助检查：2007年8月检查双方染色体正常，多次B超检查提示内膜薄，复查抗A滴度1∶256，P 1.3 ng/ml（黄体期检查），其余正常；不孕全套、TORCH、支原体、衣原体均在正常范围；男方精液常规正常，抗精子抗体阴性。

【西医诊断】复发性流产。

【中医诊断】滑胎。

【中医辨证】肝胆湿热蕴结。

【治法】清利肝胆湿热。

【方药】自拟祛黄合剂（张迎春经验方）：

茵陈 15 g、栀子 10 g、金钱草 15 g、车前草 15 g、连翘 10 g、金银花 10 g、蒲公英 10 g、黄芩 10 g、续断 15 g、寄生 15 g、茯苓 15 g，15 剂，水煎服，一日 1 剂。

鹿胎膏 10 g，口服，一日 2 次。

此后一直用此方法治疗 2 个月，复查抗 A 滴度 1∶128，继续使用祛黄合剂加鹿胎膏，至 2008 年 6 月初复查抗 A 滴度 1∶32，排卵期予 B 超检查提示子宫内膜 0.7 cm，此后改变治疗方案，运用自拟调经 1 号方加减：当归 10 g、川芎 10 g、覆盆子 10 g、女贞子 10 g、白芍 15 g、熟地 15 g、党参 15 g、茯苓 15 g、菟丝子 15 g、五味子 15 g、炒白术 12 g、香附 12 g、山药 20 g、甘草 6 g、柴胡 6 g、黄精 15 g、桑葚子 15 g、菟丝子 10 g、五味子 10 g、紫河车粉 3 g。治疗 1 月余，复查 P 8.9 ng/ml。患者末次月经 2008 年 2 月 19 日，自查尿 hCG（＋），后经过补肾安胎之中药保胎治疗，告知于 2008 年 11 月 3 日剖宫产，健康产下一男婴。

按语　这是一例典型的 ABO 血型不合引起的早期流产的案例，同时兼有黄体功能不足。运用经验方——祛黄合剂，治疗 3 个月后抗 A 滴度将至 1∶32。针对患者黄体功能不全及子宫内膜薄，用鹿胎膏补肾养血。中医认为，子宫内膜薄的原因主要责之于虚及瘀，主要机制为精亏血少，冲任气血不足，或寒凝瘀阻，冲任气血不畅而致，治疗上需辨证，分辨虚实，虚证者重在补肾益精，或补气养血以滋气血之源；实证者重在温经行滞，或祛瘀行血以通调冲任，综观全症，同时予以中药口服补益气血、健脾补肾。如《女科集略》曰："女子肾脏系于胎，是母之真气，子所系也。若肾气亏虚，便不能固摄胎元。"叶天士《女科证治》说："妇人有孕，全赖血以养之，气以护之。"因此，予以补肾养血治之，不仅在于固摄胎元，而且在于养胎以助发育。前后共经过 4 个月的治疗，患者成功受孕，且生产一健康男婴。

案例七

【初诊（2011 年 10 月 1 日）】黄某，女，29 岁，已婚，职员，湖南长沙人。

【主诉】胚胎停育 3 次。

【现病史】患者婚 4 年余，孕 3 次均于 50 d 左右胚胎停育，在当地进行 1 年余的诊治效果不显，月经基本正常，末次月经 2011 年 9 月 23 日，量中等，有痛经，喜温喜按，血块较多，暗红。今来湖北省妇幼保健院就诊。患者平素怕冷，小腹凉，手足冰冷，纳可，二便调，舌质紫暗，边有瘀斑，苔薄白，诊其脉沉细。妇科检查：外阴（－）、阴道（－）、宫颈光滑，宫体前位，子宫大小正常，质地中等，活动可，附件（－）；2011 年 3

月查男女双方染色体均正常，女方支原体、衣原体、TORCH、不孕全套、封闭抗体正常、甲状腺功能、性激素六项均在正常范围；男方精液常规、抗精子抗体正常。

【西医诊断】复发性流产。

【中医诊断】滑胎。

【中医辨证】素体阳虚，寒湿内盛，寒凝血滞，冲任受损，胎元不固。

【治法】温经散寒，活血化瘀。

【方药】少腹逐瘀汤加减：当归15 g、川芎10 g、赤白芍各15 g、桂枝10 g、吴茱萸6 g、丹皮15 g、法半夏12 g、小茴香10 g、延胡索15 g、生蒲黄包煎10 g、五灵脂包煎10 g、三棱15 g、莪术15 g、三七粉3 g、丹参15 g、王不留行15 g。15剂，水煎服，一日2次。

【二诊（2011年11月15日）】患者月经11月1日来潮，痛经较前好转，血块较前少，少腹凉好转，纳可，二便调，舌淡暗，苔薄白，脉细。辅检：查全血黏度增高，血小板聚集率高，D-二聚体0.81 μg/L。处理：①守上方加巴戟天10 g，天丁15 g，桃仁10 g，30剂，水煎服，一日2次；②阿司匹林肠溶片25 mg，每日2次，口服；③灸穴位＋泡脚（艾叶及桂枝等），每日1次。

【三诊（2012年1月6日）】末次月经1月3日，痛经较前明显减轻，怕冷好转明显，纳可，二便调，舌淡暗，苔薄白，脉细。复查D-二聚体0.81 μg/L，血小板聚集率稍降。处理：继服2011年11月15日方30剂，水煎服，一日2次。

【四诊（2012年3月16日）】末次月经2月4日，月经第40天，无阴道出血及小腹痛等不适，纳差，嗳气，二便调，舌质淡紫，边有齿痕，苔薄白，脉滑。辅检：血 hCG 5 300 mIU/ml，P 21.48 ng/ml，E$_2$ 520 pg/ml，D-二聚体0.91 μg/ml。处理：①固胎合剂7剂，一日1剂，水煎服，一日2次，口服；②阿司匹林肠溶片25 mg，每日2次，口服；③肝素1支，皮下注射，一日2次；④达芙通1盒10 mg，每日2次，口服；⑤hCG 2 000 IU，肌肉注射，隔日1次，使用3 d，黄体酮注射液20 mg，肌肉注射，隔日1次，使用3 d。

【五诊（2012年3月23日）】停经47 d，无阴道出血及小腹痛等不适，纳差，恶心，呕吐清水、食物残渣，二便调，舌质紫暗，苔薄白，脉滑。辅检：血 hCG 13 543 mIU/ml，P 25.14 ng/ml，E$_2$ 869 pg/ml，D-二聚体1.52 μg/ml；B超提示：宫内妊娠，可见卵黄囊，未见胚芽及心管搏动。处理：①阿司匹林肠溶片25 mg，每日2次，口服；②肝素1支，皮下注射，一日2次；③hCG 2 000 IU，肌肉注射，隔日1次，使用3 d，黄体酮注射液20 mg，肌肉注射，隔日1次，使用3 d。

【六诊（2012年3月30日）】病史同前，查血 hCG 29 938 mIU/ml，P 30.97 ng/ml，E$_2$ 1 081 pg/ml，D-二聚体0.82 μg/ml；B超显示胚胎存活，可见胚芽及原始心管搏动。处理：仍予以阿司匹林肠溶片25 mg，每日2次，口服；肝素1支，皮下注射，一日2次；hCG 2 000 IU，肌肉注射，隔日1次，使用3 d，黄体酮注射液20 mg，肌肉注射，隔日1次，使用3 d。

后记：此患者D-二聚体一直保持高水平，我们采取固胎合剂服至孕6月，阿司匹林服至孕 5 月，肝素至孕 3 月停用，嘱患者卧床休息。孕 6 月时回长沙老家保胎，随访后于 2012 年 9 月底在孕 35 周时早产一男婴，体重 1.8 kg，新生儿住院 1 个月后康复出院。

按语　此患者胚胎停育 3 次，经西医多项检查均正常，但凝血功能系列不正常，血小板聚集率高，全血黏度高，D-二聚体高，西医认为是血栓前状态。血栓前状态（PTS）是指多种因素引起的止血、凝血、抗凝和纤溶系统功能失调或障碍的一种病理过程。大量研究表明，血栓形成是在血管内皮细胞、血小板、凝血、抗凝、纤溶系统以及血液流变学等多种因素改变的综合作用下发生的，这些因素在血栓形成之前已经发生不同程度的变化。血栓前状态与复发性流产密切相关。普遍的观点认为，血液高凝状态可能导致子宫胎盘部位血流状态改变，局部组织易形成微血栓，形成胎盘纤维沉着、胎盘梗死灶，从而引起胎盘缺血缺氧，最终导致胚胎发育不良或流产。

患者痛经，喜温喜按，怕冷，小腹冷，舌质紫暗，边有瘀斑等症状，中医辨属寒湿内盛，寒凝血滞，损伤冲任，胎之不固，故出现"滑胎"现象。用少腹逐瘀汤以温经散寒，活血逐瘀，加三棱、莪术、三七、天丁、丹参以加强活血化瘀功能。在孕前调理 3 个月，怀孕期间采用中西医结合治疗方法，一方面用阿司匹林加肝素治疗血栓前状态，改善血液循环；另一方面用中药固胎合剂补肾安胎，在整个孕期检测 D-二聚体。D-二聚体值增高，故一直抗凝治疗至孕 6 个月，最后还是提前产出。

当下，随着性生活提前及频繁的人流，加之现代不健康的生活方式所致复发性流产越来越多，并呈逐年上升趋势，但是现代医学不能完全解决这一新时期的新问题，我们一定要密切关注现代医学的发展，紧跟现代医学的脚步，运用中西医结合治疗新时期产生的病症，可能会提高疗效。

案例八

【初诊（2007 年 11 月 21 日）】潘某，女，37 岁，家庭主妇，湖北武汉人。

【主诉】未避孕 2 年未孕，IVF-ET 后自然流产 3 次。

【现病史】患者 2003 年人流后正常夫妻生活，未避孕 2 年而未孕。2005 年 HSG 提示双侧输卵管积水，后行腹腔镜下双侧输卵管离断术，拟行 IVF-ET，分别于 2005 年、2006 年、2007 年移植后孕 2 月余均自然流产。多次内分泌检查提示 FSH 14～18.5 mIU/ml。不孕全套检查：ASAb-IgG（＋），AZP-IgG（＋），其余正常；封闭抗体阴性。患者目前有冻胚 2 枚，拟先行封闭抗体治疗及中医调理。患者既往月经尚规则，一月一行，3 d 干净，量少，色暗红，痛经（＋），喜温喜按，末次月经 2007 年 11 月 19 日，量色如前。平素时有胃脘胀气，耳鸣，乏力，纳可，二便调；察其体瘦，舌质淡紫边有瘀斑，苔薄白，脉沉涩。辅助检查：多次内分泌提示 FSH 14～18.5 mIU/ml，不孕全套显示 ASAb-IgG（＋），AZP-IgG（＋），其余正常；封闭抗体阴性；B 超提示，子宫腺肌症，右侧黄体囊肿 4.1 cm×2.9 cm×3.7 cm；双方染色体均正常；男方精液常规正常。

【西医诊断】继发不孕、卵巢储备功能不足、复发性流产。

【中医诊断】不孕症、滑胎。

【中医辨证】寒凝经脉，肾虚血瘀。

【治法】温经活血，补肾养血。

【方药】温经汤合寿胎丸加减：当归15 g、川芎10 g、白芍15 g、桂枝10 g、吴茱萸6 g、丹皮15 g、党参15 g、法半夏12 g、小茴香10 g、枸杞15 g、菟丝子15 g、五味子12 g、枣皮10 g、寄生15 g、熟地10 g、桃仁12 g、巴戟天10 g、续断15 g、紫河车5 g。15剂，水煎服，一日1剂。

另予阿司匹林口服，25 mg，每日1次；工具避孕3个月。

【二诊（2007年12月25日）】患者11月底在杭州中医院行封闭抗体治疗，目前患者药后无不适，末次月经2007年12月20日，经量较前稍增，痛经、耳鸣稍有减轻，精神增，纳可，二便调。舌质淡紫边仍有瘀斑，苔薄白，脉沉涩。守上方加浙贝20 g、三七粉3 g。15剂，水煎服，一日1剂。

【三诊（2008年1月16日）】患者无不适，耳鸣减轻，精神增，纳眠可，守上方，加女贞子10 g、旱莲草10 g，20剂，水煎服，一日1剂。

【四诊（2008年2月20日）】复查封闭抗体已经转阳，ASAb-IgG、AZP-IgG均转阴。末次月经2008年1月23日，痛经明显缓解，量较前增多，色红，无不适，纳可，二便调。拟3月份移植冻胚。守上方，加香附10 g、枳壳12 g，15剂，水煎服，一日1剂。

【五诊（2008年3月30日）】末次月经2月24日，3月12日移植，今查尿hCG（＋），血hCG 656 mIU/ml，P 21 ng/ml，无不适，纳可，二便调，舌质红，随访于本年11月顺利分娩一女婴。

按语 近年来，复发性流产在临床越来越多见，多数学者认为80％不明原因的流产均与免疫因素有关，而封闭抗体阴性是其中较为重要的因素之一。封闭抗体也称为抗丈夫白细胞抗体，正常妊娠中，胚胎所带的父源性HLA抗原能刺激母体免疫系统，产生封闭抗体，对宫内胚胎移植物不发生免疫排斥反应，并维持妊娠的继续，封闭抗体的产生不足，母体对胎儿产生强烈的排斥现象。故临床上，孕早期的反复自然流产、胚胎停止发育、孕空囊、孕晚期的胎儿宫内生长缓慢、甚至胎儿停止发育、胎死宫内，以及多次试管婴儿均未能着床者，都与封闭抗体的缺失有关，因此封闭抗体的检查是十分必要的。此患者曾先后移植3次均于孕2个月左右自然流产，屡孕屡堕，后行封闭抗体治疗后复查转阳；加之患者本身存在卵巢储备功能不足，如古人譬之"以枝枯则果落，藤萎则花落是也，此乃先天肾气不足，后天失养，又重伤冲任"，予以寿胎丸补肾养血，温经汤温经通络活血，经脉通，肾气充足，两精相合，胎孕乃成。本病案还说明一点，即使是做试管婴儿辅助生殖，也不能避免复发性流产的厄运。

案例九

【初诊（2010年12月15日）】谈某，女，36岁，职员，湖北武汉人。

【主诉】胚胎停育2次，清宫术后2个月经阻。

【现病史】患者既往顺产一胎，曾人流一胎。因继发性不孕来湖北省妇幼保健院中医科门诊治疗了数月先后怀孕2次，均于孕后50 d左右胚胎停育而行清宫术，末次清宫为2010年10月12日，目前术后2月余，经水未潮，症见下腹部隐痛，纳可，二便调，查其舌质淡紫，边有瘀斑，苔薄白，诊其脉沉细，检查B超提示宫腔粘连。

【西医诊断】复发性流产、宫腔粘连。

【中医诊断】滑胎、月经后期。

【病因病机】人流术后气血亏虚，气虚不能行血，瘀血内阻，冲任受损，胞脉受阻。

【治则】补气养血，活血化瘀。

【处理】

（1）建议宫腔镜检查。

（2）方用如下：当归20 g、川芎10 g、白芍15 g、熟地20 g、党参15 g、炒白术15 g、山药15 g、云苓15 g、黄芪20 g、三棱15 g、莪术12 g、红藤15 g、天丁15 g、泽兰10 g、三七粉3 g（另包冲服）、桂枝10 g、桃仁10 g。10剂，水煎服，一日1剂，分2次服用。

（3）中药保留灌肠，辅以中药局部外敷（以子宫为主）。

【二诊（2011年3月15日）】患者于1月18日在湖北省妇幼保健院行宫腔镜检查提示：宫腔粘连。于2月22日在北京复兴医院行宫腹腔镜手术：行宫腔粘连电切分离术，双侧输卵管通畅。末次月经3月13日，量不多，色暗红，无腹痛，轻微腰骶部酸痛，纳眠可，舌质淡紫，边有瘀斑，苔薄白，脉沉细。处理：①守上方，加穿山甲3 g（冲服）、红花10 g、蜈蚣1条。10服，水煎服，日一服，分2次服用；②中药保留灌肠，辅以中药局部外敷（以子宫为主）；③鹿胎膏2盒，用法：1片，口服，一日2次。

经过此方法连续治疗3个月，患者月经量逐渐至中等，又继续巩固治疗半年。患者于2011年10月怀孕，次年7月顺产一女婴。

按语　随着性生活提前，人们生殖健康意识淡薄，意外怀孕及低龄妊娠增加，无痛人流的广泛应用，且每个个体反复多次流产，致宫腔粘连患者越来越多，宫腔环境破坏致复发性流产患者增多，稽留流产者又得行清宫手术，如此恶性循环往复。本案例患者因继发性不孕而致稽留流产，然后宫腔粘连导致闭经，在做宫腔镜粘连手术后，月经量少，经过中药补气养血，活血化瘀，用八珍汤以补气养血，辅以三棱、莪术、红藤、天丁、泽兰、三七、桃仁以活血化瘀，佐以桂枝以温经散寒。外用中药保留灌肠及局部外敷，以活血通络化瘀。经过近一年的治疗，患者得以妊娠。

第七章　先兆流产

一、先兆流产

先兆流产是指妊娠 28 周前，先出现少量阴道流血，常为暗红色或血性白带，无妊娠物排出，继而出现阵发性下腹痛或腰背痛。经休息及治疗，症状消失，可继续妊娠；如不及时正确治疗，阴道出血量增多或下腹痛加剧，可发展为难免流产，直接影响着胎儿发育和孕妇的身心健康。

二、历史沿革

中医称之为胎漏、胎动不安，在各类古医籍中均有记载。其中胎漏是指妊娠期间阴道不时有少量出血，时出时止，或淋漓不断，而无腰酸、腹痛、小腹下坠者，亦称为"胞漏""漏胎"。而出现腰酸、腹痛、小腹下坠，或伴有少量阴道出血者，称为胎动不安。胎漏始见于《金匮要略方论·卷下》，其后各家对本病的因机证治多有论述。《诸病源候论·卷四十一》："漏胎者，谓妊娠数月，而经水时下。……冲任气虚，则胞内泄漏，不能制其经血。"

胎动不安始见于《脉经·卷九》："妇人有胎腹痛，其人不安。"其后各家对本病的因机证治亦有论述。《诸病源候论·卷四十一》："胎动不安者，多因劳役气力，或触冒冷热。或饮食不适，或居处适宜。轻者止转动不安，重者便致伤堕。若其母有疾以动胎，治母则胎安；若其胎有不牢固，致动以病其母，治胎则母瘥。"《景岳全书·妇人规》："去其所病，即是安胎之法，故安胎子方不可执，亦不可泥其数月，但当随证随经，因其病而药之，乃为至善。"

三、诊断标准

西医诊断标准：妊娠在 12 周以内，停经及早孕反应，阴道少量出血，伴腰酸及腹痛，无组织样物排出，血尿 hCG 检测阳性，B 超探查宫内妊娠，或孕囊完整，或胎动、胎心搏动正常，并与停经月份相符。

中医诊断标准：妊娠期间阴道不时有少量出血，时出时止，或淋漓不断，而无明显腰酸、腹痛、小腹下坠，脉滑者可诊断为胎漏。若出现腰酸、腹痛、小腹下坠，或伴有少量阴道出血，脉滑者，可诊断为胎动不安。

四、西医病因病理

（1）遗传基因的缺陷：多见于染色体数目异常和结构异常。数目异常有单体形、三体形，例如 21-三体，47，XXX，47，XXY；还有多倍体，例如 69、92 条染色体等。

（2）环境因素：环境因素影响生殖功能的事实，已被医学界认为，不仅引起妇女的月经失调，内分泌系统功能异常，而且严重者可使生殖细胞的基因损坏，使妇女受孕后发生流产、死胎、早产、胎儿畸形或胎儿以及新生儿恶性肿瘤。

（3）母体因素：母体患有全身性疾病如严重贫血、心衰、高血压等；生殖器疾病：单角子宫、双子宫、纵隔子宫以及宫颈口松弛等；内分泌因素等。

（4）男方的菌精症。

（5）TORCH 感染。

（6）免疫因素。

五、中医的病因病机

胎漏、胎动不安的主要病机是冲任损伤、胎元不固。临床上常见分型有肾虚、气虚、血虚、血热、血瘀等。

1. 肾虚　父母先天禀赋不足，或房劳多产，大病久病，穷必及肾；或孕后房事不节，伤肾耗精，肾为五脏之根，肾藏精，精化血，而胚胎及胎儿的发育主要靠气血滋养。肾气盛，肾精旺，才能系胎载胎，故胞宫及胎儿的妊养依赖于肾。肾虚冲任损伤，胎元不固发展为胎漏、胎动不安。《女科经纶·卷三》云："妇人肾以系胎，妊娠腰痛，甚则胎堕。"

2. 气虚　孕妇素体虚弱，或饮食劳倦伤脾，或因大病久病损伤正气，气虚冲任不固，血失统摄胎失所载，以致胎漏下血，或胎动不安。《陈素庵妇科补解·胎前杂症门》："妊娠经血不时而下，名曰漏胎。盖冲任二经气虚，则胞内泄不能制约其经血，故血不时下也。"《万氏女科·卷二》亦云："胎动不安，脾胃虚弱，不能管束其胎，气血素衰，不能滋养其胎。"

3. 血虚　素体阴血不足，或久病耗血伤阴，或孕后脾胃虚弱，恶阻较重，化源不足而血虚，血虚则冲任血少，胎失所养，而致胎漏、胎动不安。《陈素庵妇科补解·胎前杂症门》："妊娠胎动不安，大抵冲任二脉血虚，胞门子户受胎不实也。"

4. 血热　孕妇素体阳盛，或七情郁结化热，或过食辛辣助阳之品，或阴虚生内热，或外感邪热，致令血热，热扰冲任，损伤胎气，迫血妄行，遂为胎漏、胎动不安。《万氏女科·卷二》："漏胎者，谓既有孕而复下血也。……胞中有热，下元不固也。"《经效产宝·卷之上》亦云："非即之气，伤折妊妇，热毒之气，侵损胞胎，遂有堕胎漏血。"

5. 血瘀　孕妇素爱贪凉，寒凝血瘀，或宿有癥瘕，瘀血占据子宫，或感染邪毒，热结血瘀，瘀血内停，阻滞胞脉，损及胎元，而致胎漏、胎动不安。《三因极一病证方论·产科二十一论评》："素有癥瘕积聚，坏胎最多。"该型即为西医学中盆腔静脉迂曲或子宫动脉供血不足等。

六、中医辨证论治

1. 肾虚型

【主要症状】妊娠期间或伴腰腹酸痛，或肛门坠胀，或阴道少量出血，色暗淡，或伴有头晕耳鸣，小便频数或夜尿，舌质淡，苔白，脉沉细而滑。

【证候分析】肾虚冲任不固，胎失所系，因而腰酸腹痛，胎动下坠，或有阴道少量流血，色暗淡；肾虚髓海不足，故头晕耳鸣；肾与膀胱相表里，肾虚膀胱失约，故小便频数或夜尿多；肾虚冲任不固，无力系胎，故屡有堕胎。色淡，苔白，脉沉细而滑，为肾气虚之证。

【治疗法则】补肾益气，安胎止血。

【方药举例】固胎合剂（张迎春经验方）。

若肾阴虚，兼有手足心热，面赤唇红，口燥咽干者，加用山茱萸、地骨皮；若肾阳虚，兼有腰痛如折，畏寒肢冷，面色晦暗，脉沉细者，加用益智仁、狗脊。

2. 气虚型

【主要症状】妊娠期间或伴腰腹酸痛，小腹空坠，或阴道少量出血，色淡质稀，精神倦怠，气短懒言，面色白，舌质淡，苔薄，脉细滑。

【证候分析】气虚冲任不固，摄血无力，胎失所载，故孕后腰酸腹痛，阴道少量流血；气虚不化，则流血色淡质稀；气虚提摄无力，故小腹空坠；气虚中阳不振，故精神倦怠，气短懒言；清阳不升，则面色白。舌淡，苔薄，脉细滑均为气虚之证。

【治疗法则】益气固冲，止血安胎。

【方药】胎元饮加减。

若出血量多者，加用乌贼骨、艾叶炭、地榆炭；若兼不思饮食，便溏者，加用砂仁、山药。

3. 血虚型

【主要症状】妊娠期间，腰腹酸痛，胎动下坠，阴道少量出血，色淡质稀，头晕眼花，心悸失眠，面色萎黄，舌质淡，苔薄，脉细滑。

【证候分析】血虚冲任血少，不能养胎，以致腰酸腹痛，胎动下坠，阴道少量下血；血虚不能上荣清窍，则头晕眼花；血不养心，则心悸失眠；血虚不能充养肌肤，故面色萎黄。舌质淡，苔薄，脉细滑，也为血虚之证。

【治疗法则】补血固冲，止血安胎。

【方药】八珍汤加减。

4. 血热型

【主要症状】妊娠期间，腰酸腹痛，胎动下坠，阴道少量流血，血色深红或鲜红，心烦少寐，渴喜冷饮，便秘溲赤，舌红，苔黄，脉滑数。

【证候分析】热扰冲任，迫血妄行，损伤胎气，而致腰腹酸痛，胎动下坠，阴道少量流血，血色紫红或鲜红；热扰心神，故心烦少寐；热伤津液，故口渴喜冷饮，便秘溲赤。舌红，苔黄，脉滑数，为血热之证。

【治疗法则】清热凉血，固冲安胎。

【方药】保阴煎加减。

若下血较多者，酌加阿胶、旱莲草凉血止血；腰痛甚者，酌加菟丝子、桑葚子固肾安胎。

5. 血瘀型

【主要症状】妊娠期间，腰酸腹痛，痛处不移，胎动下坠，阴道少量流血，血色暗，或有血块，面色青暗，皮肤干燥，舌质暗，边有瘀斑，苔薄，脉弦涩。

【证候分析】瘀血阻滞冲任，损及胎元，不通则痛，故致腰酸腹痛，胎动下坠，阴道少量流血，血色暗，或有血块；瘀血内阻，血不养经，故面色青暗，皮肤干燥；舌质暗，边有瘀斑，苔薄，脉弦涩，均为血瘀之证。

【治疗法则】活血化瘀，固冲安胎。

【方药】桂枝茯苓丸合寿胎丸加减。

七、西医治疗

（1）计划外妊娠或估计预后不良者，及早行人工流产术。

（2）符合计划生育者，如超声检查或 hCG 连续测定均提示胎儿存活，应给予保胎。①卧床休息，禁止性交，避免不必要的盆腔检查；②黄体酮肌内注射，根据血中黄体酮值及患者症状调整剂量，症状消失后 5～7 d 停用；③维生素 E 20 mg，每天 3 次；④中草药以补气养血止血，固肾安胎为原则。

（3）上述治疗有效者，2 个月内避免性交和体力劳动，治疗无效则应终止妊娠。

八、经验总结

《医宗金鉴·妇科心法要诀》云："孕妇气血充足，形体壮实，则胎气安固。若冲任二经虚损，则胎不成实，或因暴怒伤肝，房劳伤肾，则胎气不固，易致不安。"肾为先天之本，元气之根，主藏精气，脾为后天之本，气血生化之源，主中气而统血。精能生血，血能化精，精血同源而互相滋生，气血充盈，冲任得固，则胎气安固，正如李梴《医学入门》所云："气血充实，则可保十月分娩。"这是正常生理之象。如若禀赋素弱，先天不足，后天失职，脾肾亏虚，冲任不固，气血不足，则胎元不固，而导致胎漏，胎动不安，即"先兆流产"的发生。在治疗先兆流产用中药的基础上适当加用黄体酮、绒毛膜促性腺激素可达到更为显著的疗效。如血瘀型先兆流产还应加用阿司匹林肠溶片，以改善子宫动脉供血。因此在临床中应坚持中西医结合，辨证确切，从而得到理想的治疗。

先兆流产与孕妇的心理情绪亦密切相关。恐则气下、思则气结，气血失调，气不载胎，血不养胎，而致胎漏、胎动不安。《妇人秘科》记载："安胎之后喜怒哀乐，莫敢不慎。"说明心理因素与胎孕的关系早已被古人所重视。过度紧张、焦虑、恐惧等不良情绪可致患者出现先兆流产，尤其是高龄孕妇、多次妊娠失败孕妇、健康状况不佳孕妇及文化程度较低的孕妇，由于心理负担重，多处于紧张焦虑状态。在药物治疗的同时给予心理疏导、健康教育等心理干预，可使孕妇精神放松，情绪安定，增强保胎功效，提高保胎的成功率。

九、临床案例

案例一

【初诊（2009 年 11 月 10 日）】程某，女，31 岁，职员。

【主诉】停经 33 d，阴道少量出血伴腰酸 1 d。

【现病史】患者平素月经规则，量可，无痛经，时有腰酸痛不适，末次月经10月7日。目前停经33 d，在家自测尿hCG（＋），今起阴道少量咖啡色出血，伴腰酸，无腹痛、恶心、呕吐等不适，稍感神疲乏力，嗜睡，纳一般。察其面黄肌瘦，神清，舌淡红，苔薄黄，诊其脉细滑。辅助检查：血hCG 10 900 mIU/ml，P 23 ng/ml。

【西医诊断】先兆流产。

【中医诊断】胎动不安。

【中医辨证】肾虚胎元不固。

【治法】补肾益气，养血安胎。

【方药】寿胎丸加减：续断15 g、寄生15 g、菟丝子15 g、阿胶烊化10 g、枸杞12 g、枣皮12 g、太子参15 g、白术12 g、熟地15 g、杜仲15 g、白芍12 g、黄芩10 g、甘草6 g。10剂，水煎服，一日1剂，一日2次。

【二诊（2009年11月20日）】现无阴道出血，偶有轻微腰痛，无腹痛，轻微恶心，无呕吐。舌淡红，苔薄黄，脉细滑。守上方加砂仁后下12 g，10剂，服法同上。

【三诊（2009年12月1日）】停经54 d，今B超提示宫内妊娠，胚胎存活，可见胚胎心管搏动。现仍感恶心、呕吐，乳房胀痛，无阴道出血及腹痛等不适。守上方继服至孕3月余。

【四诊（2010年1月20日）】产科检查胎儿发育一切正常。后随访，于2010年7月顺利分娩。

按语　《格致余论胎自堕论》云："血气虚损，不足荣养，其胎生堕。"《女科经纶引妇科集略》曰："若肾气亏损，便不能固摄胎元。"气血不足，冲任匮乏，不能固摄胎元，则胎元不固；肾虚冲任损伤，则胎元失固，均可见胎漏。补肾益气，养血安胎，方用寿胎丸加减。方中菟丝子补肾，续断、寄生能养血强筋骨，补肾，强壮胎气。阿胶滋阴补肾。全方补肾养血安胎。在该方基础上适加补气养血和胃之品，气血充实，则胎固母安。

案例二

【初诊（2010年8月30日）】陈某，女，30岁，工人，湖北浠水人。

【主诉】自然流产5胎，停经31 d，阴道少量出血1 d。

【现病史】患者平素月经规则，量中，无痛经，时有腰酸痛不适，末次月经7月29日，患者曾怀孕5胎，均系孕50 d左右稽留流产行清宫术。目前停经31 d，阴道少量出血1 d，无腹痛，有轻微腰酸不适，纳可，二便调，察其舌质淡红，苔薄白，诊其脉滑细。辅助检查：血hCG 8 344 mIU/ml，P 29.14 ng/ml。

【西医诊断】复发性流产，先兆流产。

【中医诊断】滑胎，胎动不安。

【中医辨治】辨属肾气虚，冲任不固，胎失所养。

【治则】治以补肾固冲，安胎止血。

【方药】方拟寿胎丸加味：续断15 g、寄生15 g、菟丝子15 g、枸杞15 g、枣皮12 g、炒白术12 g、地榆炭20 g、侧柏炭15 g、黄芩炭12 g、党参15 g、山药15 g、艾叶炭10 g、阿胶烊化 10 g。7 剂，水煎服，一日 2 次，一日 1 剂。

【二诊（2010 年 9 月 6 日）】停经 38 d，阴道出血少许，腰酸明显好转，偶腹胀，纳可，二便调，察其舌质淡红，苔薄白，诊其脉滑细。守上方，加杜仲 10 g，7 剂，服法同前。

【三诊（2010 年 9 月 13 日）】停经 45 d，用上药阴道出血止，无腹痛及腰酸，小腹胀，纳差，二便调，舌质淡红，苔薄白，脉滑细。查血 hCG 42 167 mIU/ml，P 36.48 ng/ml，B超显示：胎儿存活，宫腔少许积液。守 9 月 6 日方去地榆炭、侧柏炭、黄芩炭加砂仁 6 g，7 剂，服法同前。

【四诊（2011 年 1 月 5 日）】目前患者孕 5 月，胎儿发育良好。后随访，于 2011 年 4月顺利分娩。

按语　患者屡孕屡堕，致肾气亏虚，冲任不固，胎失所养，故临床可见阴道出血、腰酸等不适。寿胎丸源于《医学衷中参西录》，方的原意"治滑胎"。方中菟丝子补肾，肾旺自能荫胎；桑寄生能养血强筋骨，使胎气强壮；续断能补肾，阿胶善伏藏血脉，滋阴补肾。全方补肾养血安胎。在该方基础上适加补气和胃、止血安胎之品，使肾气健壮，气血充实，冲任通盛，而出血自止，则胎固母安，其治疗时间超过原流产时间 2 个月左右，正如《明医杂著·妇人半产》云："其有连堕数次，胎元损甚者，服药须多，久则可以留。"

案例三

【初诊（2011 年 6 月 5 日）】张某，女，38 岁，职员，湖北武汉人。

【主诉】结婚 8 年未避孕未孕，胚胎移植术后 14 d，腹痛伴阴道出血 2 d。

【现病史】患者结婚 8 年未避孕未孕，平素月经稀发，2 个月至半年，量中，无痛经，时有腰酸痛不适。2009 年外院妇科 B 超提示，双侧卵巢多囊性改变，内分泌提示LH/FSH＞3，诊断为"多囊卵巢综合征"，多次予以人工周期治疗，停药后月经仍稀发。2010 年 12 月曾在外院行体外受精胚胎移植术一次失败。2011 年 5 月 21 日在湖北省妇幼保健院行体外受精胚胎移植，目前术后 14 d，阴道出血 2 d，量少，淡红色，有少量血块，伴下腹隐痛，轻微腰酸，口苦，纳可，眠欠佳，二便调，西医用 hCG 及黄体酮保胎后，效果不显。查其舌质红苔黄腻，诊其脉滑数。

【西医诊断】先兆流产。

【中医诊断】胎动不安。

【中医辨证】肾虚血热，胎元不固。

【治法】清热凉血、养血，补肾安胎。

【方药】寿胎丸合当归芍药散加减。

胎动不安，证属肾虚血热，治以清热凉血、养血，补肾安胎，方拟寿胎丸合当归芍药散加减：续断 15 g、寄生 15 g、菟丝子 15 g、阿胶烊化 15 g、当归 6 g、白芍 15 g、山药15 g、杜仲 15 g、山茱萸 15 g、地榆炭 15 g、黄芩 10 g、陈皮 6 g、茯苓 15 g。7 剂，水煎服，一日 1 剂，分 2 次服用。

【二诊（2011 年 6 月 12 日）】服用上药后阴道出血立止，偶有下腹隐隐不适，无腰酸，伴心烦失眠，口苦烦热，舌质红苔腻，脉细滑。守6月5号方去杜仲、山茱萸、地榆炭，加酸枣仁15 g、黄连3 g、藿香6 g、佩兰6 g。7剂，水煎服，一日1剂，分2次服用。

【三诊（2011年6月19日）】服用上药后无阴道出血，无腹痛及腰酸，感恶心、欲呕，胃脘不舒，舌质红苔腻，脉细滑。改用香砂六君子汤加减治疗：党参15 g、白术15 g、茯苓12 g、陈皮6 g、木香10 g、砂仁后下6 g、竹茹15 g、苏梗6 g、续断15 g、寄生15 g、菟丝子15 g、白芍15 g、黄芩10 g。7剂，水煎服，一日1剂，分2次服用。

后坚持服药至孕3月，B超检测正常。后随访，于2012年2月顺利分娩。

按语 患者移植术后，血聚以养胎，气血愈虚，胞脉失养，故见下腹隐痛、腰酸；肾主系胞，为冲任之本，肾虚冲任失固，蓄以养胎之血下泄，加之虚热内生，迫血妄行，故见阴道出血；舌质红苔黄腻，脉滑数，证属肾虚血热。以寿胎丸为基础，加清热养血安胎及和胃降逆止呕之品分次治之。正如《景岳全书·妇人归·胎孕类》："凡妊娠胎气不安者，证本非一，治亦不同。盖胎气不安，必有所因，或虚、或实、或寒、或热，皆能为胎气之病。去其所病，便是安胎之法。胎动欲堕……若腹痛血多，腰酸下坠，势有难留者，无如决津煎、五物煎助其血而落之，最为妥当。"

案例四

【初诊（2009年5月10日）】李某，女，27岁，已婚，职员。

【主诉】习惯性流产3次，停经56 d，阴道少量出血3 d。

【现病史】患者平素月经尚规则，末次月经2009年3月14日。婚2年余，在2007年5月15日、2008年1月10日、2008年7月5日分别孕51 d、58 d、49 d自行流产。目前停经56 d，阴道少量出血3 d，4月30日尿hCG（＋），3 d前开始出现阴道少量出血，色鲜红，无血块，无腰腹痛，稍有头昏，恶心，食欲稍差，大小便正常。察其神志清楚，发育正常，形体偏瘦，面色黄稍暗，舌质红，苔薄白。诊其肌肤温，腹平软，按之不痛，脉沉弱，尺部弱甚。今血hCG 78 640 mIU/ml，P 18 ng/ml；B超检查提示：宫内早孕，孕囊1.7 cm×1.8 cm，可见原始心管搏动；2008年10月查男女双方染色体均正常，女方支原体、衣原体、TORCH、不孕全套均在正常范围；男方精液常规、抗精子抗体均正常。

【西医诊断】先兆流产、复发性流产。

【中医诊断】滑胎，胎漏。

【中医辨证】肾气不足，气血虚弱，冲任不固。

【治法】补肾固冲，益气养血，止血安胎。

【方药】

（1）寿胎丸加减：续断15 g、寄生15 g、生地20 g、菟丝子20 g、阿胶烊化10 g、党参15 g、白术10 g、巴戟15 g、侧柏炭15 g。3剂，每日1剂，水煎2次，取药汁约200 ml，分次温服。

（2）配合西药达芙通10 mg，每日2次，口服。

（3）黄体酮注射液40 mg，每日1次，肌肉注射。

【二诊（2009年5月13日）】服药后第1天出血量明显减少，无明显腰腹痛，食欲增强，头昏好转，舌质淡，苔薄白，脉沉弱。前方继服 3 剂。配合西药黄体酮口服、肌注。

【三诊（2009 年 5 月 17 日）】出血 4 d 后止，食欲明显恢复，仍有恶心感，但较前轻，二便调，面色红，苔薄白，脉较前有力。前方减侧柏炭加山药 15 g、杜仲 10 g，生地改熟地，继服 7 剂。

【四诊（2009 年 5 月 24 日）】食欲较好，精神较佳，无明显不适，舌质红，苔薄白，脉象较前和缓有滑象，前方继服 7 剂。

后随访，患者于 12 月 2 日顺产一男婴，发育均正常。

按语　本病涉及的脏腑主要有肝、脾、肾，尤其是肾，病在冲任、气血。古人云："胞脉者系于肾，冲任二脉皆起于胞中。"胎儿居于母体之内，全赖母体肾以系之，气以载之，血以养之，冲任以固之。肾气不足，气血虚弱，则导致胎气不固而堕落。本病中医归属为滑胎、胎漏，西医属复发性流产、先兆流产。从中医辨证当属肾气虚弱，气血不足，冲任不固所致。如《诸病源候论妇人妊娠病诸候》"若血气虚损者，子脏为风冷所居，则气血不足，故不能养胎，所以致胎数堕"。故治疗在寿胎丸的基础上加减，用续断、生地、菟丝子、巴戟天补肾气，党参、白术益气健脾，用侧柏炭止血，用阿胶养血止血；在血止后重点补肾固冲，益气养血，故在上方去侧柏炭，加山药健脾益气，杜仲补肾，生地改熟地补血，以增强补肾固冲，益气养血之力，另外予以达芙通口服，黄体酮注射液肌肉注射补充黄体酮，支持黄体功能，全方补肾固冲，益气养血，止血安胎，肾气充足，气血调和，故胎元得以顺利生长。

案例五

【初诊（2012 年 3 月 10 日）】刘某，女，38 岁，武汉新洲人。

【主诉】胚胎移植后 90 d，反复阴道出血半个月。

【现病史】患者继发不孕 4 年余，因输卵管因素而行胚胎移植术，术后 40 d B 超检查提示：胚胎存活，目前孕 3 月余，半月前开始出现阴道出血，时点滴而下，时达月经量的一半，色暗红，伴小腹坠胀不适，烦躁，口干口苦，身热盗汗，腰酸不适，小便黄，大便干结；察其面色潮红，形体肥胖，舌质尖红，苔黄微腻；诊其脉滑细数。孕 3 月时外院 B 超提示：宫内单活胎，胎盘下缘覆盖宫颈内口，孕囊下方可见一 3.2 cm×2.4 cm×1.2 cm 的液性暗区。

【西医诊断】先兆流产。

【中医诊断】胎动不安。

【中医辨证】肾虚血热，胎元不固。

【治则】益肾养血，清热安胎。

【方药】保阴煎合寿胎丸加减：黄芩 15 g、黄柏 12 g、续断 15 g、寄生 20 g、菟丝子 15 g、生熟地各 15 g、杜仲 10 g、枸杞 12 g、仙鹤草 15 g、白芍 15 g、蒲公英 15 g、地丁 15 g、山药 15 g、甘草 10 g、侧柏炭 15 g、地榆炭 20 g、炒白术 10 g、沙参 15 g、麦冬 12 g、玉竹 12 g、阿胶烊化 10 g、旱莲草 20 g。10 剂，每日 1 剂，水煎 2 次，取药汁约 200 ml，分次温服。

【二诊（2012年3月17日）】患者服上药后身热盗汗、口干烦躁好转，阴道流血渐少，色暗红，腹坠腰酸好转，大便调，小便清。舌质淡红，苔薄黄，脉滑细。处方：守上方去生地加忍冬藤15 g、生地炭10 g、黄芩炭10 g。

【三诊（2012年3月30日）】患者于同一医院复查B超：单活胎，孕囊下方可见1.2 cm×1.3 cm×2.0 cm的液性暗区。患者间断阴道少量流血，身热、烦躁明显好转，盗汗、口干好转，纳可，二便调。舌脉同前。处方：守3月17日方继服10剂。

【四诊（2012年4月15日）】患者阴道流血渐止，身热烦躁症状消失，盗汗时有，无口干，纳可，二便调。精神较前倍增。舌质淡红，苔薄白，脉滑细。处方：守3月17日方继服10剂。

【五诊（2012年4月30日）】患者无阴道流血，无盗汗及口干，无腰酸及腹胀等不适症状，纳可，二便调。遂于同一医院复查B超：单活胎，孕囊下方积血吸收。舌脉同前。黄芩15 g、黄柏12 g、续断15 g、寄生15 g、菟丝子15 g、枸杞15 g、杜仲12 g、山药15 g、白芍15 g、熟地12 g、甘草10 g、党参10 g、女贞子15 g、旱莲草10 g、沙参15 g、麦冬15 g。7剂，每日1剂，水煎2次，取药汁约200 ml，分次温服。

【六诊（2012年5月10日）】患者孕近6月，于湖北省妇幼保健院产检时告之，现无不适症状，产检结果提示胎心等一切正常。

按语 患者高龄，久不受孕，试管辅助生殖得子，情绪紧张，肝气郁结，郁久化火，热扰冲任，胎元不固，致胎动不安，用保阴煎以清热安胎，寿胎丸以补肾安胎，辅以沙参、麦冬、地榆炭、侧柏炭、仙鹤草、旱莲草以滋阴止血安胎，佐以蒲公英、地丁清热解毒。临床上经常碰到孕2～3个月阴道出血的患者，B超显示胚胎存活，孕囊周围有积血即大小不一的液性暗区，此时除辨证施治保胎外，还应运用清热解毒药以帮助积血的吸收。经过一个多月的中药调理，患者得以保胎成功。

案例六

【初诊（2012年3月15日）】严某，女，33岁，工人，湖北武汉人。

【主诉】停经42 d，阴道流血1周，梦交4次。

【现病史】患者平素月经规则，目前停经42 d，1周前出现频繁梦交后阴道流血，量不多，呈咖啡色，伴下腹部隐隐作痛，头晕目眩，腰酸耳鸣，五心烦热，大便干，小便黄；察其舌质红，苔少，诊其脉细滑。辅助检查：血hCG 3 710 mIU/ml，P 19 ng/ml。

【西医诊断】先兆流产。

【中医诊断】胎动不安。

【中医辨证】肝肾阴虚，相火妄动。

【治法】滋补肝肾，止血安胎。

【方药】自拟固胎合剂加减：续断15 g、寄生15 g、菟丝子12 g、生地12 g、阿胶烊化10 g、山药15 g、山茱萸12 g、泽泻15 g、地骨皮12 g、白芍15 g、煅龙牡各15 g、夜交藤20 g、合欢皮12 g、地榆炭15 g、侧柏炭12 g、黄芩炭12 g、茯神20 g、旱莲草10 g、甘草10 g。7剂，每日1剂，水煎2次，取药汁约200 ml，分次温服。

【二诊（2012 年 3 月 25 日）】患者停经 52 d，服上药后阴道流血减少，梦交症状消失，睡眠较前安宁，腰酸耳鸣好转，心烦明显改善，轻微恶心呕吐，二便调。舌质淡红，苔薄白，脉滑细。辅助检查：B 超检查提示宫内妊娠（胚胎存活）。守上方加杜仲炭 10 g、竹茹 10 g、砂仁 10 g，共 7 剂，服法同前。

【三诊（2012 年 4 月 10 日）】患者停经 68 d，无阴道流血，无梦交等症状，睡眠安，腰酸症状轻，心烦不再，纳差，恶心、呕吐，二便调。舌质淡红，苔薄白，脉滑细。守上方去杜仲炭、地榆炭、侧柏炭、黄芩炭，共 7 剂，服法同前。

【四诊（2012 年 4 月 30 日）】患者停经 88 d，偶有恶心、呕吐及腰酸等症状，余无不适。舌质淡红，苔薄白，脉滑细。复查 B 超提示单活胎。建议转产科就诊。

后随访：患者于同年 11 月顺利分娩。

按语　梦交是指在睡梦中发生的性行为，在青春期性成熟后出现的正常的心理生理现象，若发作频繁则属病态。早在《黄帝内经》中对该病已有初步认识，《灵枢·淫邪发梦》云："客于阴器，则梦接内。"指出邪气侵扰生殖器官可出现该证。反复自然流产属于中医"滑胎"，先兆流产属于中医"胎漏"范畴，多与肾气不固，气血亏虚有关。临证以补肾养血安胎为治疗大法，《女科证治》指出"保胎以绝欲为第一要策"。若孕后频繁梦交，可致胎动不安及胎漏，甚至堕胎。从现代医学角度来看，可能与梦中交媾致子宫收缩有关。本案梦交后致阴道流血，伴下腹部隐隐作痛，头晕目眩，腰酸耳鸣，五心烦热，大便干，小便黄等一派肝肾阴虚、相火妄动之象，故在选方用药上选用寿胎丸合六味地黄丸加减以补肾安胎，滋养肝肾，潜阳安神。加地榆炭、侧柏炭、黄芩炭、旱莲草以止血。经过中医辨证治疗，患者梦交症状消失，阴道流血停止，胎安神清，其效如桴应鼓。

第八章　辅助生殖技术与不孕

一、概述

辅助生殖技术（ART）是近几十年来发展起来的具有较大发展前景的一门新技术，是治疗不孕不育症最行之有效的方法。辅助生殖技术的种类繁多，包括人工授精（AI）和体外受精-胚胎移植（IVF-ET）以及在此基础上衍生的各种新技术，如卵母细胞内单精子显微注射（ICSI）、胚胎植入前遗传学诊断技术（PGD）、配子输卵管移植（GIFT），生育功能的保存技术（精子冷冻、卵子和卵巢组织冷冻、胚胎冷冻）等。现将其适应证分述如下。

二、辅助生殖技术适应证

人工授精（AI）是指通过非性交方式将精液放入女性生殖道内。其适应证有：①男方存在阻碍正常性交时精子进入阴道的解剖异常因素，如严重尿道下裂、逆行射精等。②精神或神经因素，如阳痿、早泄、不射精等。③男性免疫不育，如感染、创伤、阻塞等因素导致血生精小管屏障崩溃，诱发自身免疫抗体产生。④中度精液异常，包括精子密度少、正常形态为10％～30％、严重的精液量减少、精液液化时间长或不液化等。⑤女方存在阻碍精子在女性生殖道运行的因素，如阴道与宫颈狭窄，子宫高度屈曲、性交时阴道痉挛等。

供精人工授精（AID）是指通过非性交的方法，于适宜的时间将供精者的精子置入女性生殖道内，以达到受孕目的的一种生殖技术。其适应证有：①绝对性男性不育，如各种原因所致的无精子症，特别是非阻塞的无精症，睾丸活检未发现成熟精子者。②男方有遗传性疾病，如精神病、癫痫、严重的智力低下及近亲结婚或已生育畸形儿并行染色体检查有异常者。③夫妇间因特殊血型导致严重母婴血型不合经治疗无效者，如Rh血型或ABO血型不合者。

体外受精-胚胎移植（IVF-ET）是将患者夫妇的卵子和精子取出于体外，于培养皿内受精，并发育成胚胎后移植入患者宫腔内，让其种植，达到妊娠的目的。其适应证如下。①输卵管性不孕症：如输卵管病变（炎症）、输卵管周围病变、输卵管妊娠术后、输卵管结扎和输卵管发育不良可引起输卵管阻塞、输卵管黏膜受损、伞端闭锁或输卵管积液所产生的细胞因子，直接或间接影响精子卵子质量、受精环境与胚胎发育。②子宫内膜异位症：经药物及手术治疗无效者。尽管轻微的子宫内膜异位症在不孕的发生中的作用仍有争议，但中至重度的子宫内膜异位症明显地可导致不孕，当常规的手术或药物治疗失败后，可考虑进行IVF-ET。③男性因素的不育症：如少、弱、畸形精子或复合因素的男性原因的不育症，经精子洗涤富集后宫腔内人工授精或结合使用促超排卵技术后仍未获妊娠的患者，可行 IVF-ET 治疗。④原因不明性不孕症：经其他辅助生殖技术治疗无效者，特别是经精子洗涤富集后宫腔内人工授精或结合使用促超排卵技术后仍未获妊娠的患者，可行 IVF-ET 治疗。⑤顽固性多囊卵巢综合征：经反复（＞3 次）促排卵治疗，尤其是促排卵结合宫腔内人工授精未成功者，可行 IVF-ET 治疗。

胚胎植入前遗传学诊断技术，即第三代试管婴儿，是一种更早期的产前诊断。指在 IVF-ET 的胚胎移植前，取胚胎的遗传物质进行分析，诊断是否有异常，筛选健康胚胎移植，防止遗传病传递的方法。适用于男方或女方各种遗传疾病，或单基因遗传病的携带者。检测物质取 4～8 个细胞期胚胎的 1 个细胞或受精前后的卵第一、二极体。取样不影响胚胎发育。检测用单细胞 DNA 分析法，一是聚合酶链反应（PCR），检测男女性别和单基因遗传病；二是荧光原位杂交（FISH），检测性别和染色体病。适用于男方或女方各种遗传疾病，或单基因遗传病的携带者。

三、辅助生殖流程

在辅助生殖技术可提供的服务中，最有代表性的是体外受精-胚胎移植，即所谓的"试管婴儿"，它是 20 世纪 80 年代由 Edwards 和 Steptoe 首创的。试管婴儿问世为人类生殖自我调控树立了新的里程碑。本章将重点讲述 IVF-ET 过程中中医的辅助治疗。此类病症在祖国医学中可划分为"不孕症"范畴。但在临床中我们不以传统的不孕症来辨证论治，而是根据患者行 IVF-ET 的过程辨证论治，在中医基础理论的指导下，围绕成功率为目的，未进周时针对病因切入治疗，已进周时，遵循程序，辅佐治疗，做到因时制宜，有的放矢。主要采取分期治疗，提高患者的受孕率，减轻患者在 IVF-ET 医疗施术中的不良反应。

（一）IVF-ET 主要过程

1. 降调期　抑制促超排卵周期的 LH 升高及 LH 峰，期望卵巢内的卵泡能同时启动发育，达到卵泡发育同步化，争取在同一时间点有更多的成熟卵泡。

2. 促超排卵　使用药物促使双侧卵巢多个卵泡发育成熟并产生高质量的卵子，常用方案是 CC-HMG-hCG 及 HMG-hCG。

3. 监测卵泡　使用 B 超监测子宫情况、双侧卵巢大小及其卵泡的多少及大小，从而调整用药剂量，必要时还需测定血清 LH、E_2、P 水平。

4. 取卵　注射 hCG 5 000～10 000U 后 36 h，在 B 超引导下或腹腔镜下取出卵子。

5. 体外受精与培养　精子经洗涤等处理后与卵子一起培养，12～18 h 后受精，继续培养发育至 2 细胞（第 1 天）、4 细胞（第 2 天）、8 细胞（第 3 天）。

6. 胚胎移植　选择 2～3 个发育好的胚胎与少量移植液一起注入宫腔内。

7. 黄体支持　在移植之后使用黄体酮或 hCG 进行黄体支持，以提高成功率。

（二）促排卵方案

选择促排卵方案主要根据个体化原则。长方案是一种传统的经典方案，80％以上使用长方案，所获得的临床妊娠率比较稳定。国际上也有很多研究机构将拮抗剂方案和短方案作为常规使用方案，其妊娠率也较高。轻微刺激方案因为其对卵巢的刺激作用轻微，多胎和卵巢过度刺激综合征等并发症发生率低，近年来得到了许多生殖专家的青睐。此外，促排卵方案在传统方案上进行个体化调整，调节药物类型、剂量、辅助用药乃至多种方案联合等可获得最佳临床妊娠结局。常用的促排卵方案包括长方案、超长方案、短方案、拮抗剂方案、轻微刺激方案等，现分述如下。

1. 长方案　一般于月经中期（月经第21天或排卵后1周）开始使用GnRHa，两周后加用Gn直到注射hCG。

2. 短方案　月经第2天开始使用GnRHa，同时使用Gn直到注射hCG。

3. 拮抗剂方案　月经第3~5天开始使用Gn，当卵泡直径≥14 mm时每天注射拮抗剂直到注射hCG。

4. 轻微刺激方案　用低剂量Gn或氯米芬加Gn，以获得多个卵泡发育的促排卵方案。

5. 超长方案　一般用于子宫内膜异位症患者，注射1~3支长效达菲林后使用Gn。

四、ART对母代及子代的影响

辅助生殖技术的超促排卵对母体的影响主要有卵巢过度刺激综合征：主要临床表现为胸腔积液、腹水、肝肾功能损害、卵巢肿大、扭转、血栓形成等。根据现有资料，尚未发现应用促排卵治疗后卵巢癌的发生率高于一般人群，但需进一步观察追踪。尤其是促排卵后持续卵巢增大、卵巢囊肿及有癌症家族史者，更应加强监测。促排卵过程中，多卵泡发育和排卵产生高水平的雌激素，可能使妇女面临乳腺癌潜在性生长的环境，目前虽尚无证据证明促排卵引起乳腺癌发生率增加，但定期检查是必要的。

体外受精-胚胎移植的超促排卵、对精子或卵子的操作、配子在体外环境下受精、胚胎的体外培养、对胚胎的操作、胚胎移植等与自然生育过程有所区别，对下一代的影响值得重视。首例试管婴儿诞生至今30余年，统计学资料显示，试管婴儿的先天性畸形率和染色体畸变率未见高于自然受孕者。试管婴儿的多胎妊娠发生率明显高于自然受孕者。个别报道试管婴儿的男性新生儿尿道下裂发生的危险性高于自然受孕者。

五、中医辅助IVF-ET方案

（一）准备前期

根据患者的具体病情，辨证论治，调整患者的生殖生理、病理情况，选择适应IVF-ET的最佳方案。准备前期即准备接受IVF-ET前1~2个月，此时患者尚未进周，但已开始做各种检查及等待结果。此时根据患者的基础疾病或基础体质予以辨证施治，大多数患者不孕或孕后流产或试管失败，从中医角度辨证主要责之"宫寒"。现代女性长期穿低腰裤、裙子、短装、丝袜及喜食冷饮等因素易导致宫寒。

"宫寒"在自然界看来，相当于天空中没有太阳。寒与暖是女性身体根基的指标。子宫温暖，体内气血运行通畅，按时盈亏，经期如常，种下的"种子"才能发育成胎儿，若胞宫失于温煦，则出现痛经、怕冷、手足冰凉、腰腹冷痛、白带多、舌苔薄白多津、脉沉紧等症状。宫寒是中医理论下的病名，不能用西医的具体病名来对比，但是西医临床常见的一些妇科急慢性炎症（如输卵管炎、宫颈炎、子宫内膜炎等等）可以用宫寒辨证治疗，在临床中也收到了很好的效果，而这些病症也正是引起不孕的主要原因。中医调理以温经暖宫为主，并配合针刺和艾灸辅助治疗。中药以自拟调经暖宫方（张迎春经验方）为主，当归10 g、川芎10 g、炒白芍15 g、党参15 g、法半夏10 g、小茴10 g、桂枝10 g、吴茱萸10 g、丹皮10 g、甘草6 g。方中当归、川芎、白芍、丹皮养血活血；党参、甘草健脾益气；法半夏、小茴、桂枝、吴茱萸温经散寒。

若兼经色紫暗有块，加用玄胡、丹参以行气活血化瘀；若兼头晕耳鸣、小便清长加用菟丝子、山茱萸以补肾填精；若兼食少腹胀、四肢倦怠加用补骨脂、巴戟天以温肾健脾。

针刺：从月经第5天开始，穴选气海、中极、子宫、足三里、阴陵泉、三阴交、太冲。隔日或每日1次。

艾灸：月经干净后每日1次或隔日1次，灸气海、关元等穴位。

耳针：内分泌，内生殖器、肝、脾、肾、皮质下、神门，5d 1次，两边交替。

（二）卵泡募集期

卵泡募集期主要是增加在同一周期的卵泡数量，使多个卵泡同时生长发育达到或接近成熟。从中医角度看此时期应滋养肝肾、养心健脾，并调和阴阳，助卵生长，募集多个卵泡，并使卵泡生长同步化，以利于获取较多的优质卵泡用于IVF。肾为先天之本，主藏精气，为生长、生殖之根本。肾气旺盛，天癸成熟，冲任通盛，才有孕育的可能。而脾胃为后天之本，乃气血生化之源，脾胃健运，气血充盛，为生殖提供充足的物质基础。中药通过自拟补肾调经1号方加减：当归10 g、川芎10 g、炒白芍15 g、熟地15 g、党参15 g、白术15 g、山药15 g、茯苓15 g、甘草6 g、枸杞15 g、覆盆子15 g。方中八珍汤益气补血，枸杞、覆盆子补肾益精，全方合用以助卵泡的生长发育。

若兼头晕耳鸣，腰膝酸软，加用山茱萸、桑葚子以滋补肾阴；若兼腰痛如折，畏寒肢冷，加用鹿角胶、菟丝子以温补肾阳；若兼面浮肢肿，形体肥胖，加用苍术、半夏以燥湿化痰。

针灸＋耳穴＋穴位注射：针刺取穴三阴交、关元、子宫等穴，隔日1次或一周2次，并配合艾灸以起到暖宫散寒、通经活络、行气活血的作用；耳穴取内生殖器、神门、心、肝等穴，每日轻揉4～5次，每次5～10min；足三里、血海、三阴交穴位注射丹参注射液。

饮食可依据个人体质选服以下几种。①降调黑豆粥：百合15 g、黑豆15 g、黑糯米50 g、黑胡椒3粒、香葱2根、筒子骨、食盐适量，隔日1次，连续8～10次。补肾安神，滋养卵泡；②降调小米粥：百合15 g、小米50 g、胡萝卜半根、白胡椒3粒、香葱2根、筒子骨、食盐适量，隔日1次，连续8～10次。养心安神，滋养卵泡；③降调燕麦粥：百合15 g、燕麦50 g、胡萝卜半根、白胡椒3粒、香葱2根、筒子骨、食盐适量，隔日1次，连续8～10次。养心通便，滋养卵泡。

（三）促排卵期

促排卵期，此期时间相对较短，即用CC加HMG加绒毛膜促性腺激素（hCG）使卵泡快速成熟，便于在掌控时间内取卵，不可避免的是，在取卵的过程中，不单单取出了卵泡，同时也将大量颗粒细胞一同吸出，对卵巢功能造成不容忽视的损害，从而出现腹胀、腹水、恶心呕吐等卵巢过度刺激综合征。中医辅助治疗通过温阳补肾、活血通络，促进优势卵泡快速发育和生长，以利于顺利取卵，并健脾益气、填精补肾，助膜同步生长。中药以自拟补肾调经 2 号方加减：沙参 15 g、麦冬 15 g、生熟地各 15 g、枸杞子 15 g、枣皮 12 g、女贞子 10 g、旱莲草 10 g、覆盆子 10 g、山药 15 g、菟丝子 15 g、五味子 15 g、当归 15 g 等，以补肝肾之阴，补肾填精，促进卵泡的发育；卵泡成熟后，运用温阳补肾、活血通络的中药以促进卵泡的排出。自拟"促排方"：当归、川芎、赤芍、桂枝、淫羊藿、巴戟天、覆盆子、韭菜子、羌活、三棱、莪术等以促卵泡排出。若兼头晕耳鸣，腰膝酸软，加用菟丝子、鹿角霜、杜仲以补肾强腰膝而益精髓；若兼胸胁不舒，小腹胀痛，加用香附、玄胡以疏肝解郁；若兼头晕心悸，胸闷泛恶，加用半夏、陈皮燥湿化痰理气。

　　针灸＋耳穴＋穴位注射：从月经第 5 天开始，穴选肾俞、天枢、关元、内关、阴陵泉、丰隆、三阴交，隔日 1 次或一周 2 次，并配合艾灸以起到温中逐冷、暖宫的作用；耳穴取内生殖器、肝、脾、肾、内分泌、三焦等穴位，以达到健脾化痰，补肾温阳利湿的功效，每日轻揉 4～5 次，每次 5～10min；足三里、血海穴位注射丹参注射液。

　　根据个人体质及口味还可服用以下药膳：①莲肉 10 g、龙眼 10 g、鸽肉适量煲汤，每周 1～2 次。补肾健脾，养血生精；②莲肉 10 g、铁皮石斛 10 g、龙眼 10 g、大枣 3 枚、鹌鹑肉适量煲汤，每周 1～2 次；③助肾纳胎煲：黄精 15 g、黑豆 15 g、龙眼肉 15 g、莲肉 10 g、大枣 5 枚、玉米棒半根、黑胡椒 5 粒、生姜 3 片、小乌鸡 1 只、香葱、食盐（适量）。辅助生殖术取卵当日服用 1 次，3d 后可再用 1 次。填精养膜，助肾纳胎。

（四）移植后期

　　移植后期即视同受孕后，通过健脾补肾安胎，加速取卵后子宫内膜的生长，尽可能与 ET 胚胎发育同步，促进胚胎种植和生长，予以固胎合剂（张迎春经验方）：党参 15 g、炒白芍 15 g、熟地 15 g、白术 10 g、寄生 10 g、续断 10 g、菟丝子 10 g、枸杞 10 g、山药 15 g、山茱萸 10 g。若兼有恶心呕吐者，加用苏子、竹茹、砂仁以安胎止吐等；若兼有阴道出血者，加地榆炭、侧柏炭、仙鹤草、蒲公英以固冲止血等；若兼有腰酸腹痛者，加用补骨脂、艾叶以暖宫强腰止痛。

　　此时宜服促内膜生长与固护胎元的药膳：饮食宜清淡；忌食油炸、烧烤、辛辣之品；忌大温大燥活血之品，如狗、羊、牛肉、桂圆、荔枝、山楂等；忌寒凉之品，如螃蟹等海鲜食品。①ET 安子饮：全紫苏 1 株、黑豆 25 g、鸡蛋 1 个、苎麻根 15 g、大枣 2 枚。移植后隔日 1 次，吃蛋喝汤，可连续服用 7 次。补肾固胎，理气顺胎；②ET 安子煲：黄芪 20 g、铁皮石斛 15 g、苎麻根 15 g、鲤鱼 1 条（300 g）、香油、香葱、生姜、精盐等调味适量。ET 后第 1 个月，每周 1 次；第 2 个月，2 周 1 次。健脾补肾，益气固胎；③铁皮石斛 10 g、肉苁蓉 10 g、鲜菇、大骨、瘦肉适量煲汤粥，每周 2～3 次。

六、中医辨治移植后腹痛

　　临床上经常遇到行试管婴儿的患者在胚胎放置后出现不同程度、不同感觉的腹痛，中医认为此种腹痛需要辨证，临床上可分为肾虚血亏、湿热瘀阻、气滞血瘀、肝木克脾土四种。肾虚血亏型腹痛多见腹痛绵绵，喜按，可伴腰酸头晕等，可在安胎之方加强补肾养血之功，如加大枸杞、杜仲、熟地、阿胶等剂量；湿热瘀阻型腹痛多见腹痛拒按，可伴口干口苦、舌红苔黄腻等，可在安胎之药方另加清热祛湿之中药，如黄芩、厚朴、砂仁等；气滞血瘀型腹痛多见下腹胀痛或刺痛，拒按，可伴舌质紫暗、有瘀点等，可在安胎之药方另加行气理滞之中药，如香附、陈皮、木香、白术等；肝木克脾土多见一过性或阵发性腹痛，可在安胎之药方另加防风、白芷等中药祛风止痛。

七、注意事项

（1）重视有明显影响成功的病症患者，在进周前等候期间，针对性采取中医辅助调理，为施术扫清障碍。如年龄大、输卵管积水、卵巢储备功能降低、子宫内膜薄等。

（2）在辅助生殖治疗失败后3个月内，对导致失败的主要原因，进行针对性中医辅助调理，而不要盲目地急于进行下一次手术，为下次施术成功扫清障碍。

（3）ET后中医辅治是视同已有妊娠，将安胎法前移。分别针对患者的基本状况，运用益气载胎、益气摄胎、补肾固胎、宁心安胎等法，改善子宫内膜的容受性，明显提高ET成功率。

（4）避免术前多次反复的卵巢、子宫、子宫内膜腔镜手术，理论上可以提高IVF的结局，但手术因各种因素给卵巢、子宫、子宫内膜所带来的创伤，必然影响IVF的结局。

八、临床案例

案例一

【初诊（2010年5月31日）】马某，女，32岁，教师，湖北武汉人。

【主诉】继发不孕7年，IVF-ET 3次失败。

【现病史】患者曾人流2次，此后未避孕而未孕7年，近2年先后行试管婴儿3次均失败，目前有冻胚6管，来湖北省妇幼保健院中医科要求中药调理。平素月经尚规则，一月一行，4～5 d干净，量偏少，色暗红，夹有少许血块，时有痛经，末次月经为2010年4月2日，量色如前，无痛经。平素神情抑郁，面色萎黄，经前乳胀，烦躁易怒，失眠，时有心悸，二便调；察其舌体稍胖大，舌质淡紫，苔薄白，脉弦细。辅助检查：2004年于外院做子宫输卵管碘油造影提示，右侧伞端积水，左侧输卵管梗阻，宫腔未见明显异常；2009年外院行腹腔镜双侧输卵管离断术。男方精液正常。

【西医诊断】继发不孕。

【中医诊断】不孕症。

【中医辨证】肝郁脾虚，气血不足。

【治法】疏肝健脾，益气养血。

【方药】逍遥散合归脾汤加减：柴胡10 g、郁金15 g、当归15 g、白芍15 g、茯神30 g、炒白术12 g、甘草10 g、党参15 g、黄芪20 g、远志10 g、枣仁20 g、广木香10 g、阿胶

10 g、夜交藤 20 g、薏苡仁 15 g。15 剂，每日 1 剂，水煎 2 次，取药汁约 200 ml，分次温服。

经过 4 个月的调理，患者月经量较前增多，睡眠安，纳可，心气平和，面色转红润，于同年 9 月 26 日移植冻胚，同时予补肾养血安胎中药调理。2010 年 10 月 10 日，查血 hCG 507.34 mIU/ml，P 34 ng/ml，继服中药安胎，后随访，于次年 6 月分娩。

按语 患者婚久不孕，试管 3 次失败，平素情志抑郁，肝气郁结，肝失疏泄，肝木克脾土，致脾失运化，脾胃为后天之本，气血生化之源，人体五脏六腑、四肢百骸，皆赖于脾胃之充养，冲脉隶属于阳明，精气充足，气血充沛，冲任盈满，则利于孕育。肝统血，主疏泄，冲为血海，气血汇聚之所，而冲脉又附于肝，肝气郁结，脾失运化，气血匮乏，冲任虚衰，故受孕困难。正如《证治准绳·女科·调经门》指出："经水涩少，为虚为涩，虚则补之，涩则濡之。"患者多次药流，屡伤肾气精血，又行辅助生殖治疗多次，肾气更伤，气机不畅更甚。调理 4 月余，气血充盛，冲任通调，种子后故能成功着床受孕。

案例二

【初诊（2010 年 1 月 16 日）】李某，女，30 岁，职员，武汉江夏人。

【主诉】原发不孕 5 年，试管 3 次失败。

【现病史】患者结婚 5 年，正常性生活，未避孕而未孕，男方弱精，近 2 年行 IVF-ET 均失败，目前有冻胚 3 管。遂至湖北省妇幼保健院中医科门诊要求中药调理。平素月经尚规则，一月一行，4～6 d 干净，量中，夹有少许血块，色暗红，有痛经。末次月经为 2010 年 1 月 2 日，量色如前，痛经甚，喜温喜按，伴肛门坠胀，无须服用止痛片。平素感经前乳胀，怕冷，小腹凉，手足冰凉，察其舌质淡紫，边有瘀斑，苔白，脉沉细。妇科检查：外阴（一）、阴道（一）；宫颈光滑；宫体前位，子宫大小正常，质地中等，活动可；双附件未及，压痛（一）；2008 年 7 月 HSG 提示双侧输卵管通畅，宫腔未见明显异常；女方不孕全套、内分泌、TORCH、支原体、衣原体均正常；男方弱精症，抗精子抗体阴性。

【西医诊断】原发不孕。

【中医诊断】不孕症、痛经。

【中医辨证】肾虚血瘀，寒凝胞脉。

【治法】温经散寒，活血化瘀。

【方药】自拟调经暖宫汤加减：党参 15 g、法半夏 12 g、吴茱萸 6 g、当归 15 g、川芎 10 g、小茴香 10 g、炒蒲黄包煎 15 g、五灵脂包煎 15 g、桂枝 10 g、柴胡 6 g、薏苡仁 20 g、香附 12 g、巴戟天 10 g、覆盆子 10 g、鹿角霜 6 g、紫石英 10 g。每日 1 剂，水煎 2 次，取药汁约 200 ml，分次温服。

另予针刺＋艾灸（中极、关元、气海、足三里、三阴交、血海、子宫等）穴位。

经过大半年的调理，患者痛经症状消失，怕冷明显改善，舌质淡红，舌边瘀斑仍存。同年 8 月份移植冻胚，移植后用中药保胎，移植成功，且为三胞胎，于 2010 年 10 月 7 日行减胎术，术后存双胎，出现阴道少许流血，B 超提示宫腔积血，即行补肾养血，止血安胎治疗。选方：续断 15 g、寄生 15 g、菟丝子 12 g、山茱萸 12 g、山药 15 g、党参 15 g、黄芩炭 12 g、杜仲 10 g、枸杞子 15 g、地榆炭 15 g、侧柏炭 12 g、蒲公英 10 g、紫花地丁 10 g。每日 1 剂，水煎 2 次，取药汁约 200 ml，分次温服。

经过上方治疗 3 个月，患者阴道流血渐止，B 超提示双胎发育良好，宫腔积血吸收。后随访，患者于 2011 年 4 月剖宫产一对龙凤胎，均健康。

按语　此患者因男方弱精而行生殖辅助技术，经过多次试管移植未能成功。从中医辨证应责之胞宫虚寒，胞宫失于温煦，犹如植物失于阳光，胞寒不利于胚胎生长，故胚胎不能着床；另寒凝血瘀，寒邪阻滞胞脉，故有腹痛；胞脉受阻，冲任失养，亦不能受孕。本案运用暖宫温经汤加温肾之巴戟天、覆盆子、鹿角霜、紫石英等药，并佐以疏肝活血之品，具有温肾暖宫、疏肝活血之效，故患者再次移植则能成功。

案例三

【初诊（2008 年 5 月 4 日）】黄某，女，28 岁，家庭主妇，湖北武汉人。

【主诉】未避孕未孕 3 年余，试管 4 次失败。

【现病史】患者 2004 年底结婚，婚后正常性生活，未避孕而未孕，2006 年于外院做子宫输卵管碘油造影提示：双侧输卵管不通；2007 年行腹腔镜下双侧输卵管造口术及盆腔松解粘连术，术后至今仍未孕。近 1 年在湖北省妇幼保健院行试管婴儿 4 次均失败，目前有冻胚 2 管。遂于我院中医科要求中药调理。平素月经尚规则，一月一行，4～6 d 干净，量中，夹有少许血块，色暗红，无痛经。末次月经为 2008 年 4 月 20 日，量色如前，稍感腰酸，平素腰膝酸软，头晕耳鸣，精神疲乏，二便调；察其体稍胖，面色白，舌质淡胖，苔薄白；诊其脉沉细，两尺尤甚。辅助检查：2008 年 3 月女方不孕全套、内分泌、TORCH、支原体、衣原体均正常；男方精液常规正常，抗精子抗体阴性。

【西医诊断】原发不孕、慢性盆腔炎。

【中医诊断】不孕症。

【中医辨证】肾气不足，冲任不荣。

【治法】补肾促孕，调补冲任。

【方药】肾气丸合寿胎丸加减：熟地 15 g、丹皮 15 g、泽泻 15 g、山药 15 g、山茱萸 12 g、茯苓 15 g、续断 15 g、寄生 15 g、菟丝子 15 g、杜仲 10 g、党参 15 g、黄芪 15 g、覆盆子 10 g。每日 1 剂，水煎 2 次，取药汁约 200 ml，分次温服。

另予针刺＋艾灸（中脘、中极、关元、气海、足三里、三阴交、血海、子宫等）穴位。

经过上述治疗 3 个月，患者头晕耳鸣、腰膝酸软明显改善，精神较前好转，于 2008 年 9 月再次移植并成功，后期继续中药补肾养血安胎治疗。

按语　该患者因输卵管因素而行试管婴儿生殖辅助技术，一共移植 4 次均失败。从中医辨证来看，该患者辨证为肾气不足。肾藏精，精化气，肾中精气的盛衰主宰着人体的生长、发育与生殖。《素问·上古天真论》云："女子七岁，肾气盛，齿更发长；二七而天癸至，任脉通，太冲脉盛，月事以时下，故有子。"先天肾气不足，或房事不节，大病旧病，反复盆腔手术或流产均可损伤肾气，肾气虚则冲任虚衰，不能摄精成孕，进而推之，冲任虚衰同样不能使受精卵着床。本案运用补益肾气的肾气丸及寿胎丸加减治疗，配合针刺关元、气海、中脘、中极补益肾气，艾灸温肾暖宫，经过 3 个月的调理，患者肾气充盛，冲任充盈则能受孕。

案例四

【初诊（2007 年 11 月 8 日）】孟某，女，34 岁，职员，湖北武汉人。

【主诉】未避孕 3 年余未孕，试管 2 次失败。

【现病史】患者分别于 1999 年、2001 年、2003 年人流行清宫术，近 3 年未避孕而未孕，2005 年外院行子宫输卵管碘油造影提示双侧输卵管伞端轻度积水，2006 年行 IVF-ET 2 次均失败。生殖医师告之：子宫内膜薄，予大量雌激素（补佳乐）甚至生长激素均未见子宫内膜生长，多次 B 超提示，内膜 0.4 cm，故要求中药调理。平素月经尚规则，一月一行，4～6 d 干净，量中，夹有少许血块，无痛经，末次月经为 2007 年 10 月 28 日，量色如前，平素自觉肢软乏力，纳可，二便调；察其体微胖，面色萎黄，舌质淡红，苔薄白，脉沉细尺弱。

【西医诊断】继发不孕。

【中医诊断】不孕症。

【中医辨证】气血亏虚，冲任不足。

【治法】补益气血，调理冲任。

【选方】自拟长膜汤。（张迎春经验方）

党参 30 g、黄芪 30 g、山药 20 g、当归 15 g、川芎 10 g、白芍 15 g、熟地 20 g、桃仁 10 g、红花 10 g、丹参 20 g、桂枝 10 g、三七粉 3 g、紫河车粉 3 g、鹿角霜 10 g。共 10 剂，每日 1 剂，水煎 2 次，取药汁约 200 ml，分次温服。

鹿胎膏 30 g，口服，一日 2 次。

针刺＋艾灸关元、气海、归来、天枢、血海、阴陵泉、足三里、三阴交等穴位，隔日 1 次。丹参注射液穴位注射。

经过 3 个月的调理，患者复查 B 超提示子宫内膜 0.8 cm，于 2008 年 3 月试管移植成功。

按语　随着无痛人流的广泛使用，以及许多患者过早性生活而未采取避孕措施，以致屡孕屡堕，造成子宫内膜损伤或宫腔粘连的现象与日俱增，给日后的妊娠及人工助孕带来很大的障碍。临床上经常遇到行人授或者试管婴儿的患者因子宫内膜薄而止步的，很多患者求助于中医。中医认为，子宫内膜薄的原因主要责之于虚及瘀，主要机制为精亏血少，冲任气血不足，或寒凝瘀阻，冲任气血不畅而致；治疗上需辨证，分辨虚实，虚证者重在补肾益精，或补气养血以滋气血之源；实证者重在温经行滞，或祛瘀行血以通调冲任。中医的主要方法为口服中药、针刺穴位、艾灸、穴位注射等，临床上均需辨证治疗，选方、选穴各有不同。本案患者人流 3 次，不仅造成双侧输卵管炎症，而且子宫内膜也严重损伤，用大量雌激素及生长激素仍未能奏效。此案经过中医辨证为气血亏虚、冲任不足，予补益气血，佐以活血温阳补肾，另用丹参注射液以加强活血作用，针刺穴位健脾补肾，艾灸温通经脉、温补脾肾。结合运用上述方法，以奏气血双补，脾肾健旺而孕。

案例五

【初诊（2011 年 12 月 13 日）】徐某，女，33 岁，教师，湖北鄂州人。

【主诉】胚胎移植后 20 余天，梦交 3 次，阴道流血 2 d。

【现病史】近 5 年未避孕而未孕，因双侧输卵管阻塞而行生殖辅助 3 次，前 2 次胚胎移植后 14 d 查血 hCG 提示怀孕，但孕期因屡次梦交而致阴道流血后自然流产，经过相关检查如生殖免疫全套、封闭抗体及染色体等均为正常。此次胚胎移植后 20 余天，症见梦交频繁，阴道流血 2 d，伴心烦，睡眠不安，腰腿酸软；察其舌质淡紫，苔薄白，诊其脉沉细滑。辅助检查：血 hCG 9 320 mIU/ml，P 21 ng/ml。

【西医诊断】先兆流产、复发性流产。

【中医诊断】胎动不安。

【中医辨证】心肾失交。

【治法】补肾固冲，养心安神。

【方药】自拟固胎合剂加减：续断 15 g、寄生 15 g、菟丝子 15 g、枸杞 15 g、阿胶烊化 10 g、黄芩 15 g、炒白术 12 g、白芍 15 g、甘草 10 g、枣仁 15 g、远志 10 g、莲子心 10 g、夜交藤 15 g、黄芩炭 10 g、杜仲 10 g、侧柏炭 15 g、地榆炭 20 g、旱莲草 15 g、山药 15 g、党参 10 g。7 剂，每日 1 剂，水煎 2 次，取药汁约 200 ml，分次温服。

【二诊（2011 年 12 月 23 日）】服上药后，患者阴道流血渐止，梦交次数减少，只发作一次；睡眠较前改善，恶心频繁（其母代诉）。守上方，去地榆炭、侧柏炭、旱莲草、黄芩炭，加竹茹 10 g、砂仁 10 g，共 10 剂，服法同上。

【三诊（2012 年 1 月 10 日）】患者无阴道流血，无梦交等症状，睡眠安，纳差，恶心、呕吐，二便调（其母代诉）。守 12 月 23 日方，去远志、夜交藤、莲子心。共 20 剂，服法同上。

后记：患者告知于 2012 年 9 月自然分娩一健康男婴。

按语　梦交是指在睡梦中发生的性行为，在青春期性成熟后出现的正常的心理生理现象，若发作频繁则属病态。《金匮要略·血痹虚劳篇》云："失精家少腹弦急，阴头寒，目眩发落，脉极虚芤迟，清谷亡血失精，脉得清芤动微，男子遗精，女子梦交。"认为女子梦交与男子遗精均属于心肾不交，相火妄动所致，以补肾宁心为主，如《慎斋遗书》中指出"欲补肾者，须宁心，使心得降，肾始实"。方用寿胎丸补肾固胎加远志、莲子心、枣仁、夜交藤以安神潜阳；加黄芩炭、侧柏炭、地榆炭、旱莲草滋补肝肾、止血；杜仲、山药、党参、炒白术以补益脾肾。经过上述治疗，患者心肾相交，肝肾健旺，故神安胎固，得以保胎成功，顺利生产。

第九章　男性不育症

第一节　男性不育症概述

男性不育症是指育龄男性婚后与女方同居两年以上，女方生殖功能正常并未避孕，经检查由男方原因引起的不孕者，称为男性不育。男性不育是一种多病因引起的疾病，如各种与精子发生相关基因调控异常引起的生殖功能障碍，也可以是一些与精子成熟有关基因的突变最终导致精子成熟受阻等。凡影响精子的产生、发育、成熟，或影响精子在生殖道内生存、运行或射精，或影响精卵结合的因素，均可引起男性不育。近年来，男性不育发病率呈增高趋势，已占到整个不育夫妇比例的 20％以上。

男性不育的病因大致可分为以下几个方面。

1. 生殖器官发育异常　包括阴茎发育异常、睾丸发育异常、附睾发育异常、输精管发育异常附属性腺发育异常及尿道发育异常。

2. 遗传性疾病　包括染色体异常及基因突变。

3. 内分泌功能异常　男性内分泌功能失调根据原发因素发生部位可分为下丘脑、垂体、睾丸、肾上腺、甲状腺等功能异常。

4. 生殖器官感染　是男性不育重要原因之一，包括前列腺炎、睾丸炎、附睾炎、精囊炎、尿道炎、生殖器官结核，以及梅毒、淋病、衣原体与支原体感染等。

5. 性功能障碍　包括阴茎勃起功能异常、射精功能障碍与性欲障碍，均可能对男性生育功能产生不良影响，主要为严重的阴茎勃起功能障碍、严重早泄、不射精、逆行射精等。

6. 输精管道阻塞与绝育　输精管道阻塞是指因输精管道，包括从附睾至阴茎任何部位的不通，精子不能排出体外者。

7. 生殖器官损伤　生殖器官受到外力的损伤也会引起生精、排精困难。

8. 免疫功能异常　当某些因素，如理化、感染、损伤等因素造成精子屏障作用破坏时，精子进入血液，触发自身免疫应答反应，产生抗精子抗体，导致不育。

9. 肿瘤　某些肿瘤或通过影响内分泌功能与精子生成，或直接破坏生殖器官功能等而引起不育。

10. 其他因素　如年龄、饮食营养、生活习惯、生活工作环境及精神心理因素等也可能引起男性内分泌或生精、排精困难而导致不育。

一、历史沿革

中医学对于男性不育症的认识最早见于《黄帝内经》，被称为"无子"。后世医家又有"不育""失精""精气清冷"等称谓。

二、中医病因病机

从中医病因学而论，凡禀赋不足，生活所伤，外感六淫，内伤七情等因素，都可引起男性疾病。由于先天不足，或后天失养，肾气亏虚，天癸不充，以致阴器发育不良，阴茎短小，睾丸软小或隐睾，阴毛稀少或无，生殖之精的生成障碍，性功能及生殖功能低下或丧失。

生活所伤包括性事失度、前阴损伤及饮食失宜。房事频繁或强力行房，耗精伤肾。肾气亏损，易导致性功能和生殖功能障碍。故万全《养生四要》说："交接多则伤肾，施泄多则伤精。肝主筋，阴中之阳也，精伤则阴虚易举。阴阳俱虚，则时举时痿，精液自流。"不仅性生活过度可以引起男性疾病，而且性欲压抑过度也可以引起男性疾病。故葛洪《抱朴子》说："男不可以无女，女不可以无男，若孤独而思交接，损人寿生百病。""凡人气力自有强过人者亦不可抑忍久而不泄，致生痈疽。"临床实践证明，长期压抑性欲，经常忍精不泄，可致精液瘀败，引起尿末滴白，会阴坠痛，尿频尿急，甚至性功能障碍。此外，经常手淫，损伤宗筋，可致阳痿、不射精等性功能障碍；不洁性交，感染淫毒，可致淋病、梅毒等性疾病传播。

风、寒、暑、湿、燥、火六淫邪气，都可引起男性疾病，但临床实践证明，以湿、热、寒三者最易引起男性疾病。湿为阴邪，其性重浊，易袭阴位，故《素问》有"伤于湿者，下先受之"之说。男性疾病的病位主要在下焦，故湿邪为患者多见。如湿邪下注膀胱，可致尿浊、尿痛；湿邪侵袭阴器，可致阴囊湿痒，龟头糜烂。湿邪久郁化热，湿热蕴结下焦，扰动精室，阻滞精道，可致遗精，血精，精浊，精少，精液黏稠不化。热为阳邪，最易伤阴，耗液，动血，生疮。火热扰动精室，可致遗精，早泄；相火妄动，可致遗精，阳强；湿热淫毒内侵，可致梅毒，淋病等。寒为阴邪，易伤阴位。肾阳亏虚，可致阳事不举；寒主收引，寒客肝脉，肝脉拘急，可致缩阳阴痛等。

七情中的怒、恐、思三者与男科疾病的关系最为密切。怒为肝志，过怒则伤肝，肝气抑郁，疏泄失职，可致性欲低下，射精不畅，甚或阳事不举，不能射精。恐为肾志，大惊卒恐则伤肾，肾气亏虚，精关不固，可致阳事不举，精时自下。思为脾志，思虑过度则伤脾，脾虚不运，气血乏源，无以充养肾气，肾气亏虚，天癸不足，生殖之精不能正常产生，可致精少不育；脾气亏虚，气血虚少，无以充养宗筋，宗筋弛缓不收，可致阳痿。

简而言之，男性不育症的原因，主要包括精子异常、精液异常和性功能障碍三大方面。精子异常包括无精子症、少精子症、死精子症、畸形精子过多症，精液异常即精液不液化，以及免疫性不育等。性功能障碍包括阳痿、功能性不射精和逆行射精等。

男性的生理特点主要表现在生殖生理与性生理两个方面，而生殖和性的生理主要受肾气的调控。肾气禀受于先天，培养于后天。根据肾的生理效应，往往将其概括为肾阴与肾阳两个方面。肾阴肾阳是机体各脏阴阳的根本，因此，也是产生并维持男性性功能和生殖功能的根本。肾气对男性性功能和生殖功能的影响，是通过肾气催化下产生的天癸来实现的。天癸能促进性征及生殖器官发育成熟，维持性功能；促进生殖之精的产生，维持生殖功能。

第二节 无精子症

无精子症，是指通过体外排精或手淫方法取得精液，连续 3 次离心沉渣涂片镜检，均未发现精子者。中医学中没有"无精子症"的病名，本症相当于中医学"无子""绝孕""不育"等病。

一、无精子症的分类

（一）临床分类

临床上根据有无输精管道的梗阻，将无精子症分为两大类：一类是睾丸生精功能障碍性无精子症，一类是梗阻性无精子症。前者是指睾丸生精细胞萎缩、退化，不能产生精子；后者是睾丸有正常的生精功能，但由于输精管道的梗阻，精子不能排出。特别是睾丸活检能为本病的诊断以及病因的鉴别提供有力的依据。

非梗阻性无精子症的原因比较复杂，染色体数目异常这种遗传疾病是其原因之一。常见疾病有克氏综合征、染色体结构异常、Y 染色体微缺失、雄激素受体异常等。内分泌异常、感染性疾病、物理、化学及药物的影响、外伤及医源性损伤、精索静脉曲张、环境因素等都可以引起非梗阻性无精子症。

梗阻性无精子症是由于输精管道梗阻而引起的，其病因包括先天性和后天性因素两种情况。先天性因素中，从睾丸到射精管的整个输精管道中，任何部位的先天性发育异常均可造成输精管道梗阻，以附睾头部的先天性异常最为多见。后天性因素包括生殖道感染、创伤和肿瘤等。

（二）病理分类

以睾丸为中心，根据病变的解剖位置，将无精症分为睾丸前性、睾丸性和睾丸后性。

1. 睾丸前性 指睾丸本身功能正常，但由于下丘脑和（或）垂体内分泌功能紊乱而继发引起睾丸不发育或不生精。典型的病例如特发性低促性腺激素型性腺功能减低症。这是一种先天性疾病，下丘脑完全或部分缺乏释放促性腺激素释放激素的功能。人体存在一个下丘脑-垂体-睾丸性腺轴，一旦最高环节出现故障，必然连续影响到下面环节，垂体不能释放促性腺激素，睾丸就不能发育，不能分泌雄激素，因而就不能产生精子。

2. 睾丸性 指睾丸本身因各种原因导致其丧失产生精子的能力。最常见的有克氏综合征、隐睾，还有支持细胞综合征，这种患者睾丸中只有支持细胞，而没有生精细胞；精索静脉曲张造成的睾丸萎缩变软、生精障碍。继发于腮腺炎的双侧严重睾丸炎是散发性无精子症的原因。

3. 睾丸后性 精子运输管道梗阻或先天性缺如，如附睾结核、双侧附睾炎、双侧输精管合并精囊缺如、射精管梗死等。这样睾丸虽然产生出大量精子，却不能排出体外，因此精液中无精子。

在鉴别患者属于哪类无精子症时，首先要进行病史采集和体格检查，特别注意第二性征和生殖器官的发育，由此可判断有无内分泌功能障碍。测量睾丸体积，一般中国正常成年人的睾丸体积为 12～25 ml，睾丸体积小于 10 ml 者，一般伴有生精功能障碍。检查附睾时发现增厚、结节及变硬，则意味着梗阻；附睾增大膨胀时表示其远端有梗阻。测定血中促卵泡激素对鉴别诊断无精子症具有十分重要的意义。血 FSH 水平低于正常，一般是睾丸前性的，血 FSH 水平升高，则要考虑为原发性睾丸功能衰竭。睾丸后性无精子症，血 FSH 水平一般正常。当 FSH 显著升高时，睾丸肯定处于不可逆或严重生精障碍。

对于睾丸前性的即下丘脑和（或）垂体功能障碍引起的睾丸功能低下，可以用激素替代疗法。对于睾丸性无精子症，只有那些 FSH 没有升高的患者才有治疗的希望。对于睾丸后性无精子症，附睾局部梗阻和输精管上端梗阻者可实行外科手术解除梗阻。不过现在随着辅助生育措施改进，试管婴儿技术越来越成熟，可以通过附睾或睾丸来取精完成第二代试管婴儿。

引起睾丸生精功能障碍的常见原因如下。

（1）无睾症：睾丸是生产精子的唯一场所，没有睾丸，精子的产生也就无从谈起。由于没有睾丸，也就没有任何治疗价值，就完全没有必要服用任何药物。双侧隐睾，这种情况是睾丸没有到应该到的阴囊，停留在腹腔，由于温度比阴囊高多了，精子根本没有办法生成，也会发生无精子。这种情况可以通过手术治疗，需要说明的是，治疗时间越早，效果也就越好；先天性曲细精管发育不全（又称之为 Kline-Felter 综合征），这也是发育方面的原因，虽然睾丸的位置没有问题，但精子生产同样存在问题。

（2）精索静脉曲张：这种情况会严重影响睾丸的血液供应，进而影响睾丸的生精功能，也会发生精子大量减少甚至消失。及时手术或者药物治疗（轻度者）可使大部分患者恢复生育功能。

二、中医病因病机

中医认为无精子症病位在肾、肝、精室；病因为先天不足，后天失养，劳倦过度，瘀血、痰浊、湿热内阻；基本病机为肾虚精亏，痰瘀内阻，湿热蕴结。本病之病机关键在于肾精不足，或精道梗阻。临床上凡因肾精不足所致者，以虚证为多，故其治疗应以益气填精为大法；如因精道梗阻者，临床上一般以实证居多，治当以疏通精路为主，并根据具体原因，针对治疗，并辅以补肾填精之法。

三、中医辨证论治

1. 肾阳不足，精气衰少证

【主要证候】精液清稀而冷，量少，无精子，或夹有黏冻样稠块，性欲低下，兼见畏寒肢冷，面色白，精神萎靡，纳呆食少，腰膝酸软，小便清长，或夜尿多，大便溏薄，舌淡，苔白，脉沉细无力。

【证候分析】肾阳虚衰，下元不足，生精之力减弱，故精液清稀而冷，量少，无精子，性欲低下；阳气虚衰，不能温暖四末，故见畏寒肢冷，面色白，精神萎靡；肾气不足，不能温养脾土，脾失健运，故纳呆食少，大便溏薄，阳虚气化不利，故小便清长，夜尿多；

舌淡苔白，脉沉细无力，均为阳气不足，精气衰少之征。

【治法】补肾壮阳，益气填精。

【方药】五子衍宗丸合金匮肾气丸加减。方中肉桂、附子、菟丝子、五味子、鹿角胶、覆盆子温肾壮阳益气；枸杞子滋补肝肾，又有增加性欲之功；熟地、山药、山茱萸、紫河车填精益髓；党参、白术健运脾土，以滋生化之源；茯苓、泽泻、丹皮泻三阴经之虚邪；车前子利尿。

2. 肾阴不足，精气衰少证

【主要证候】精液量少而黏稠，甚或只有点滴精液，无精子，性欲正常或偏于亢进，腰膝酸软，神疲乏力，健忘；兼见头晕目眩，眼花，口渴，咽喉干燥，心烦，失眠多梦，甚或齿发脱落，舌红少苔，脉细数。

【证候分析】肾阴不足，阴虚火旺，灼伤津液，故精液量少而黏稠；相火内动，故性欲正常或亢进；精气衰少，做强不利，故腰膝酸软，神疲乏力，健忘，不能充脑填髓，故头晕眼花，目眩，齿发脱落；阴亏津少，相火上扰心神，故口渴咽燥，心烦失眠；舌红少苔，脉细数，均为肾阴不足，虚火上炎之象。

【治法】滋阴填精，补肾益气。

【方药】五子衍宗丸合八仙长寿丸加减。

方中五味子、熟地、生地、山药、山茱萸、麦冬、龟板、何首乌、丹皮、知母、黄柏滋阴降火，填精；菟丝子、枸杞子、覆盆子、海狗肾、党参补肾益气。

3. 瘀血阻滞，精路不通证

【主要证候】精液量少，无精子，沉默寡言，胸闷易怒，阴部疼痛，或少腹疼痛；或体质较为壮实，无其他明显病症，舌脉也属正常，仅精液常规检查异常，舌质紫暗，舌边有瘀点，脉沉而涩。

【证候分析】瘀血内停，精路受阻，导致精液排泄障碍，故精液量少，无精子；瘀血内阻，气机不畅，故沉默寡言，胸闷易怒；瘀血内停，不通则痛，故阴部疼痛，或少腹疼痛；舌质紫暗，舌边有瘀点，脉沉而涩，均为瘀血内停之征。

【治法】活血祛瘀，疏通精道，补肾填精。

【方药】血府逐瘀汤合五子衍宗丸加减：方中当归、生地、桃仁、红花、川芎、赤芍活血祛瘀，疏通精道；五味子、菟丝子、覆盆子、枸杞子、仙茅、淫羊藿、柴胡、怀牛膝、皂角刺、甘草补肾益气填精。共使瘀血去、精道通、肾精充。

4. 湿热内阻，精道不畅证

【主要证候】精液量少而黏稠，无精子，小便短赤而混浊，甚或尿后有白浊，舌质红，苔黄腻，脉滑数。

【证候分析】湿热内阻，精道不畅，故精液量少而黏稠，无精子；湿热下注，不泌清浊，故小便短赤，甚或尿后有白浊；湿热内聚，熏蒸于上，故舌红，苔黄腻，脉滑数。

【治法】清热利湿，疏通精道，开窍补肾。

【方药】草薢分清饮合知柏地黄汤加减。

方中草薢、茯苓、车前子、泽泻、知母、黄柏清热利湿；乌药、路路通清利湿邪，疏通精道；石菖蒲、生地、山茱萸、山药、枸杞、女贞子、菟丝子、牛膝开窍，补肾益气。

5. 痰湿阻滞，精路不畅证

【主要证候】精液量少，无精子，伴少腹疼痛，睾丸肿胀，硬痛，舌质红，苔白腻，脉沉滑或沉缓。

【证候分析】痰浊凝滞，内阻精室，精道不畅，故精液量少，无精子；痰浊内阻，气机不畅，经脉不通，故少腹疼痛，睾丸肿胀，硬满疼痛；舌红苔白腻，脉沉滑或沉缓，均为痰浊阻滞之象。

【治法】行气化痰，软坚散结。

【方药】橘核丸加减。方中橘核、荔枝核、川楝子、枳壳、柴胡行气化痰散结；昆布、海藻、牡蛎化痰软坚散结。

四、中医外治法

脐疗，治疗湿热瘀阻型无精子症。方药：萆薢、桃仁、丹皮、赤芍、猪苓、车前子、薏苡仁、黄柏、栀子、蓖麻仁、牵牛子、麝香，将上述药物各 10 g 共同研成细末，治疗时取药末 10 g，以温开水调成糊状，纱布包裹，敷于脐部，胶布固定，3 d 换药 1 次。

五、预防与调摄

引起睾丸生精功能障碍的常见原因除了无睾症、精索静脉曲张以外，还应注意如下几点。

（1）避免一切使睾丸温度增高的因素。

（2）避免食用棉籽油，该油中含有一种成分叫作棉酚，这种成分可以抑制精子生成，因此人们用以男性避孕。打算生育的男性吃多了，就会发生精子减少，甚至消失。如果吃的棉籽油过多，停止食用之后，精子还难以恢复正常。

第三节　少精子症

少精子症，是指精液中精子数量过少，为男性不育症中最为多见的一种病症。据资料报道，精子数低于 2 000 万/ml 者，其妻子能怀孕的仍占 19%；而 1 次排精精子总数近 1 亿的对象中，只有 36% 有生育能力。故一般认为，精子数低于 2 000 万/ml，或 1 次排出精子总数低于 5 000 万者，即可诊断为少精子症。

一、发病原因

1. 内分泌因素　人体内分泌紊乱，特别是下丘脑-垂体-睾丸这个性腺轴系统功能紊乱，导致睾丸生精功能的障碍，就会表现为少精子，甚至无精子症，比如说性腺激素低下，可以出现小睾丸，男性的雄性特征很差，比如说泌乳素增高也会造成少精子症，比如说甲状腺疾病、糖尿病等，也对精子的数量有很大的影响。

2. 感染因素　生殖系统的特异性和非特异性的感染均可造成精子的生成受到影响，

比如常见的前列腺炎、精囊炎、附睾炎、附睾结核等，均可导致精液的成分发生改变，导致精子数量减少，或者畸形精子数增多。

3. 精索静脉曲张　精索静脉曲张使睾丸的局部温度升高，血管活性物质增加，从而影响睾丸生精功能，但精索静脉曲张程度与精子质量不成比例。轻的精索静脉曲张，Ⅰ度没有什么影响，Ⅱ度以上会造成精子数目减少，成活率降低。

4. 遗传因素　一些缺陷也会造成少精子症。染色体畸变对精子密度、活动率及形态均有严重影响。

5. 免疫因素　随着免疫医学的发现，男性在免疫方面出现的问题，抗精子抗体可造成精子的凝集现象，影响精子的产生和运送。我们说抗精子抗体阳性的患者，有20％～50％会出现少精子症，这是以前我们在临床上不大注意的，有时候称为不明原因的不孕症，就是说以前在这方面检查不多，只考虑一些性功能等问题，后来发现有抗精子抗体的问题，随着抗精子抗体的治疗，精子数量就往上涨，质量也提高。

6. 器官方面　比如说隐睾，隐睾是影响精液质量的重要原因之一。约60％的单侧隐睾患者不育，因此若精子密度低，又有隐睾存在，必须及早治疗。如果是比较小的时候得以纠正就没有问题了，没有得到及时纠正，等到了成人之后也造成无精子症或少精子症。

7. 鞘膜积液　这个能造成睾丸的温度升高，也会造成少精子症。

8. 营养因素　指缺少一些维生素和一些微量元素，比如说如果大量消耗了精子赖以生存的必需营养物质或者是微量元素锌，这样的情况就大大地破坏了精子生存的环境而使精子缺少，导致了少精。

9. 环境因素　从大的方面讲，环境污染和激素的泛滥，是造成当今少精子症高发的主要原因。

10. 生活习惯因素　如吸烟过多、酗酒，穿一些过紧的内裤，洗桑拿致阴囊温度过高等，对精子质量是有影响的；另外还有一些男性朋友喜欢使用化妆品，化妆品中普遍含有各种有害物质，可干扰内分泌，使男性精子数量减少，从而导致少精症。

二、中医病因病机

中医认为少精子症的病位在肾、脾、肝与精室；基本病机为肾虚精亏，脾虚精少，湿热伤精，致精少不育。

1. 肾精亏虚　先天禀赋不足，或房事不节，不知持满，耗伤肾精；或久病及肾；或温病后期热及伤阴，而致肾精亏损，导致精子减少。

2. 肾阳不足　先天禀赋不足，素体阳虚；或房事不节，耗伤肾精，阴虚及阳；或寒邪猛烈，肾阳被遏；或过服苦寒，凉泻太过，伤及肾阳；或五劳七伤，久病及肾，肾阳不足，不能温煦脾阳，终致命门火衰，真阳不足，不能温肾生精，而致精子减少。

3. 脾虚精亏　久病不愈，气血两虚，后天之精不足，化源空虚，肾精失于充养，致精子减少不育。

4. 湿热下注　饮食不节，过食辛辣厚味，酿湿生热，或外感湿毒，湿热下注精室热灼阴液，湿阻精窍，均可致精少不育。

5. 气滞血瘀 久病入络，或外伤瘀血阻络，精道不畅，故精少而不育。

三、诊断

禁欲 3～7 d，精液常规分析 3 次以上者，精子密度低于 $20 \times 10^6/ml$ 而查不出任何病因，可考虑为特发性少精子症；当精子密度 $\leq 1 \times 10^6/ml$ 时，可诊断为严重少精子症。

通过询问病史，体格检查及其他实验室辅助检查（遗传学检查、内分泌激素测定、微生物学检查、抗精子抗体、微量元素测定等）大多能发现引起少精子症的病因。精液分析少精子并同时伴有引起少精子的疾病病因时，可诊断为继发性少精子症。

四、检查

1. 生殖器官检查 一般宜竖立位或平卧位进行，检查有无生殖器官畸形、尿道上裂、下裂，有无阴茎海绵体硬结，阴茎大小。有无严重的包茎、炎症肿瘤等。

2. 全身检查 应测量身高、体重、指距、血压。检查心、肝、肺等脏器是否有严重慢性疾病，这也是少精症的检查方法之一。

3. 前列腺检查 检查附睾有无增厚、触痛或囊肿。输精管是否缺如。患者站立、憋气、增加腹压以检查有无精索静脉曲张，阴部有无鞘膜积液。

五、中医辨证论治

1. 肾精亏虚证

【主要证候】久婚不育，或伴有射精量少，或兼精液清稀，头昏健忘，发落齿摇，腰膝酸软，注意力不集中，舌红少苔，脉细弱。

【证候分析】肾藏精，主生殖，肾精亏虚，故久婚不育，射精量少，精液清稀，精生髓，脑为髓海，精亏不能生髓养骨充脑，故头晕健忘，牙齿松动；腰为肾府，肾精亏虚，腰府失养，故腰酸腿软；发为血之余，精亏不能生血，血不养发，故头发脱落；舌红少苔，脉细弱，均为肾精亏虚之象。

【治法】补肾填精。

【方药】五子衍宗丸加味。方中菟丝子、覆盆子、紫河车、桑葚子、枸杞子、五味子、桑寄生、续断补肾填精；车前子引药下行以补肾。诸药合用，共奏填精益髓滋阴之功。

2. 肾阳亏虚证

【主要证候】精少不育，面色无华，气短乏力，形寒肢冷，小便频数，或夜尿多，舌淡苔白，脉沉细而弱。

【证候分析】肾阳不足，命门火衰，阳不化精，肾精亏虚，故精少不育，面色无华；肾气亏虚，鼓动无力，则气短乏力；肾阳亏虚，膀胱失约，故小便频数，或夜尿多；肾阳不足，形体失煦，故形寒肢冷；舌质淡，苔薄白，脉沉细而弱，乃肾阳不足之征。

【治法】补肾壮阳。

【方药】金匮肾气丸加味。方中肉桂、附子、菟丝子、五味子、续断温肾壮阳益气；熟地、山茱萸、紫河车、山药、泽泻、茯苓、丹皮补肾填精，取"从阴中求阳"之义。

3. 脾虚精亏证

【主要证候】精少不育，食少纳呆，腹胀便溏，神疲乏力，面色无华，舌体胖大，舌苔白润，脉虚弱。

【证候分析】脾气虚衰，运化无力，精气乏源，无以充肾，肾精亏虚，故精少不育；脾虚失运，清气不升，故食少纳呆，腹胀便溏；脾气亏虚，精气乏源，无以荣面养神，故面色无华，神疲乏力。舌体胖大，舌苔白润，脉虚弱，均为脾气亏虚之象。

【治法】补脾益气，滋肾填精。

【方药】易功散加味。方中党参、白术、茯苓、黄芪、甘草补脾益气，以复其生化之源；紫河车、续断、桑葚子、枸杞子、菟丝子滋肾填精，以充其所藏；陈皮健脾理气和胃。诸药合用，共奏补脾益气，滋肾填精之功。

4. 湿热下注证

【主要证候】精少不育，排精时精道有灼热感，面红目赤，心烦易怒，口苦咽干，口渴而不欲饮，口中有黏腻感，大便干，小便短赤涩痛，舌红苔黄，脉滑数。

【证候分析】湿热内蕴，积于下焦，影响肝肾，扰动精室，蒸灼津液，以致肾精匮乏，故精少不育；排精时，热邪随之外泄，故排精时精道有灼热感；湿热上蒸，故面红目赤，口苦咽干，口渴而不欲饮，口中黏腻；湿热下注，阻滞肠道，则大便干结，影响膀胱，则小便短赤涩痛；上扰于心，则心烦易怒；舌红苔黄，脉滑数，均为湿热内盛之象。

【治法】清热利湿。

【方药】草薢分清饮加减。方中草薢清热利湿，分清别浊；薏苡仁、木通、茯苓、车前子清热利湿，使湿热之邪从小便而去；黄柏苦寒，清下焦之湿热；莲子心清心热，利小便；牛膝引药下行。诸药合用，既能清热，又可利湿。

5. 气滞血瘀证

【主要证候】精少不育，眩晕头痛，胸闷易怒，或沉默太息，两胁胀满，少腹不适，阴部睾丸发凉，或有痛感，精液黏稠。舌质暗，舌边有瘀点或瘀斑，脉沉涩或弦细。

【证候分析】气滞血瘀，阻滞精道，故精少不育；阻碍清阳，故头痛眩晕；气阻肝经，故胸闷易怒，或沉默太息，两胁胀满，少腹不适；气血瘀滞阴器，故阴部睾丸发凉，或有痛感；舌质暗，舌边有瘀点或瘀斑，脉沉涩或弦细，均为气滞血瘀之征。

【治法】行气化瘀，兼以补肾填精。

【方药】通精煎加减。方中生黄芪、柴胡、生牡蛎行气疏肝，以通经络；丹参、莪术、川牛膝、当归尾桃仁活血化瘀，破内在之瘀滞。

六、中医外治法

1. 针刺　取穴肾俞、关元、脾俞、足三里等。配穴：偏肾阳虚配命门；偏肾阴虚配太溪；痰湿内蕴或肝经湿热配太冲、阴陵泉；肝郁血瘀配血海、期门。采用平补平泻手法。每日针刺 1 次，25 d 为一个疗程，间隔 7 d，连续针刺 4 个疗程。

2. 脐疗　治疗肾精亏损型少精子症。方药：当归、白芍、熟地、山茱萸、龟板、鳖甲、紫河车、肉苁蓉、蓖麻仁、木鳖子、麝香，将上述药物各 10 g 共同研成细末，治疗时取药末 10 g，以温开水调成糊状，纱布包裹，敷于脐部，胶布固定，3 d 换药 1 次。

3. 氯米芬　可在下丘脑-垂体水平竞争雄激素（或雌激素）受体，促使下丘脑、垂体分泌促性腺激素释放激素和促性腺激素，从而促使睾丸的生精功能，以利于精子的发生。25 mg，每日 1 次，连续服用 25 d，停药 5 d，为一个疗程，连续用药 3 个疗程后复查。

七、研究进展

少精子症引起的男性不育症是男科临床治疗的难题，西医对此尚无满意的疗法。中医治疗该病则有一定的优势。多项研究证明了中医"肾主生殖"理论的正确性，补肾确可生精，但确有部分少精子症不育患者，单纯补肾并不理想，应从多角度来探讨少精子症不育的治疗，活血、祛痰、疏肝、清邪均可生精，可单独应用，或配合补肾法治之。此类药物有较好的生精功能，用量宜小。

第四节　畸形精子过多症

畸形精子过多症，是指异常形态的精子比例过多的一种病症。畸形精子不具备正常的活动能力和受孕能力，是导致男性不育的主要原因之一。精液中正常形态精子少于 30％或畸形精子多于 70％者，称为畸形精子过多症。

一、精子形态

将精液进行涂片、染色后，置于显微镜下观察精子形态。

正常精子的形态：头部正面为卵圆形，侧面为扁平形，尾长而弯曲，形如蝌蚪的样子。精子的头部，可有大头、小头、圆头或尖头四种不同的形态，但均属正常。

未成熟精子的形态：未成熟精子又叫幼稚型精子，其头特小，或有附加"帽"，或体部带有附加物。这样的精子如果比例过高，也会直接导致生育能力下降。

衰老型精子的形态：头部着色较深，其间有许多黑点，但也有头部根本不着色，如空泡一样。

精子的头、体、尾三部分中的一部分或两部分以上有形态变异，即为畸形精子。可分为以下几类。头部畸形：可有巨大头或细胞核和胞浆倒置呈蘑菇样头，或一精双头。体部畸形：体形特大而粗或楔形或三角形。尾部畸形：表现为粗尾或粗而分叉或双尾。头体混合型畸形精子：头体均过大或混合变长，胞核变长等奇形怪状。各类畸形精子之和，不超过精子总数 20％者，可视为是正常现象。

二、发病原因

1. 泌尿生殖系统感染　泌尿生殖系统感染是导致精子畸形的重要因素。由于发生泌尿生殖感染疾病的时候，精液中的营养成分会减少，使得精子发生畸形或者死亡。

2. 内分泌紊乱　体内某些相关激素的分泌不平衡，从而造成畸形率增高。有实验证实，一些主管男性生殖功能的激素的分泌不足，可直接影响患者曲细精管内精子的天生过程，导致畸形率升高。

3. 吸烟过度　较新的研究发现，吸烟者可使畸形精子发生率显著增高。每日抽烟超过 30 支者，其畸形精子发生率更高；吸烟时间越长，畸形精子也越多。

4. 酗酒　酗酒也是常见的造成精子畸形的原因之一。已有研究证实，酗酒产生的酒精中毒可能损伤精子，造成精子畸形率增高，同时还可造成性欲冷漠、阳痿、早泄等性功能的异常。

5. 其他原因　化学制剂、辐射、环境污染等因素，都可引发精子畸形。

6. 疾病因素　泌尿生殖道感染、腮腺炎并发的睾丸炎、附睾结核、精索静脉曲张等，均可影响精子的质量，导致畸形精子症。

7. 药物因素　使用激素或某些化学药物，如抗癌药、利血平、白消安、呋喃类等，可使精子发育不成熟，导致畸形精子症。

8. 外界因素　外界因素如生殖腺受到放射线照射等也可引起精子的突变，形成畸形精子症。

三、中医病因病机

中医认为畸形精子过多症的主要病因为肾阳亏虚、湿热下注及阴虚火旺。

1. 肾阳不足　恣情纵欲，房事不节，或早婚、手淫，所伤太过；或先天禀赋不足，后天失于调摄，导致肾阳亏虚，命门火衰。而精子的生长、发育、正常运行全赖肾阳的温煦，如肾阳亏虚，阴寒内生，温煦失职，精子因生长发育不全而畸形。

2. 湿热下注　过食肥甘，酿湿生热；或情欲不遂，气郁化热；或饮食失时，损伤脾胃，运化失职，积湿生热，湿热积聚，蕴结下焦，腐败精液；或交媾不洁等外感湿热毒邪，从外内侵，蕴结精室，湿热熏灼精窍；或阻闭经络，精气失养，精虫生化不利而发生畸形。

3. 阴虚火旺　久病伤肾，年高体亏，肾失充养；或情欲无度，或过食辛辣酒醇厚味，或温热病后，或肝郁日久，暗耗阴血，肾阴濡润滋养五脏百骸且对精液、精子的生成发育起到物质保证的作用，若肾阴不足，不能滋养生殖之精，精子失其所养，不但生精障碍，而且易使精虫生长发育不全而畸形，且虚火妄动，或扰生精子静宁，或伤及已生之精，致精液受损而畸形。

四、中医辨证论治

1. 肾阳虚衰证

【主要证候】畸形精子过多，畏寒肢冷，腰膝酸软，精神不振，面色白，或下利清谷，小便清长，夜尿频多，下肢水肿，阳痿、早泄或遗精，舌体胖大，舌质淡，苔薄白，脉微细或沉弱。

【证候分析】阳气虚衰，不能固护于外，温暖周身，亦不能达于四末，故畏寒肢冷，腰膝酸软；阳虚无力鼓动血脉，不能上荣于面，故面色白，精神不振；肾阳虚衰，下元失温，故下利清谷，小便清长，夜尿多；阳虚水气不化，水停于下，故下肢水肿；肾阳虚衰、阳事不举，故阳痿、早泄或遗精；舌体胖大，舌质淡，苔薄白，脉微细或沉弱，均为肾阳虚衰之象。

【治法】补肾壮阳，益气填精。

【方药】赞育丹加减。方中鹿茸、淫羊藿、仙茅、巴戟天、肉苁蓉、杜仲、韭菜子、蛇床子补肾壮阳；附子、肉桂温肾散寒；熟地、枸杞、山茱萸、当归补益精血；人参、白术健脾益气。诸药合用，共奏补肾壮阳，益气填精之功。

2. 阴虚火旺证

【主要证候】畸形精子过多，眩晕耳鸣，两颧红赤，失眠多梦，腰膝酸软，五心烦热，口燥咽干，小便短赤，性欲亢盛，或遗精、早泄，精液量少而黏稠，舌红少苔，脉细数。

【证候分析】肾阴亏虚，虚火上扰，故眩晕耳鸣，两颧红赤，失眠多梦；阴虚津不上承，故口燥咽干；虚火内扰，则五心烦热；阴虚筋骨失养，故腰膝酸软；阴虚不能敛阳，虚火妄动，茎络充血，故阴茎易举，性欲亢盛，或遗精、早泄，畸形精子过多，精液量少而黏稠。舌红少苔，脉细数，均为阴虚火旺之象。

【治法】滋阴泻火，兼以益肾填精。

【方药】大补阴丸加减。方中熟地、龟板、猪脊髓滋补肾阴，而益精髓；黄柏、知母苦寒泻火而存阴液；泽泻、丹皮、白芍降火敛阴。诸药合用，共奏滋肾阴，降虚火，填精髓之功。

3. 湿热蕴结证

【主要证候】畸形精子过多，四肢困重，头晕而胀，胸脘满闷，口中黏腻，或口干口苦，小便短赤灼痛，大便溏薄，阳痿，遗精或早泄，舌质红，苔黄而厚腻，脉弦滑。

【证候分析】湿为阴邪，湿性重着，若湿热内蕴，导致清阳不升，故四肢困重，头晕而胀；湿邪内阻，胸阳不畅，故胸脘满闷；湿性黏滞，阻遏津液，故口中黏腻，或口干口苦；湿热蕴结下焦，故小便短赤灼痛，大便溏薄；湿热蕴结，则阴茎不举，故而阳痿，遗精或早泄；舌质红，苔黄而厚腻，脉弦滑，均为湿热内蕴之象。

【治法】清热利湿，益肾填精。

【方药】利湿益肾汤加减。方中用土茯苓、薏苡仁清热利湿；萆薢分清别浊；车前子引药下行，清利下焦之湿热；山药、白术健脾利湿；肉苁蓉、牛膝益肾填精。

五、中医外治法

脐疗用于治疗湿热下注型畸形精子过多症。方药：萆薢、茯苓、石菖蒲、乌药、甘草、薏苡仁、黄柏、滑石、车前子、菟丝子、蓖麻仁、冰片，将上述药物各10g共同研成细末，治疗时取药末10g，以温开水调成糊状，纱布包裹，敷于脐部，胶布固定，3d换药1次。

第五节 精子活力低下症

精子活力低下，是指射精后1～3h精子的运动能力差或者完全没有活动能力。现今临床上常常将精子的活动度分为4级，一般认为：若精子活力A＋B＜50％称为精子活力低下。临床实践证明，精子活动力是决定受孕与否的重要条件之一，有的人尽管精子数少，但如果精子的活动力良好，仍然可以受孕。如精子活动力低下，则往往造成不育。病因较多，如生殖系感染引起精浆成分改变，各种因素干扰了睾丸、附睾功能等。可据精子活动质量、活动精子数和存活时间三个参数进行检查，根据病因处理。

一、精液常规

正常的精子浓度为每毫升至少2 000万只以上。精子活动力一般分为4级。a级：快速前进。b级：缓慢前进。c级：原地摆动。d级：不动。正常的精子活动性至少50％为a级与b级，或25％属于a级。精子形态：正常的精子形态，头部是卵圆形的，长4.0～5.5μm，宽1μm。顶体占整个头部的40％～70％，且没有颈部、中段或尾部的异常。通常需经进一步的固定染色处理后才能正确分析。

二、中医病因病机

中医认为精子活力低下症的病因主要分为4个方面：肾阳亏虚、肾精亏虚、气血两虚和湿热内蕴。

1. 肾阳不足 先天禀赋不足，或房劳过度，导致肾精不足，肾阳亏虚，命门火衰，不能温煦肾中生殖之精，精子动力乏源所致。

2. 肾精亏虚 先天禀赋不足，或房劳过度，导致肾精不足，生殖之精失于濡养，则精子活动力低下。

3. 气血两虚 久病体虚，气血不足，生殖之精失于充养，故精子活动力低下。

4. 湿热下注 饮食不洁，过食肥甘醇酒厚味，湿热下注，或复感湿热，蕴于肝经，下注精室，阴遏阳气，气机不利而致精子活力低下。

三、中医辨证论治

1. 肾阳虚衰证

【主要证候】畏寒肢冷，精神疲乏，腰膝酸软，或伴性欲低下，阳事不举，或举而不坚，遗精滑泄，面色白，小便清长，夜尿多，舌质淡，舌边有齿印，脉沉细或微细。

【证候分析】肾为先天之本，肾阳亏虚，不能温暖周身和达于四末，故畏寒肢冷；腰为肾之府，阳气虚衰，肾府失充，清阳之气不能注于头，故精神疲乏，腰膝酸软；肾阳不足，故伴性欲低下，阳事不举，或举而不坚，遗精滑泄，面色白；小便清长，夜尿多，乃阳虚气化失职所致；舌质淡，舌边有齿印，脉沉细或微细，均为阳气虚衰之象。

【治法】温肾壮阳，益气固精。

【方药】右归饮加减。方中熟地、山药、山茱萸、枸杞滋补肾阴，取其阳根于阴之意；杜仲、肉桂、附子温肾壮阳；炙甘草调和诸药；加牛膝、菟丝子以增其温补肾气之效。

2. 肾精亏损证

【主要证候】眩晕耳鸣，失眠多梦，腰膝酸软，盗汗，早泄或遗精，阳强易举，小便短黄，舌红少苔，脉细数。

【证候分析】肾阴亏损，不能滋养于上，故眩晕耳鸣；阴不制阳，化火生热，虚热内扰神明，故失眠多梦；阴虚则盗汗；虚火扰动精室，则见早泄或遗精；阴虚阳亢，故阳强易举；小便短黄，舌红少苔，脉细数，均为阴虚火旺之征。

【治法】填精益肾，兼以清热。

【方药】左归丸加减。方中生地、枸杞、山茱萸、龟板胶滋阴补肾；菟丝子、鹿角胶、牛膝温肾壮腰，并取其"善补阴者，必于阳中求阴"之意，使肾阴得以滋养，则阴虚腰痛可除。若虚火旺盛者，可加知母、黄柏以清虚热。

3. 气血两虚证

【主要证候】头晕目眩，少气懒言，四肢乏力，面色萎黄，精神萎靡，唇甲色淡，舌质淡，苔白，脉弱。

【证候分析】气血亏虚，不能上养于头面，故头晕目眩，面色萎黄；气血亏虚，形体失养，故精神萎靡，四肢乏力；气虚则少气懒言；唇甲淡，舌淡苔白，脉弱，均为气血两虚之象。

【治法】益气养血，兼以补肾。

【方药】八珍汤加减。方中人参、白术、茯苓益气健脾；当归、白芍、川芎、熟地滋阴补肾；炙甘草、生姜、大枣补益脾胃。诸药合用，共奏益气养血之功。

4. 湿热下注证

【主要证候】胁肋胀痛，少腹、会阴及睾丸坠胀疼痛，面红目赤，小便短赤，大便干结，舌苔黄腻，脉弦数。

【证候分析】肝之经脉循两胁，下行少腹，环绕阴器，湿热郁于肝经，经气不好，故胁肋胀痛，少腹、会阴及睾丸坠胀疼痛；湿热蕴结下焦，故小便短赤，大便干结；舌苔黄腻，脉弦数，均为湿热内蕴之象。

【治法】清热利湿。

【方药】龙胆泻肝汤加减。方中龙胆草、黄芩、栀子、木通清肝经之湿热；柴胡疏肝理气；泽泻、车前子清热利湿，使湿热之邪从小便而去。

四、中医外治法

脐疗治疗肾阳不足型精子活力低下症。方药：熟地黄、附子、龟板、鹿茸、巴戟天、菟丝子、肉桂、山药、党参、花椒、吴茱萸、麝香，将上述药物各10 g共同研成细末，治疗时取药末10 g，以温开水调成糊状，纱布包裹，敷于脐部，胶布固定，3 d换药1次。

五、预防与调摄

（1）尽量不用或少用各种化学剂，从干洗店拿回来的衣服最好放几天再穿，因为干洗剂会影响男性的性功能；每晚11时前睡觉，尽量吃未经加工的纯天然食品。

（2）预防各种危害男性生育能力的传染病，如流行性腮腺炎、性传播疾病。

（3）避免噪声过度。据资料证明，男性长期生活在噪声70～80db的环境中，性功能趋于减弱，生活在 90db 以上的高噪声环境中性功能发生紊乱。

（4）避免长久手淫。手淫会引发前列腺缓慢充血，导致无菌性前列腺炎，影响精液营养成分、数量、黏稠度、酸碱度而诱发不育。

（5）不吃过于油腻的食物，戒烟酒。睾丸中生殖细胞遭遇烟草中有害成分影响，使精子数量和质量欠佳，多致不育或畸形儿。过于酗酒，可致慢性酒精中毒，精子发育不良或丧失活动能力。

（6）食疗：青虾炒韭菜。青虾 250 g 洗净，韭菜 100 g，洗净，切段，先以素油炒青虾，加入调料，再加入韭菜煸炒，炒熟即可食用，适用于肾阳虚、命门火衰者；羊脊粥，羊脊骨 1 具，洗净，剁碎，肉苁蓉、菟丝子各 30 g，以纱布包扎，加水适量，共同炖煮 4 h，取汤加大米适量煮粥，粥熟后加入调料，即可食用，适用于肾精不足者。

第六节　死精子症

死精子症是指排出的精子死亡数量过多，甚或全部死亡。正常情况下，排精后 1 h 死亡精子在 40％以下，或排精后 6 h 内死亡精子在 80％以下。若反复检查 3 次，死亡精子均高于此数即为死精子症。本病为男性不育的常见原因之一。

一、中医病因病机

中医认为死精子症的病位多在肾、肝和精室。病因为禀赋不足、房劳过度或外感湿热。基本病机为肾精亏虚，或湿热下注，扰动精室。

1. 肾阳亏虚　早婚，房事不节，房劳过度，或手淫频繁，伤及肾阳，肾阳衰弱，阴寒内生，生殖之精失于温煦和濡养，故精冷不育、死精多。

2. 肾阴亏虚　素体阴血不足，或热病伤阴，或过食辛辣温燥之品，积热伤阴，或房事过度，手淫频繁，肾精亏损，甚而阴虚火旺，热灼精室，灼伤精子，致死精过多。

3. 肾精不足　先天禀赋不足，或久病后体虚，肾气亏虚，生殖之精失于温养，精室空虚，不利于精子生存，致死精过多。

4. 气血两虚　素体脾胃虚弱，或饮食不洁，伤及脾胃。脾胃为后天之本，脾胃虚弱，后天之精乏源，气血虚弱，精室空虚，故死精子多。

5. 血瘀肝郁　情志刺激，致情志不畅，肝气郁结，疏泄失常，气滞血瘀，精道不畅，精室失养，影响精子的生存，故死精多而不育。

6. 湿热内蕴　饮食无节，或嗜食辛辣厚味，湿热内生，熏蒸精室，肾精伤残，致死精过多。

二、中医辨证论治

本病的基本病机为肾精亏虚，湿热瘀滞，故其治疗原则以补肾填精，清热利湿，活血化瘀为基本原则。

1. 肾阳亏虚证

【主要证候】死精子过多，形寒肢冷，面色白、阳痿，腰膝酸软，眩晕耳鸣，精神不振，小便清长，夜尿频多，舌体胖大，舌质淡，苔薄白，脉沉细无力。

【证候分析】肾阳不足，命门火衰，阳不化精，肾精亏虚，则腰膝酸软，精子死亡率高；阳虚不能温暖周身，亦不能达于四末，故形寒肢冷；阳虚不能上荣于头面，故面色白，眩晕耳鸣；肾阳亏虚，膀胱气化失常，故小便清长，夜尿多而频。舌质淡，苔薄白，脉沉细无力，均为肾阳不足之征。

【治法】益肾壮阳。

【方药】金匮肾气丸加味。方中肉桂、附子、菟丝子、续断温肾壮阳益气；熟地、山茱萸、五味子、紫河车、山药填精益髓；泽泻、茯苓、丹皮泻三阴经之虚邪。诸药合用，可收益肾壮阳，温暖精室之功。

2. 肾阴亏虚证

【主要证候】死精子过多，头晕耳鸣，失眠多梦，腰膝酸软，五心烦热，口燥咽干，小便黄赤，性欲偏亢，时有遗精，舌红少苔，脉细数。

【证候分析】肾阴不足，精失所养，故死精子多；肾阴亏虚，不能上充于脑，髓海不足，故头晕耳鸣，失眠多梦；腰为肾府，肾阴亏虚，腰府失养，故腰膝酸软；肾阴不足，阴虚火旺，故五心烦热，口燥咽干，小便黄赤，性欲偏亢，时有遗精；舌红少苔，脉细数，均为阴虚之证。

【治法】滋补肾阴，清降虚火。

【方药】五子衍宗丸加味。方中紫河车、桑葚子、枸杞子、五味子、桑寄生、续断滋阴填精；知母、黄柏滋阴降火；菟丝子、覆盆子平补肾阳，以从"阳中求阴"；车前子引药下行，直达下焦。诸药合用，共奏滋补肾阴，清降虚火之功。

3. 肾精亏虚证

【主要证候】死精子过多，头晕健忘，耳鸣耳聋，腰膝酸软，精液量少，性功能减退，舌质淡，苔薄白，脉沉细。

【证候分析】肾藏精，主骨生髓，脑为髓之海，精亏则髓海不足，脑失所养，故头晕健忘，耳鸣耳聋；腰为肾之府，肾精亏虚，腰府失养，故腰膝酸软；肾精亏虚，故精液量少，死精子过多，性功能减退；舌质淡，苔薄白，脉沉细，均为精气亏虚之象。

【治法】益肾填精。

【方药】生精种子汤。方中枸杞子、菟丝子、五味子、桑葚子滋肾填精；黄芪、当归、何首乌益气养血；淫羊藿、续断补肾益气，以从"阳中求阴"，用车前子引药下行，以助补肾之功。

4. 气血两虚证

【主要证候】死精子过多，体倦乏力，四肢酸软，面色无华，头晕眼花，少气懒言，心悸失眠，舌淡而嫩，脉细弱。

【证候分析】气血亏虚，肾精乏源，精子失养，故死精子多；气血亏虚，形体失养，故体倦乏力，少气懒言；气血亏虚，血不上荣，故面色无华，头晕眼花；血虚致血不养心，故心悸失眠；舌淡而嫩，脉细弱，均为气血亏虚之象。

【治法】益气养血。

【方药】归脾汤加味。方中归脾汤补益心脾，使脾复健运，则气血生化有源，气血充则精可得到不断补充，而提高精子存活率，此乃治本之图。加补骨子、续断、紫河车、鹿角胶补肾填精。诸药合用，共奏益气养血，补肾填精之功。

5. 血瘀肝郁证

【主要证候】死精子过多，腰膝酸软，头晕乏力，面色晦暗，少腹胀满不适，睾丸疼痛，舌质紫暗，舌边有瘀点，脉沉涩。

【证候分析】足厥阴肝经绕阴器，行小腹，布胁肋，病积日久，气滞血瘀，瘀阻精道，故而死亡率高；瘀血阻滞经脉，经气不利，故小腹胀满，睾丸疼痛，面色晦暗；肾气亏虚，无以荣头养腰，故头晕乏力，腰膝酸软；舌质紫暗，舌边有瘀点，脉沉涩，均为瘀血内停之证。

【治法】活血化瘀，兼以补肾。

【方药】血府逐瘀汤加味。方中桃红四物汤养血活血以祛瘀；柴胡、枳壳理气活血，气行则血行；益母草、王不留行利窍以通精关，巴戟天、仙茅温肾补虚。诸药合用，共奏活血化瘀，益肾补虚之功，攻补兼施，虚实并治，以提高精子之存活率。

6. 湿热下注证

【主要证候】口苦咽干，身体困重，胸脘痞闷，小便短赤灼痛，余沥不尽，或便后滴白，舌苔黄腻，脉弦数。

【证候分析】湿热流窜下焦，蕴结精室，熏灼精液，故精子死亡率高，湿热蕴结，熏蒸于上，故口苦咽干；湿热阻滞，经气不利，故身体困重，胸脘痞闷，湿热蕴结下焦，影响膀胱气化，故小便短赤灼痛，余沥不尽，或便后滴白，舌苔黄腻，脉弦数，均为湿热之象。

【治法】清热利湿。

【方药】萆薢分清饮加减。方中用萆薢清热利湿，分清别浊；薏苡仁、木通、茯苓、车前子清热利湿，使湿热之邪从小便而去；黄柏苦寒清热燥湿；莲子心清心热，利小便；牛膝引药下行。诸药合用，既可清热，又可利湿。若兼肾精不足者，加桑葚子、枸杞子以益肾填精。

三、中医外治法

1. 脐疗 治疗湿热下注型畸形精子过多症。方药：萆薢、茯苓、石菖蒲、乌药、甘草、薏苡仁、黄柏、滑石、车前子、菟丝子、蓖麻仁、冰片，将上述药物各10g共同研成细末，治疗时取药末10g以温开水调成糊状，纱布包裹，敷于脐部，胶布固定，3d换药1次。

2. 针刺 主穴肾俞、膀胱俞、三阴交、关元，中强刺激，隔日1次，10次为1个疗程。

第七节　精液不液化

精液不液化是指精液射出 45 min 后仍呈胶冻状者,称为精液不液化。正常男性的精液射出时呈胶冻状,一般在 5 min 后开始液化,逐渐变成稀薄的液体,使精子容易进入子宫腔而受孕。若精液排出后 1 h 仍不液化,势必阻碍精子进入子宫腔而引起不育。

一、发病原因

1. 病原微生物感染　各种微生物如细菌、原虫等若侵入男性生殖道,容易引发一系列的病症,其中之一就是精液不液化。

2. 尿液刺激　尿液中含有多种酸碱性化学物质,容易造成尿酸反流进入前列腺内,诱发慢性前列腺炎。前列腺参与了精液的凝固与液化过程,前列腺产生的蛋白分解酶、溶纤蛋白酶等精液液化因子使精液液化,一旦前列腺发生了炎症,可使以上因子的分泌发生障碍,液化因子减少,形成精液不液化症。

3. 焦虑、抑郁、恐惧　专家发现,50%的精液不液化患者有焦虑、抑郁等过度紧张的症状,不利于男性身心健康,长期出现以上症状也会导致身体疾病。

4. 精囊炎　精囊的分泌物参与了精液的凝固与液化过程,精囊产生的凝固因子引起精液凝固,一旦精囊发生了炎症,可使以上因子的分泌发生障碍,造成凝固因子增多,形成精液不液化症。

5. 微量元素的缺乏　男性缺乏微量元素,如镁、锌等缺乏,也可导致精液不液化的症状出现。

二、中医病因病机

中医认为,精液不液化的原因在于肝、肾。如阴虚则生内热,耗伤精液;或元气衰微,肾精亏损;或肝郁化火,扰动精室,皆可影响精液的正常液化,从而引起不孕。精液不液化多由热灼、痰阻、血瘀所致,其病因病机常见以下几种。

1. 肾阳亏虚　先天肾阳不足,或后天失养,大病久病,耗损肾阳,损伤肾阳,气化失司;或后天失养,脾运失健,湿浊不化,或居处潮湿,寒湿、水湿之邪内侵,损伤阳气,精宫虚寒,致阳不化气行水而使精液不液化。

2. 肾阴亏虚　素体阴虚,或酒色房劳过度,频施伐泄,或劳心太甚,或五志化火,耗损精液,或过服温燥助阳之品,而致热盛伤阴,阴虚火旺,灼烁津液,则精液稠而不化。

3. 湿热下注　平素嗜食辛辣、醇甘厚腻,湿热内蕴,或外感湿毒,蕴久化热,熏灼津液,精浊不分,导致气化失常而精液难化。

三、诊断要点

本病诊断主要通过精液液化检查,若精液射出后放置 60min 仍不液化者,即可确诊。

四、中医辨证论治

本病之病机是以肾阳不足，肾阴亏虚，湿热内蕴为特点，故其治疗原则以温阳滋阴，清热利湿为其基本原则。

1. 阳虚寒盛证

【主要证候】精液不液化，阴器冰凉，形寒肢冷，舌质淡，苔薄白，脉沉迟。

【证候分析】肾阳虚衰，气化失职，阴寒内凝，精道瘀阻，故精液不得液化；阳气虚衰，阴寒内盛，故阴器冰凉，形寒肢冷；舌淡苔白，脉沉迟，亦为阳虚之象。

【治法】温阳散寒，活血化精。

【方药】少腹逐瘀汤加减。方中仙茅、淫羊藿、小茴香、干姜、官桂、延胡索温阳散寒，以通经络；没药、川芎、赤芍、蒲黄、五灵脂、当归活血化精。诸药合用，共奏温阳散寒，活血化精之功。

2. 阳虚湿盛证

【主要证候】精液不液化伴小便不利，脘腹痞闷，胀满不适，舌质淡，苔白腻，脉沉缓。

【证候分析】肾阳不足，气不化精，则精液不得液化；湿邪内停，气机阻滞，不泌清浊，故小便不利，脘腹痞闷，胀满不适；舌质淡，苔白腻，脉沉缓，均为阳虚湿盛之象。

【治法】温肾补阳，利湿化浊。

【方药】萆薢分清饮加味。方中薏苡仁、附子、乌药、桂枝温肾补阳；萆薢、石菖蒲、车前子、猪苓、泽泻、茯苓利湿化浊。

3. 阴虚阳亢证

【主要证候】精液不液化，失眠多梦，夜寐不安，遗精，头晕耳鸣，口干目涩，神疲乏力，阳事易举，舌质红，苔薄黄或少苔，脉细数。

【证候分析】阴虚阳亢，虚火内扰，故失眠多梦，夜寐不安，遗精；阴液亏虚，阳无所制，相火内炽，故阳事易举；阴虚阳亢，虚火灼精，故精液不液化；阴虚不能濡养于脑，故头晕耳鸣，口干目涩，神疲乏力；舌质红，苔薄黄或少苔，脉细数，均为阴虚火旺，虚火内扰之征。

【治法】滋阴清热。

【方药】知柏地黄丸加减。方中知母、黄柏泻肾火以清虚火；熟地、山萸肉、山药滋阴降火；泽泻、茯苓、丹皮清虚热泻肾火，又防其滋腻太过。

4. 湿热内蕴证

【主要证候】精液不液化，尿道灼热疼痛，小便短赤，或尿后有白浊，舌质红，舌苔黄，脉滑数。

【证候分析】湿热内聚，阻碍气机，气化不行，清浊不分，故尿道灼热疼痛，小便短赤，或尿后有白浊；湿热内蕴，熏灼津液，则精液黏稠而不化；舌红苔黄，脉滑数，均为湿热内蕴之象。

【治法】清热利湿，分清别浊。

【方药】萆薢分清饮加减。方中萆薢、石菖蒲、车前子、茯苓、黄芩、黄柏、白茅根、赤芍化湿清热，分清别浊，使湿热之邪从小便而去。

五、中医外治法

中药灌肠。方药：苍术、白术、半夏、茯苓、车前子、莱菔子、萆薢、穿山甲、水蛭、路路通、枳实、石菖蒲各 15 g，加水浓煎至 200 ml，临用时灌入已消毒的液体瓶中，连接一次性输液器，将输液器之头皮针去掉，连接一个 14 号导尿管插入直肠，缓慢滴入，药液温度控制在 39 ℃左右，每日 1 次。

六、小结

精液不液化的辨治，必须分清寒热虚实，辨清病变部位，当以扶正祛邪，恢复气化功能为治则。病久则虚实夹杂，治当攻补兼施。本病的诊断与疗效判定标准仍需进一步研究、统一，以利于深入研究与广泛交流。

第八节　不射精症

不射精症又称射精不能，是指具有正常的性欲，阴茎勃起正常，能在阴道内维持勃起及性交一段时间，甚至很长时间，但无性高潮出现，且不能射精。本病系由于中枢神经系统和周围神经系统、内分泌系统及生殖器官等共同参与的性生理反射过程中，某个环节的功能障碍，使性兴奋的刺激不足以产生射精反射所导致。中医对本病虽论述较少，也无此专用病名，但古医籍中早已有"精不射出""能交接而不施泄"等记载。

一、疾病分类

按疾病的性质，分为原发性不射精和继发性不射精。原发性不射精，其特点是无论在清醒状态还是在睡梦之中，从未有射精，多为先天器质性疾病所引起，这种情况较为少见。继发性不射精较为多见，通常有两种情况：其一是曾有在阴道内射精经历，由于某些原因而目前在阴道内不能射精；其二是在阴道内不能射精，而以手淫或其他方式可以射精。

二、西医病因病理

（一）功能性不射精原因

（1）精神及感情因素：亦称心因性射精障碍，临床上为数最多。主要是性功能紊乱，射精中枢的抑制性加强，无法兴奋的结果。有时会出现射精预感，但瞬息即灭。其病因都来自精神心理方面，如婚前频繁手淫，以致婚后性交时达不到足够强度而不射精；从小接受的教育把性歪曲成下流、肮脏、淫秽的事；或对配偶不满意，对异性丧失兴趣，性欲减退，回避性交；有的婚后怕妻子怀孕，长期克制性生活，形成不射精的条件反射。

（2）性知识缺乏：性交姿势不对，或方法失当，阴茎插入阴道后停滞不动，不摩擦或摩擦强度不够，未激起或未达到射精中枢兴奋所需强度，往往导致不射精。

（3）女方因素：女方害怕性交疼痛，担心怀孕，限制男方抽动；女方体质差，对性活动厌烦，使男方性冲动受挫。

（4）药物性因素：主要是因为服用影响交感神经张力的药物，如治疗高血压的胍乙啶、利血平；治疗神经衰弱或失眠等的氯氮、甲硫哒嗪、吩噻嗪类药物、单胺氧化酶抑制剂等。

（5）客观因素：如住房窄小，环境嘈杂，形成性抑制；双方工作不同，上下班时间不一，性活动不协调等。

（6）解剖因素：包皮过长，在阴道内摩擦，阴茎头奇痒难忍；包皮嵌顿、疼痛，性交被迫中断；严重精阜炎以致发生萎缩性变化，不能有效参与射精过程。

（7）其他因素：性交过频，工作过于劳累，过度服用苦寒的中药，酗酒等原因也可造成不射精。

（二）器质性不射精原因

（1）生殖器解剖异常：泌尿生殖道先天缺损，如先天性精囊缺乏、先天性输精管缺如；损伤或炎症引起的输精管、精囊、附睾等生殖道阻塞。

（2）神经系统病变：如大脑侧叶疾病与切除、脊髓损伤、腰交感神经切除、盆腔根治术后等。

（3）内分泌功能低下：如垂体、性腺、甲状腺等病变。

三、中医病因病机

不射精的病位与五脏都有一定的联系，但主要责之于肾、肝、脾与精室；病因为情志内伤、突受惊恐、饮食不节、感受邪毒、败浊内停、痰浊久留、阴部外伤、劳欲过度、大病久病、禀赋不足；基本病机为精源匮乏、精道不通和精关开合失司。

四、临床表现

（一）症状与体征

（1）性欲正常，阴茎勃起正常。

（2）性交时无性欲高潮及快感，即性交过程中始终没有出现生殖器的阵发性抽搐感。

（3）性交时无随意射精动作，无精液射出。

（4）功能性不射精有遗精，器质性不射精无遗精。

（二）实验室检查与特殊检查

（1）性激素检查可明确有无性腺功能低下；血糖、尿糖检查可明确有无糖尿病存在。

（2）输精管造影可明确精道有无梗阻、畸形。

（3）B超检查可明确精囊有无扩张、缺损或肿瘤。

五、中医辨证论治

1. 肝郁气滞证

【主要证候】性交不射精，胸胁胀痛，小腹睾丸坠胀，情志抑郁，嗳气善太息；舌质暗红，苔薄白，脉弦。

【证候分析】肝失疏泄，气郁精道，精行不畅，故射精不能；肝经布胁肋、循小腹、绕阴器，肝气郁结，经气不利，故胸胁胀痛，小腹睾丸坠胀；肝主疏泄，调节情志，肝失疏泄，气机郁结，故情志抑郁，善太息；肝气横逆犯胃，肝胃不和，胃气上逆，故见嗳气。舌质暗红，苔薄白，脉弦，均为肝郁气滞之象。

【治法】疏肝解郁，行气导滞。

【方药】柴胡疏肝散加减。方中柴胡、香附、枳实、郁金疏肝解郁理气；白芍、甘草酸甘化阴以柔肝；川芎为血中之气药，开肝经之血郁；王不留行、穿山甲通经络利窍道；陈皮、半夏理气和胃降逆。诸药合用，共奏疏肝解郁、导滞利窍之功。

2. 肝郁化火证

【主要证候】阳强易举，性交延长而不射精，精神紧张，烦躁易怒，阴茎作胀，少眠梦遗，头晕目眩，面色潮红，口干而苦，大便干燥，小便黄赤；舌质红，苔黄，脉弦数。

【证候分析】肝郁化火，疏泄失职，故阳强易举而射精不能；肝失条达之性，故精神紧张，烦躁易怒；肝经绕阴器，肝之经气不利，故阴茎作胀；肝火内扰，神魂不安，故少眠梦遗；肝火上炎，攻窜头目，故头晕目眩，面色潮红，口苦；火热伤津，则口干便秘，小便黄赤。舌质红，苔黄，脉弦数，均为肝郁化火之象。

【治法】疏肝解郁，清热育阴。

【方药】丹栀逍遥散加减。方中柴胡、郁金、香附疏肝解郁；黄芩、栀子、龙胆草清肝泻火；生地、丹皮、白芍、甘草、当归清热育阴；泽泻引热下行。诸药合用，共奏疏肝解郁、清热育阴之功。

3. 气滞血瘀证

【主要证候】性交不射精，性交时阴茎、小腹胀痛，时有刺痛，性情急躁，胸闷不舒，面色晦暗；阴部可有压痛；舌质暗红，或有瘀斑、瘀点，脉沉涩。

【证候分析】气滞血瘀，精道阻塞不通，故性交不射精；肝脉绕阴器、抵小腹，瘀血阻于肝经，经气不利，故性交时阴茎、小腹胀痛、刺痛；气血瘀滞，肝失疏泄条达，故性情急躁，胸闷不舒。气滞血瘀，经脉不通，不通则痛，故阴部压痛拒按。面色晦暗，舌质暗红或有瘀斑，脉沉涩，皆为气滞血瘀之象。

【治法】行气活血，通精利窍。

【方药】血府逐瘀汤加减。方中桃仁、红花、生地、当归、川芎、赤芍养血活血化瘀；柴胡、香附、枳壳疏肝理气，使气行则血行；牛膝、穿山甲、蜈蚣活血通络利窍。诸药合用，共奏行气活血、通精利窍之功。

4. 湿热蕴结证

【主要证候】性欲较强，性交而不射精，会阴部及小腹作胀，阴囊潮湿，时有遗精，脘闷呕恶，心烦多梦，口苦黏腻，小便淋漓黄赤，大便不爽；舌质红，苔黄腻，脉濡数。

【证候分析】湿热蕴结下焦，闭阻精道，故性交而不能射精；湿热阻滞，气机不利，故脘闷，少腹及会阴部作胀；湿热下注，膀胱气化不利，故阴囊潮湿，小便淋漓黄赤；湿热扰乱精室，故可见遗精；湿热熏蒸上扰，则心烦多梦，口苦黏腻；湿热阻滞肠胃，胃气上逆，气机不畅，故见呕恶，大便不爽。舌质红，苔黄腻，脉濡数，乃湿热内蕴之征。

【治法】清热利湿，通利精窍。

【方药】四妙丸加减。方中苍术、黄柏、栀子、车前子清利湿热；木通、瞿麦利尿通淋；萆薢分清降浊；厚朴、白豆蔻行气化湿和胃；路路通、牛膝、菖蒲通经络开窍道。诸药合用，共奏清热利湿、通利精窍之功。

5. 痰浊内阻证

【主要证候】性交不射精，阴部胀痛，胸闷脘胀，恶心欲呕，眩晕头重，心悸少眠，或形胖多痰；舌苔白厚而腻，脉弦滑。

【证候分析】痰浊内阻，精窍不利，故性交而不能射精；阴部乃肝经之所过，痰浊下注，阻于肝经，故阴部胀痛；痰阻气机，胃失和降，故胸闷脘胀，恶心欲呕；痰浊阻遏，清阳不升，故眩晕头重；痰浊内扰于心，心阳被遏，则心悸少眠；形胖多痰，舌苔白厚腻，脉弦滑，均为痰浊之象。

【治法】化痰降浊，通利精窍。

【方药】二陈汤加减。方中半夏燥湿化痰，和胃降逆；茯苓健脾渗湿，以防生痰；陈皮、枳实理气以消痰；胆南星、白芥子化痰散结；路路通、王不留行、石菖蒲通络开窍；荔枝核、川楝子理气止痛；甘草调和诸药。共奏化痰降浊，通利精窍之功。

6. 肾精亏损证

【主要证候】阴茎勃起不坚，性交而射精不能，腰膝酸软，发枯齿松，头晕耳鸣，记忆力减退，形容憔悴；舌质淡，苔白，脉细弱。

【证候分析】肾精亏损，源泉枯竭，故阴茎勃起不坚，性交时无精液射出；腰为肾之府，肾精虚少，不能充养，故腰膝酸软；肾主骨，齿为骨之余，肾之华在发，肾精不足，则牙齿松动，头发枯落；肾藏精，生髓，脑为髓海，耳为肾窍，肾精亏虚，髓海不足，故头晕耳鸣，记忆力减退；肾精虚少，不能充养形体，则形容憔悴。舌质淡，苔白，脉细弱，均为肾精亏损之证。

【治法】补肾填精，充源通窍。

【方药】五子衍宗丸加减。方中菟丝子、覆盆子、枸杞子、五味子、淫羊藿、紫河车补肾固本；车前子、牛膝、路路通通利精窍。诸药合用，共奏补肾填精、充源通窍之功。

7. 阴虚火旺证

【主要证候】性欲亢进，阴茎易举，性交而不射精，心烦少寐，梦遗滑泄，头晕耳鸣，颧红盗汗，咽干口燥；舌红少苔或无苔，脉细数。

【证候分析】阴虚火旺，心肾不交，精关不开，故性欲亢进，性交不射精；虚热上扰心神，故心烦少寐；虚火下干精室，则梦遗滑泄；阴精亏虚，脑海失充，故头晕耳鸣；阴虚内热，蒸津外泄，故盗汗；虚火上炎，则两颧发红，咽干口燥。舌红少苔或无苔，脉细数，均为阴虚火旺之象。

【治法】滋阴降火，通络开关。

【方药】知柏地黄丸加减。方用生地、山萸肉、山药、龟板滋阴制阳；知母、黄柏清热降火；丹皮、泽泻清泄虚火；茯苓健脾以资化源；路路通、石菖蒲通络利窍。诸药合用，共奏滋阴降火，通络开关之功。

8. 肾气亏虚证

【主要证候】性欲低下，性交不能射精，腰酸冷痛，四肢不温，精神不振，尿后余沥，夜尿频多，或见滑精；可见胡须稀少，前列腺萎缩，阴茎短小；舌质淡，苔薄白，脉沉弱。

【证候分析】肾气亏虚，无力鼓动精液排出，故性欲低下，性交不能射精；肾气虚寒，体失所养，故腰及四肢不温；肾虚精关不固，气化失常，故精液滑泄，尿后余沥，夜尿频多；肾主生殖，肾气亏虚，影响身体及生殖器官发育，故见男子成年胡须稀少、前列腺萎缩、阴茎短小。舌质淡，苔薄白，脉沉弱，乃肾气虚衰之象。

【治法】温补肾气，鼓精外出。

【方药】右归丸加减。方中熟地、山茱萸、枸杞、菟丝子、当归、鹿角胶补肾气益精血；肉桂、附子、淫羊藿、肉苁蓉温补肾阳；杜仲补肾强腰壮筋骨。诸药合用，共奏温补肾气、鼓精外出之功。

9. 脾虚精亏证

【主要证候】性交不射精，面色少华，倦怠乏力，纳呆便溏，心悸失眠，头晕耳鸣，腰酸腿软，记忆力减退；舌质淡，苔薄白，脉细弱。

【证候分析】脾气亏虚，生化无源，精血不足，故性交无精液射出；气血不足，不能充养全身，故面色少华，倦怠乏力；脾失健运，则纳呆便溏；气血两虚，心失所养，故心悸失眠；脾气虚致肾精少，髓海空虚，腰失所养，故头晕耳鸣，记忆力减退，腰酸腿软。舌质淡，苔薄白，脉细弱，皆为脾虚精亏之象。

【治法】补脾填精，兼以通窍。

【方药】归脾汤加减。方用党参、黄芪、白术、茯苓、炙甘草补脾益气；当归、龙眼肉、枣仁养血安神；菟丝子、枸杞子、淫羊藿补肾益精；陈皮理气，使补而不滞；路路通通络利窍。诸药合用，共奏补脾填精，通络利窍之功。

六、西医治疗

1. 手术治疗　器质性不射精，多需要手术治疗，如包皮过长者行包皮环切术。

2. 西药治疗　使用麻黄素、左旋多巴、士的宁、新斯的明等；内分泌异常者使用丙酸睾酮、人绒毛膜促性腺激素等药物。

七、中医外治法

1. 针灸　取穴大赫、三阴交、足三里，肾俞穴、关元、气海、涌泉等，随证加减，如偏实者加太冲、中极；偏虚者加太溪、中极。偏寒证，加艾灸。

2. 耳针　耳穴压丸法，主穴内分泌、内生殖器、皮质下、交感、神门，可随证加减。肾虚者加肾；肝火旺者加肝；脾虚者加脾。

3. 敷贴疗法　顺应二十四节气，辨证选穴用药，可参考中医辨证论治方药，然后将药物研为细末，与各种不同的液体调制成糊状制剂，敷贴于所需的穴位。

4. 中药泡脚　可选用艾叶、细辛、麻黄、桂枝、红花等药物煎汤泡脚，通精利窍。

八、预防与调摄

（1）性知识教育与心理治疗：纠正错误的性观念，协调夫妻关系，鼓励女方主动配合协助男方治疗。

（2）养成良好的生活习惯，戒除频繁手淫；戒烟酒；增加营养，强壮体魄，提高全身素质。

（3）加强体育锻炼，可以采用传统的健身疗法，如气功、太极拳等，保持身心愉快。

（4）改善居室环境，营造良好的性爱环境。

第九节　免疫性不育症

由于男性自身的精子抗原抗体反应引起的不育症，称之为男性免疫性不育症。免疫学研究证明，过去有些不明原因的不育，其中有 $20\% \sim 40\%$ 可能是由免疫原因引起的。中医学无相应病名，大致归属于"无子""求嗣"等范畴。

一、发病原因

1. 精液中的抗原和抗体　人类精液在室温中液化分离后，可分为澄清的精浆与沉淀的精子两部分，这两部分均含有多种蛋白质，这种蛋白质的结构可发生改变成为抗原，这种抗原在人体内多达 30 多种，其中有些是精子的特异性抗原，可刺激机体产生特异性抗体，从而影响精子的发育与成熟，导致不育。

2. 精子的自身免疫　自身免疫是指机体对自身组织或抗原性改变了的自身组织产生免疫应答，即机体对自身抗原能形成自身抗体或致敏淋巴细胞。自身组织如血清、精子等虽携带多种抗原，但因其效价很低，一般不会产生免疫应答，但自身耐受性遭到破坏或自身抗原性改变，或免疫活性细胞发生突变，使免疫系统对自身抗原产生免疫应答，从而发生自身免疫反应，导致自身组织细胞损伤。

3. 生殖免疫系统的研究证实，血液与睾丸之间存在血生精小管屏障　血生精小管屏障一旦遭到生物、化学、物理因素的破坏后，精子抗原就会漏出，单核吞噬细胞进入睾丸或附睾，吞噬精子后，对精子的抗原进行消化处理，再将抗原信息传递给淋巴细胞，产生体液或细胞免疫应答，使睾丸、附睾、输精管等组织遭到破坏，引起自身免疫性睾丸炎，导致不育。

二、发病机制

（1）阻止男性精子穿过宫颈黏液，抗男性精子抗体可使男性精子凝集成团块，阻碍男性精子活动。男性精子制动抗体具有细胞毒反应，致男性精子死亡或影响男性精子活动。此外，可能对男性精子代谢和男性精子收缩蛋白功能也有一定的影响。

（2）影响男性精子酶的活动，抑制透明带和放射冠的分散作用，包括：①顶体蛋白酶能促进男性精子穿过透明带和促进精卵融合；②男性精子透明质酸酶能使卵丘（放射冠）分散。男性精子抗体主要是抑制透明质酸酶的活力而干扰男性精子的分散作用。

（3）封闭顶体膜上的透明带识别点，抑制男性精子对透明带的附着与穿透作用。

（4）影响胚胎发育。造成免疫不育的原因有很多种，如感染、双侧生殖道阻塞、睾丸外损伤（扭伤）、睾丸活检后、隐睾、精索静脉曲张、同性恋（肛交）等，特别要询问有无输精管结扎病史，凡能引起睾丸血生精小管屏障破坏、附属性腺感染、睾丸受高温影响或损伤等原因而导致男性精子抗体形成，都可引起免疫性不育。

三、诊断要点

（1）本病患者一般因不育症前来就诊，可无明显临床症状，如伴有其他生殖系统疾病者，可伴见有关疾病之症状。

（2）抗精子抗体测定。正常情况下，血液和精浆内测不出抗精子抗体，只有当输精管道损伤、睾丸损伤和炎症情况下，产生抗精子抗体，此时检测可为阳性。

（3）抗精子抗体阳性者，可进一步做精子和宫颈黏液相互作用实验。

四、中医病因病机

中医认为，本病之病机，以肾虚、肝郁、湿热下注为特点，故其治疗原则以补肾、疏肝、清热利湿为基本原则。

1. 肾阳不足　先天肾阳不足，或大病久病及肾，耗损肾阳，致肾阳不足，气化失司，精室紊乱；或后天失养，脾运失健，湿浊不化，或居处潮湿，寒湿、水湿之邪内侵，损伤阳气，精宫虚寒，致精室紊乱，精凝不散。

2. 肾阴亏虚　素体阴虚或房事过度，肾精过耗，或劳心太甚，或五志化火，耗损精液，或过服温燥助阳之品，而致热盛伤阴，阴虚火旺，扰乱精室，精凝不散。

3. 湿热下注　过食辛辣醇酒厚味，湿热内生，湿热下注，或外感湿浊之邪，蕴久化热，熏蒸精室，精室被扰，精凝不散。

4. 阴虚湿热　房事不节，耗损肾阴，过食辛辣醇酒厚味，湿热内生，或外感湿浊之邪，蕴久化热，热又伤阴，致阴虚湿热，精室被扰，精凝不散。

5. 肺脾气虚　久病体虚，或饮食不节，伤及脾胃，运化失司，则肺脾气虚，外邪易侵，常患上呼吸道感染及肠道感染，诱导男子自身免疫反应，故精子凝集不散而不育。

6. 气滞血瘀　情志刺激，跌仆损伤或手术损伤生殖器等致情志抑郁，气机不畅，肝失疏泄，气滞血瘀，气机阻滞，精凝不散。

五、中医辨证论治

1. 肾阳虚衰证

【主要证候】婚久不育，血清、精浆抗精子抗体阳性，精子密度、精子活动力、精液液化时间异常或正常。畏寒肢冷，腰膝酸软，头晕耳鸣，小便清长，舌质淡，苔薄白，脉沉细。

【证候分析】肾阳不足，命门火衰，温煦失职，不能温暖周身和四末，故畏寒肢冷；腰为肾之府，肾虚则腰膝酸软，元阳不足，气不上煦，故头晕耳鸣；肾中阳气不足，膀胱失约，故小便清长；舌质淡，苔薄白，脉沉细，均为肾阳虚衰之象。

【治法】补肾壮阳。

【方药】右归饮加减。方中用熟地、山茱萸、山药、枸杞子、桑葚子滋肾填精，乃取其"善补阳者，必于阴中求阳，则阳得阴助而生化无穷"之意。杜仲、肉桂、附子、淫羊藿、巴戟天、淫羊藿温肾壮阳，以补命门之火；炙甘草健脾调药。诸药合用，共收温肾壮阳之功。

2. 肾阴亏虚证

【主要证候】婚久不育，血清、精浆抗精子抗体阳性，精子密度、精子活动力异常或正常，或精子畸形率高，精液不液化。眩晕耳鸣，口燥咽干，五心烦热，腰膝酸软，小便短赤，舌红少苔，脉细数。

【证候分析】肾阴不足，肾精亏损，阴不制阳，阳邪亢盛，虚火内生，虚火上扰清窍，则眩晕耳鸣；虚火内扰，灼伤津液，则口燥咽干；阴虚则筋骨失其所养，故腰膝酸软；虚火内扰于心，则五心烦热；虚火扰于下焦，则小便短赤；舌红少苔，脉细数，均为阴虚火旺之象。

【治法】滋阴降火，兼以补肾填精。

【方药】知柏地黄丸加减。方中山茱萸、枸杞子、桑葚子、山药滋阴潜阳，即所谓"壮水之主，以制阳光"，黄柏、知母入肝肾，苦寒泻火坚阴；茯苓、丹皮清热安神；酸枣仁养血安神；麦冬、地骨皮、龟板滋阴降火，以清虚热。

3. 湿热下注证

【主要证候】婚久不育，血清、精浆抗精子抗体阳性，精子密度、精子活动力异常或正常，或精子畸形率高，精液不液化。面红目赤，身热，胸闷不适，口渴而不欲饮，心烦易怒，小便短少而黄赤，舌苔黄腻，脉滑数。

【证候分析】湿热之邪，蕴积于内，熏蒸于上，故面红目赤，身热；湿热内阻，气机不畅，故胸闷不适；湿热内结，损伤津液，湿为阴邪，故口渴而不欲饮；湿热内扰于心，故心烦易怒；湿热下注，则小便短少而黄赤；舌苔黄腻，脉滑数，均为湿热蕴结之象。

【治法】清热利湿。

【方药】萆薢分清饮加减。方中萆薢清热利湿，分清别浊；薏苡仁、木通、茯苓、车前子利湿清热，使湿热之邪从小便而去；黄柏苦寒清热燥湿；莲子心清心热，利小便；牛膝引药下行。诸药合用，共达清热利湿之功。

4. 阴虚湿热证

【主要证候】婚久不育，血清、精浆抗精子抗体阳性，午后潮热，五心烦热，口渴喜饮，腰膝酸软，尿黄便秘，夜寐盗汗，舌红少苔，脉细弦数。

【证候分析】房事不节，耗损肾阴，过食辛辣醇酒厚味，湿热内生，故见尿黄便秘，口渴喜饮，或外感湿浊之邪，蕴久化热，热又伤阴，致阴虚湿热，故见午后潮热，五心烦热，夜寐盗汗；舌红少苔，脉细弦数均为阴虚湿热之象。

【治法】滋阴降火，清热利湿。

【方药】猪苓汤加减。方中猪苓淡渗利水，泽泻、茯苓甘淡助猪苓利水渗湿之功，滑石甘寒利水而清热，阿胶甘咸润燥而滋阴。诸药合用，共奏滋阴降火，清热利湿之功。

5. 肺脾气虚证

【主要证候】婚久不育，血清、精浆抗精子抗体阳性，患者多有慢性支气管炎和慢性肠炎等病史，平时易感冒，或食少便溏，腹胀，恶心欲吐，自汗，面色无华，舌淡苔白，舌边有齿印，脉细而弱。

【证候分析】久患肺、肠疾患，导致肺气不足，腠理疏松，故常自汗，并易患感冒；脾气亏虚，健运失职，故食少便溏，腹胀；中焦失和，升降失职，故恶心欲吐；脾气亏虚，气血乏源，不能上荣于面，故面色无华；舌淡苔白，舌边有齿印，脉细而弱，均为肺脾气虚之征。

【治法】补肺健脾。

【方药】参苓白术散加减。方中用黄芪、人参补益肺气；白术、茯苓、薏苡仁、鸡内金、山药健脾益气，以助生化之源；广木香、砂仁理气健胃。诸药合用，共奏补肺健脾之功。

6. 气滞血瘀证

【主要证候】婚久不育，血清、精浆抗精子抗体阳性，射精量少，常伴外生殖器系外伤史或手术史，小腹会阴时有刺痛，且痛处不移。舌质紫暗或有瘀斑、瘀点，苔薄白，脉弦或涩。

【证候分析】情志刺激，跌仆损伤或手术损伤生殖器等致情志抑郁，气机不畅，气滞血瘀，故胸闷不舒，或胁肋胀痛，善太息；木郁乘土，土失健运，津不上承，故口燥咽干；舌边红，苔白，脉弦细，均为气滞血瘀之象。

【治法】行气活血化瘀。

【方药】血府逐瘀汤加减。方中柴胡疏肝解郁；枳壳行气；当归、桃仁、川芎、红花、赤芍活血化瘀；牛膝祛瘀血而通血脉，并引瘀血下行；生地与当归合用，养血润燥，使祛瘀而不伤阴，诸药合用，共奏行气活血化瘀之功。

六、中医外治法

脐疗治疗阴虚湿热型免疫性不育。方药：知母、黄柏、熟地、山药、山茱萸、茯苓、丹皮、车前子、栀子、萆薢、滑石、淫羊藿各 10 g，将上述药物共同研成细末，治疗时取药末 10 g，以温开水调成糊状，纱布包裹，敷于脐部，胶布固定，3 d 换药 1 次。

七、小结

免疫性不育症患者临床可能既无症状也无体征，该病的诊断、辨别的依据是精子凝集试验。本病属于正虚邪恋之证。凡肾阴阳不足、肺脾气虚所致者属虚证，而湿热、气郁血瘀所致者属实证。病久可出现虚实夹杂。病位主要在肝、肾，其次在肺、脾。治疗以扶正祛邪为原则。该病的诊断与疗效判断标准仍需进一步研究、统一，以利于研究与广泛交流。

第十节 临床案例

案例一

【初诊（2009年5月7日）】陈某，男，28岁，已婚，教师，湖北武汉人。

【主诉】婚后1年余未育。

【现病史】患者2007年10月结婚，婚后同居，性生活正常，至今未育。患者平素无特殊不适，性功能正常，时有腰酸，在久坐或负重时出现。近半年喝酒、吸烟，夜寐欠佳，时难入睡，时易惊醒。察其舌淡苔薄白，脉沉弱，尺脉弱甚。辅助检查：2009年4月精液分析精子质量A级4.48%、B级2.99%、C级11.94%、D级80.60%，精子密度25.13×10⁶/ml，精子活动率19.4%，精子形态正常21.43%，畸形78.57%，红细胞、白细胞、上皮细胞均阴性，精液量3ml，液化时间20min，pH值7.3。抗精子抗体：AsAb-IgG、AsAb-IgA（－）、AsAb-IgM（＋）；女方检查未发现生殖系统明显器质性病变，不孕全套、内分泌、TORCH、支原体、衣原体均正常。

【西医诊断】精子活力低下症、畸形精子过多症。

【中医诊断】不育。

【中医辨证】肾精不足。

【治法】补肾生精。

【方药】自拟补肾生精1号方加减：丹皮15g、熟地15g、杜仲10g、泽泻10g、山萸15g、山药15g、菟丝子15g、续断15g、寄生15g、车前子15g、红花10g、当归10g、川芎10g、桑葚子30g、防风10g。7剂，每日1剂，水煎2次，取药汁约200ml，分次温服。

【二诊（2009年5月14日）】服药无明显不适，舌淡苔薄白，脉沉弱。前方加首乌15g、桃仁10g、生地20g，7剂，服如上法。

【三诊（2009年5月21日）】自觉腰部不适好转，舌淡苔薄白，脉略沉弱。继服前方7剂，服如前法。

【四诊（2009年5月28日）】腰酸与睡眠情况较前明显好转，舌质淡红，苔薄白，左脉沉，尺部弱甚。方药如下：丹皮15g、熟地15g、杜仲10g、泽泻10g、山萸15g、山药15g、菟丝子30g、续断15g、寄生15g、枸杞子15g、肉苁蓉10g、车前子15g、红花10g、当归10g、川芎10g、桑葚子30g、杜仲10g、淫羊藿10g、黄柏10g、防风10g。7剂，每日1剂，水煎2次，取药汁约200ml，分次温服。

后又来诊5次，均在5月28日方加减，复查精液分析，质量明显改善。精子质量A级22.73%、B级2.27%、C级25.00%、D级50.00%，精子密度22.85×10⁶/ml，精子活动率39.4%，精子形态正常57.69%，畸形42.31%，红细胞、白细胞、上皮细胞均阴性，精液量3ml，液化时间25min，pH值7.4，复查抗精子抗体转阴。继续以四诊方另减治疗2个月左右，7月25日来电话诉其妻检查已孕。

按语　近年来不育症发病率增多，尽管男性不育原因众多，有时多与精液质量有关，而临床表现往往不明显。本例患者为精子质量差，表现为弱精子症、畸形精子症及精子免疫异常，但临床只有很轻的腰酸，其他均无明显临床表现，这给中医辨证治疗带来了难点。《黄帝内经》指出："夫精者，身之本也。""两神（性）相搏，合而成形，常先身生是谓精。"认为有了精，才有生命，才能生殖。因此对于此类患者一般从补肾生精出发，以补肾生精法论治，参考五子衍宗丸再结合临床及患者特点进行灵活加减治疗。本例以补肾、养血（精血同源）、活血（促进血行与代谢）为主、补中有泻，泻中存补，辨证论治。

案例二

【初诊（2010年6月18日）】徐某，男，30岁，工人，湖北武汉人。

【主诉】原发不育3年。

【现病史】患者结婚3年，性生活正常，至今未育。平素自觉两侧少腹牵扯痛，伴腰酸绵绵，小便分叉，偶滴白，有烟酒嗜好，常熬夜。察其舌淡红，苔黄略厚，诊其脉弦细。外院治疗服用左维力及复方玄驹胶囊均效不显。辅助检查：女方各项生育检查均正常；2010年3月精液常规检查：精子不液化，密度正常，活力低（A级＝3.76％，B级＝9.39％）。

【西医诊断】精液不液化症、精子活力低下症。

【中医诊断】不育。

【中医辨证】湿热下注，肾阳不足。

【治法】清热除湿，分清化浊，兼补肾生精壮阳。

【方药】自拟补肾生精3号方加减：萆薢20g、黄柏10g、石菖蒲10g、云苓30g、白术15g、丹参15g、车前子10g、韭菜子10g、覆盆子10g、女贞子10g、沙苑子10g、丹皮15g、泽泻15g、乌药10g、荔枝核20g、土苓15g、紫河车粉3g、薏苡仁20g、菟丝子15g。15剂，每日1剂，水煎2次，取药汁约200ml，分次温服。

【二诊（2010年7月2日）】服上药后两侧少腹牵扯痛好转，腰酸好转，小便分叉偶有，舌质淡红，苔薄黄，脉弦细。守上方加制水蛭4g。15剂，服法同前。

守上方经过3个月的治疗，2010年9月20日复查精液常规：液化时间20min，A级＝25％，B级＝22％。女方顺利怀孕。

按语　本案例患者有烟酒嗜好，湿热内生，湿热阻滞下焦，脉络受阻，故两少腹牵扯疼痛不适；湿热下注膀胱，气化不行，故小便分叉及滴白；肾阳不足，相火不旺于下，故少精及精子不液化，腰酸绵绵。方中有萆薢、黄柏、石菖蒲、茯苓、白术、薏苡仁清除下焦湿热，车前子、韭菜子、覆盆子、女贞子、沙苑子、菟丝子补肾生精壮阳，加台乌、荔枝核行气散结；土苓清利湿热，加紫河车粉之血肉有情之品补肾生精。整个方清利湿热，分清化浊，补肾生精，湿热除，故有子。如金元医家张从正言"养生当论食补，治病当论药攻""余虽用补，未尝不以攻药居其先，何以？盖邪未去而不可言补，补之则适足资寇"是以，男科不育不能以肾精不足纯补治法一概而论，理应辨证施治，审证求因。

案例三

【初诊（2010年5月5日）】陈某，男，32岁，职员，湖北武汉人。

【主诉】女方2次流产。

【现病史】患者配偶2次自然流产，多次查精液常规活力低下，用生精胶囊效果不显。平素无烟酒嗜好，时感腰酸，盗汗，手足心出汗，偶遗精，纳可，梦多，二便调，舌质淡红，苔薄白，脉沉细弱。辅助检查：2010年5月5日查精液常规，A级1.65%（正常值25%），B级8.68%（正常值25%）。

【西医诊断】精子活力低下症。

【中医诊断】不育。

【中医辨证】肾精不足，相火妄动。

【治法】补肾填精滋阴。

【方药】自拟补肾生精2号方加减：知母15g、黄柏15g、生地15g、丹皮15g、泽泻15g、山药15g、沙参15g、麦冬12g、云苓15g、枣皮15g、枸杞子15g、女贞子15g、夜交藤15g、五味子10g、金樱子10g、韭菜子10g、覆盆子10g、车前子10g、龟胶烊化10g。10剂，每日1剂，水煎2次，取药汁约200ml，分次温服。

【二诊（2010年5月18日）】服上药后腰酸好转，盗汗及手足心热好转，睡眠稍安，舌质淡红，苔薄白，脉沉细。守上方加丹参、淫羊藿各10g，煅龙牡各15g。20剂，服法同前。

【三诊（2010年6月10日）】服上药后无腰酸等不适，手足心热及出汗均明显好转，舌质淡红，苔薄白，脉沉细。守5月18日方继服20剂。服法同前。

【四诊（2010年7月15日）】复查精液常规，A级24.82%，B级25.65%（已正常）。诸症消失，嘱继用上方15剂以巩固疗效。后随访，患者配偶于今年9月怀孕，次年6月顺利分娩。

按语　《黄帝内经》云："丈夫八岁，肾气实，发长齿更；二八，肾气盛，天癸至，精气溢泻，阴阳和，故能有子；三八，肾气平均，筋骨劲强，故真牙生而长极；四八，筋骨隆盛，肌肉满壮……"本案患者正值壮年精盛之时，然综其症状及舌脉辨为"肾精不足"，用知柏地黄丸加五子衍宗丸以补肾填精。因患者有遗精梦多症，加煅龙牡、金樱子以潜阳，制动相火。经过2个多月的调理，患者精液常规恢复正常。对于男性精液质量差的患者，治病求因，仔细辨证，往往能够达到意想不到的效果。

案例四

【初诊（2012年3月28日）】李某，男，26岁，武汉黄陂人。

【主诉】未避孕未育1年余。

【现病史】患者结婚1年余，正常夫妻生活，未避孕而女方未孕。2012年1—3月分别在协和医院及湖北省妇幼保健院检查精液常规提示无精子，经治疗效果不显。患者平素神疲乏力，精神欠佳，时有腰疼，夜尿多，无睾丸坠胀感，无小便分叉、滴白等，食欲一般，大便时溏。否认腮腺炎病史，否认不良嗜好。察其舌淡胖，苔薄白，脉沉细。

【西医诊断】无精症。

【中医诊断】不育。

【中医辨证】脾虚失运，肾阳虚衰。

【治法】温补脾肾，益气填精。

【方药】五子衍宗丸合金匮肾气丸：枸杞子15 g、菟丝子15 g、五味子15 g、鹿角胶烊化15 g、熟地15 g、山药15 g、党参15 g、炒白术15 g、茯苓15 g、泽泻15 g、丹皮15 g、车前子15 g、覆盆子10 g、巴戟天10 g、蛇床子10 g、肉桂10 g、山茱萸10 g、紫河车粉另包冲服3 g。共15剂，每日1剂，水煎2次，取药汁约200 ml，分次温服。

予以枸橼酸氯米芬片，25 mg，每日1次。

【二诊（2012年4月12日）】服上药后患者自觉精神好转，腰痛较前改善，纳眠可，二便调。今日复查精液常规，液化30 min，密度$12×10^6/ml$，A级3.41％、B级7.08％，正常精子百分比13％。舌淡苔薄白，脉沉细。处方：守上方加当归、黄芪、丹参各15 g，黄精、桑葚子各10 g。共20剂，服法同上。另继服枸橼酸氯米芬片，25 mg，每日1次。

【三诊（2012年5月5日）】患者诉精神好，无特殊不适，纳眠安，二便调。舌脉同前。处理：守4月12日方继服20剂，停服枸橼酸氯米芬片。

【四诊（2012年6月1日）】患者今日复查精液常规，液化20 min，密度$26×10^6/ml$，A级21.15％，B级12.50％，正常精子百分比16％。无腰痛等不适，夫妻生活和谐，舌淡苔薄白，脉沉。守4月12日方加三七3 g，共20剂，水煎服，每日1剂。

后随访，患者配偶于2012年7月查尿提示早孕。

按语　患者肾阳虚衰，下元不足，生精之力减弱，故无精子，性欲低下；脾失健运，故纳呆食少，大便溏薄，阳虚气化不利，故小便清长，夜尿多；舌淡苔白，脉沉细无力，均为脾虚失运，肾阳虚衰之征。故治当"温补脾肾，益气填精"，选方"五子衍宗丸合金匮肾气丸"加减。张介宾指出"善补阳者必于阴中求阳，则阳得阴助而生化无穷；善补阴者必于阳中求阴，则阴得阳升而源泉不竭"。方中肉桂、附子、菟丝子、五味子、鹿角胶、覆盆子温肾壮阳益气；枸杞子滋补肝肾，又有增加性欲之功；熟地、山药、山茱萸、紫河车填精益髓；党参、白术健运脾土，以滋生化之源；茯苓、泽泻、丹皮泻三阴经之虚邪；而用一味车前子尤有妙用，古人云："男子下阴有二窍，一溺窍，一精窍，溺窍开则精窍闭，精窍开则溺窍闭，两窍固不得并开。今车前利尿，庶几可孕育有望"。经过3个多月的治疗，患者夫妻生活和谐且女方成功受孕。

案例五

【初诊（2011年8月2日）】廖某，男，31岁，教师，湖北武汉人。

【主诉】未避孕未育2年。

【现病史】患者结婚4年，近2年未避孕，亦未育。平素常有尿频尿急，偶有会阴坠胀感及尿末滴白，时感疲劳乏力，腰酸痛，纳可，眠差，大便尚正常，嗜好酒肉，舌质淡，苔黄腻，脉滑数。肛指检查：前列腺稍增大，压痛（＋）。曾用西药抗感染，效果不显。辅助检查：查精液常规A级20％，B级22％，液化时间20min。前列腺B超：前列腺

4 cm×4 cm×3 cm，未见明显异常回声。

【西医诊断】慢性前列腺炎。

【中医诊断】不育症。

【中医辨证】湿热蕴结膀胱，扰动精室，败精离位。

【治法】清热利湿，解毒祛浊。

【方药】自拟前列腺1号方加减。蛇舌草15 g、蒲公英15 g、败酱草15 g、黄柏10 g、土茯苓15 g、萹蓄10 g、虎杖10 g、大黄6 g、黄芪15 g、薏苡仁20 g、车前草15 g、金银花15 g、连翘10 g、郁金10 g、丹参15 g。7剂，每日1剂，水煎2次，取药汁约200 ml，分次温服。

【二诊（2011年8月9日）】服上药后会阴部坠胀感及疲劳感缓解，仍有尿频尿急，尿末滴白，腰部酸痛，纳可，眠差，大小便尚正常，舌质淡，苔黄腻，脉滑数。守上方，加夜交藤30 g、枣仁15 g。14剂，水煎服，服法同上。

【三诊（2011年8月22日）】服上药后诸症状明显缓解，纳眠可，二便调，舌质淡，苔薄黄，脉滑数。守8月2日方加夏枯草15 g、党参15 g。14剂，水煎服，服法同上。

【四诊（2011年9月9日）】服上药后一般情况可，纳眠可，二便调，舌质淡，苔薄黄，脉滑数。肛指检查：前列腺正常大小，压痛（一）。处方：守8月2日方，加夏枯草15 g、党参15 g、赤芍10 g、玄胡10 g。14剂，水煎服，服法同上。

按语 本案酒食伤脾，湿浊内生，郁而化热，湿热蕴结膀胱，扰动精室，败精离位，运用经验方前列腺1号方以清热利湿，解毒祛浊。方中蛇舌草、蒲公英、败酱草清热解毒化浊；黄柏、土茯苓、虎杖清热利湿降浊；配大黄增加其清热解毒泻浊之功；黄芪、败酱草托毒排脓去浊；黄芪还能补气以行血，扶正以祛邪，寓补于泻之中，使邪去而正不伤。全方合用，共凑清热利湿，解毒祛浊之功。

案例六

【初诊（2002年6月3日）】周某，男，27岁，大学教师，湖北武汉人。

【主诉】结婚2年未育，射精困难。

【现病史】患者结婚2年，未避孕而未育。夫妻生活不协调，每次同房时不能射精，但手淫可以射精。女方检查排卵及输卵管均正常。症见口苦咽干，胸痞痰多，晨起吐黄色痰，小便黄赤，大便干结或稀溏；察其身体微胖，舌质淡紫，边有齿印，苔黄白腻；诊其脉滑数。实验室检查：精液常规正常；染色体正常。

【西医诊断】不射精症。

【中医诊断】不育症。

【病因病机】脾虚肝郁，湿热内蕴，湿热阻滞经脉。

【治则】清热利湿，疏肝健脾，化痰通络。

【方药】黄连温胆汤合二妙散加减：黄连6 g、陈皮10 g、法半夏12 g、茯苓12 g、甘草30 g、枳实20 g、竹茹15 g、苍术15 g、黄柏12 g、路路通15 g、石菖蒲20 g、橘络10 g、熟大黄10 g、蜈蚣1条、全蝎冲服2 g、冬葵子15 g、三七粉冲服3 g。10剂，每日

1 剂，水煎 2 次，取药汁约 200 ml，分次温服。

配合针刺内关、太冲、足三里、关元、气海、丰隆、阴陵泉、三阴交、太溪、血海等穴位，隔日 1 次。

【二诊（2002 年 6 月 25 日）】患者服上药后同房时偶能射精但感觉易疲劳，胸痞较前好转，自觉喉间痰亦减少，大便通畅，小便清。舌质淡紫，边有齿印，苔薄黄，脉滑细。处方：①守上方加党参 15 g、菟丝子 10 g、丹参 15 g，继服 15 剂；②配合针刺上述穴位。

【三诊（2002 年 7 月 20 日）】患者服上药后同房射精成功次数明显增多，胸痞症状消失，喉间痰减少，大便通畅，小便调。舌脉同前。处方：①守 6 月 25 日方继服 15 剂；②针刺上述穴位。

【四诊（2002 年 8 月 10 日）】患者诉配偶已怀孕。

后记：患者后育有一女，已 9 岁有余。

按语　该患者肝郁、肝失疏泄，肝木乘脾土致脾虚，肝郁化火，脾虚失健运，湿盛痰生，湿热痰蕴结，阻滞脉络，脉道不通，精路受阻，不能正常射精。

黄连温胆汤清热化痰，配合二妙散清利湿热，辅以蜈蚣、全蝎、三七、橘络以活血通络，引药入络，疏通脉络配合针刺穴注强刺激，疏肝健脾补肾活血。故经过 2 个多月的治疗，患者得以如愿以偿，顺利得子。

第十章　不孕不育专方专病临床研究

第一节　消抗汤治疗免疫性不孕症 120 例

除了排卵功能障碍、输卵管炎症等因素引起的不孕外，还有一个重要的原因就是免疫性不孕。不明原因的不孕患者中有 45%～50% 由免疫因素引起。编者采用中医药治疗抗精子抗体阳性患者，取得满意疗效，现报道如下。

1. 临床资料　150 例均为门诊患者，年龄 23～27 岁 30 例，28～32 岁 68 例，33～37 岁 38 例，38 岁以上 14 例；不孕年限 2～6 年 120 例，6 年以上 30 例。150 例中随机选择 30 例为对照组。诊断标准参照中国中西医结合研究会妇产科专业委员会第三届会议修订的不孕症诊断标准。抗精子抗体测定采用 ELISA 法测定（该试剂由深圳市博卡生物技术有限公司提供）患者血清 ASAb（抗精子抗体），治疗前后查 ASAb 并记录妊娠情况。中医辨证分型分为肾阴亏虚、肾阳不足、湿热下注、肝郁气滞型。

2. 治疗方法

1）治疗组：采用自拟消抗汤治疗。方药组成：熟地黄 20 g，山茱萸、山药、枸杞、牡丹皮、泽泻、茯苓、女贞子、旱莲草各 15 g。加减：肾阴亏虚加生地黄、麦冬、知母各 15 g，炒龟板 10 g；肾阳不足加淫羊藿、巴戟天、杜仲各 10 g；湿热下注加萆薢、车前子、薏苡仁各 20g，黄柏 10 g；肝郁气滞加郁金 15 g、柴胡 10 g、香附 12 g。每天 1 剂，水煎分 3 次服。经期停服，连服 3 个月为 1 个疗程。

2）对照组：泼尼松片每次 5 mg，每天 3 次，连服 3 个月为 1 个疗程。

两组同时使用避孕套避孕 3 个月。ASAb 转阴患者行 B 超监测卵泡发育情况，指导排卵期同房，随后观察 3 个月，记录妊娠情况；未转阴者继续服药 3 个月，停药后再次测定 ASAb。

3. 疗效标准与治疗结果

1）疗效标准。痊愈：在观察期内妊娠。好转：ASAb 转阴但观察期内未妊娠。无效：治疗 2 个疗程 ASAb 未转阴。

2）治疗结果：1 个疗程结束，治疗组 ASAb 转阴 87 例，未转阴 33 例，转阴率为 72.5%；对照组 ASAb 转阴 16 例，未转阴 14 例，转阴率为 53.3%。2 组转阴率比较，经 χ^2 检验，差异有显著性意义（$P < 0.05$），治疗组转阴率高于对照组。在随后观察的 3 个月内，治疗组痊愈 22 例，好转 82 例，无效 16 例，总有效率为 86.7%；对照组痊愈 4 例，好转 16 例，无效 10 例，总有效率为 66.7%。2 组总有效率比较，经 χ^2 检验，差异有显著性意义（$P < 0.05$），治疗组疗效优于对照组。

4. 体会　现代医学认为，女性生殖道感染或患性传播疾病可产生 ASAb，可能由于感染使局部的非特异性免疫反应加强引起。生殖道黏膜的破损，或经期同房，使精子抗原通过女性生殖道破损的黏膜上皮屏障进入上皮下的 B 淋巴细胞产生 ASAb。产生免疫反应后，性器官并不产生病理变化，性交后抗体攻击的靶子是进入生殖道中的精子，引起精子的制动和死亡而不孕。中医学认为肾藏精，精生髓，主生殖。其中髓是免疫系统的中枢免疫器官，在免疫应答及免疫调节过程中起重要作用；肾主生殖，肾虚精亏则不育。一般研究认为，免疫功能减退表现为肾阳虚，免疫功能异常增高表现为肾阴虚火旺。ASAb 呈阳性是免疫异常增高的表现，消抗汤是以六味地黄丸加减而立，方中六味地黄汤滋阴补肾；加女贞子、旱莲草、麦冬、炒龟板以加强滋阴补肾之功；知母、生地黄滋阴降火；肾阳不足加淫羊藿、巴戟天、杜仲温补肾阳肾精；湿热下注加草薢、薏苡仁、黄柏以清热祛湿等。

以消抗汤治疗 ASAb 患者，疗效经 χ^2 检验，治疗组疗效优于对照组（$P < 0.05$），而消抗汤作用机制可能是下丘脑-垂体-性腺各个环节，协调神经内分泌和免疫系统功能，从而抑制免疫抗体产生的同时，又对内分泌系统起到调节作用，收到调经与改善免疫调节的双重作用。

第二节　针药对卵巢储备功能影响的临床研究

卵巢储备功能是指卵巢皮质区卵泡生长、发育、形成可受精的卵母细胞的能力，它可反映女性的生育能力。卵巢储备功能下降导致女性生育能力下降及性激素的缺乏，进一步发展为卵巢储备功能衰竭。由于受遗传、环境的影响，并随着现代社会生活节奏的加快，妇女在社会经济中的地位提高，妇女卵巢储备功能下降的比例逐年上升。我们自 2006 年 5 月—2009 年 5 月运用针刺结合中药对 50 例卵巢储备功能下降的患者进行干预，并系统观察检测一系列客观指标。

1. 临床方法

1）一般资料：本研究纳入 2006 年 5 月—2009 年 5 月湖北省妇幼保健院中医妇科门诊患者 50 例。年龄最小者 20 岁，最大者 40 岁，其中表现为月经稀发 40 例，月经量少 20 例，排卵障碍性不孕 30 例，功能性子宫出血 10 例，性欲减退 10 例，其中排卵障碍性不孕患者兼有月经稀发、月经量少及性欲减退。

2）西医诊断标准：40 岁以前出现月经稀发、闭经或月经量少、排卵功能障碍性不孕，常伴有围绝经期症状（潮热汗出、烦躁易怒、阴道干涩、心悸失眠、胸闷头痛、记忆力减退、腰酸腿痛、血压波动等）；基础激素 8.5 IU/L ＜FSH＜40 IU/L 或 FSH/LH ＞3.6，自然周期阴道 B 超提示双侧卵巢窦卵泡数≤5 个。

3）中医诊断标准：月经后期、量少或经闭不行、腰酸腿软、头晕耳鸣、带下稀少、性欲淡漠、烘热汗出、烦躁少寐、神疲乏力、胸闷心悸。舌质红，苔薄黄，脉沉细。中医辨证属肾虚——肾阴虚。

2. 治疗方法

1）针刺治疗：选足三里、三阴交、关元、气海、地机、肾俞、肝俞、脾俞、子宫。根据其伴随症状随证加减，气滞血瘀者加合谷、血海、太冲；痰湿阻滞者加阴陵泉、丰隆；寒凝者加命门、腰阳关。针刺前嘱患者排空小便，针刺深度根据患者体形适当调整，一般刺 5~8 cm，并反复捻转，至局部出现酸麻胀痛，得气后留针 20 min。自月经第 5 天起针刺，隔日或隔 2 d 1 次。

2）中药：予以疏肝滋肾活血中药治疗，以逍遥丸合左归丸加减。药物组成：柴胡 10 g、白芍 15 g、当归 15 g、白术 15 g、熟地 15 g、山药 15 g、枣皮 15 g、云苓 15 g、枸杞 15 g、甘草 10 g、女贞子 15 g、旱莲草 10 g、丹参 20 g、三七粉 3 g（另包冲服），煎药机煎水 150 ml/袋，每日 2 次，每次 1 袋。月经第 5 天开始服用。3 个月为 1 个疗程，连续治疗 3 个疗程。

3. 观察方法与指标

1）观测指标。

（1）基础血 FSH、LH、E_2 水平测定：所有研究对象均在早卵泡期（闭经者时间不限）抽取血标本 2 ml，采用德国罗氏公司提供的药盒（Roche-codbase411）测定。

（2）症状改善情况：记录治疗前后的月经经量及兼症的情况，排卵障碍性不孕者的妊娠情况。

2）疗效判定标准（自拟）。痊愈：月经恢复正常，排卵障碍性不孕者 B 超检测有排卵或怀孕，兼症消失，理化检查结果恢复正常。显效：月经 1~2 个月来潮 1 次，兼症改善，不孕者 B 超检测有优势卵泡，理化检查基本恢复正常水平。有效：月经 3 个月来潮 1 次，兼症有所改善，不孕者 B 超检查 3 个月有优势卵泡，理化检查有所好转。无效：月经始终未潮，兼症仍然存在，不孕者检查半年无优势卵泡，理化检查基本无改变。

3）统计学处理：应用 SPSS13.0 软件，采用 t 检验。

4. 结果

1）治疗前后血 FSH、LH、E_2 水平变化：见表 10-1。

表 10-1　治疗前后血 FSH、LH、E_2 水平变化

	FSH（IU/L）	LH（IU/L）	E_2（pg/ml）
治疗前	24.48±4.33	11.44+1.30	20.8±2.65
治疗后	10.6622.89[2]	7.64±1.98[1]	34.82+7.29[2]

注：与治疗前相比，[1]$P<0.05$，[2]$P<0.01$。

经 t 检验，从表 10-1 可以看出治疗后较治疗前血 FSH、LH、E_2 水平均有明显改善。

2）治疗前后 OVD、OVF 水平变化：见表 10-2。

表 10-2　治疗前后 OVD、OVF 水平变化

	OVD（mm）	OVF（个）
治疗前	19.92+2.86	1.44+0.88
治疗后	27.78±3.54[1]	5.62±1.60[2]

注：与治疗前相比，[1]$P<0.05$，[2]$P<0.01$。

经 t 检验，从表 10-2 可以看出治疗后较治疗前 OVD、OVF 水平均有明显改善。

3）症状改善情况：50 例患者痊愈 28 例，其中 14 例患者怀孕；10 例患者显效；5 例患者有效；7 例患者无效。有效率为 86%。

5. 讨论

1）卵巢储备功能的预测方法：卵巢储备功能预测的方法有很多，有关性激素水平的预测，大量的临床及实验研究结果已经证实，卵巢的储备功能下降存在"隐匿性卵巢功能衰竭"的可能，卵巢功能减退呈现出高 FSH 低 E_2 状态。检测血清 LH 也有一定的价值，随卵巢功能降低，FSH 和 LH 均上升。阴道超声在检测卵巢功能上是一种简单、安全、有效的技术。随着超声的应用，卵巢体积的测量变得快速、准确和有效。研究认为，卵巢体积反映卵巢年龄，在 FSH 上升前即有改变。B 超观测卵巢基础形态时，如发现卵巢体积减小、窦卵泡数目减少、卵巢血供减弱，均表明卵巢储备已下降。Bancsi 等认为基础血 FSH、LH、E_2 与窦卵泡数能够明显提高卵巢储备的预测。

2）疏肝滋肾活血对卵巢储备功能下降患者的影响：卵巢储备功能下降，根据其临床表现，当属于中医学"血枯""血隔""闭经""不孕""经断前后诸证"等范畴。中医学认为肾主生殖，为先天之本，肝主疏泄，调畅气机，肝肾同源。正如《傅青主女科》曰："夫经水出诸肾，而肝为肾之子，……殊不知子母关切，子病而母必有顾复之情，肝郁而肾不无缱绻之谊。肝气之或开或闭，即肾气之或去或留，相因而至，又何疑焉。"由此可见，情志不畅，肝失疏泄，气机郁结，郁久化火，暗耗气血，气血不足，不能荣肾填精，冲任气血不充，血海空虚，胞宫失养，渐致月经异常，说明肾气的盛衰主宰着天癸的至与竭，冲任二脉的盛衰以及月经的行与止。方中柴胡、白芍、当归、白术、茯苓为君药，有疏肝解郁之功；辅以熟地、山药、山茱萸、云苓、枸杞、甘草、女贞子、旱莲草具滋阴补肾之功；佐以丹参、三七活血化瘀，全方共有疏肝滋肾活血之功。运用疏肝滋肾活血法治疗后，患者体内血 E_2 升高，FSH、LH 下降，症状有不同程度的改善。本研究运用疏肝滋肾活血中药针对性治疗卵巢储备功能下降患者，取得良好成效。

3）针刺对卵巢储备功能下降患者的影响：针刺能激活脑内多巴胺系统，调整脑-垂体-卵巢的自身功能，使其功能恢复，从而使生殖内分泌系统恢复正常生理的动态平衡，取得较好的疗效。该针刺治疗中，关元、肾俞补肾气、滋肾阴，足三里、脾俞、肝俞、地机健脾疏肝，三阴交补肾健脾疏肝，气海、子宫局部养血活血，共奏补肾健脾、疏肝活血之功。

卵巢储备功能下降必须引起重视，宜早期治疗，贯彻祖国医学"不治已病治未病"的预防思想，以防止卵巢早衰的发生。本文对卵巢储备功能下降的患者运用疏肝滋肾活血中药，结合针刺，可以看出治疗后的 FSH、LH、E_2 及 OVD、OVF 水平较治疗前均有明显的改善，临床疗效显著，对改善卵巢储备功能有着不可估量的作用，值得推广运用。

第三节　中药配合介入术治疗输卵管阻塞性不孕临床观察

近年来，不孕症的发病率呈逐年上升趋势，由于人们的生活方式的改变及频繁人流等因素，输卵管炎性不孕更是大幅度提升，据统计占不孕症的 30%～40%。临床上对输卵管阻塞的治疗方法很多，如腹腔镜、输卵管通液术及中药等方法，疗效均欠佳。如何寻找一种快捷、经济、方便及有效的治疗方法，是值得医务人员努力探索的。自 2005 年 3 月—2007 年 3 月，编者对输卵管（输卵管近段）阻塞的患者先进行介入治疗，然后运用中药内服、保留灌肠及外敷，以及输卵管通液术等中西医结合、内外结合等方法进行后期治疗，大大提高了不孕症患者的受孕率，取得了很好的疗效。现报道如下。

1. 临床资料

1）诊断标准：未避孕，婚后同居两年而未孕，且经输卵管碘油造影证实为一侧或双侧输卵管近段梗阻（间质部、峡部或壶腹部梗阻）。

2）纳入及排除标准：选择输卵管碘油造影证实为输卵管一侧或两侧近段（间质部、峡部或壶腹部）梗阻的患者，且经介入治疗已疏通一侧或双侧者；排除疏通输卵管后显示双侧输卵管积水或一侧输卵管积水、一侧输卵管术后改变者。

3）一般资料：共治疗观察 100 例，均为湖北省妇幼保健院中医科门诊就诊的患者，随机分为治疗组和对照组各 50 例。治疗组，年龄 24～45 岁，平均年龄（28.8±2.3）岁；病程 1～4 年，平均病程（3.1±0.6）年。其中原发不孕 12 例，继发不孕 38 例。对照组，年龄 23～44 岁，平均年龄（29.3±3.0）岁；病程 1～3 年，平均病程（2.0±0.5）年；原发不孕 10 例，继发不孕 40 例。经统计学分析两组患者平均年龄、病程、不孕情况比较，无显著性差异（$P>0.05$），具有可比性。两组患者伴随症状具体情况见表 10-3。

表 10-3　两组患者伴随症状情况比较

组别	例数	少腹痛	腰痛	白带多	附件增厚	附件压痛	附件包块	月经不调
治疗组	50	46	38	18	50	40	13	9
对照组	50	44	40	17	50	40	12	11

经统计学分析两组患者伴随症状情况比较，均无显著性差异（$P>0.05$），具有可比性。

2. 治疗方法　对两组输卵管近段一侧或双侧阻塞患者，先由放射科进行输卵管导丝疏通术，经介入术治疗已疏通一侧或双侧者，疏通后立即给予抗生素通液防粘连，同时静脉滴注抗感染 3 d。

1）治疗组：在介入治疗后，同时给予中药内服、保留灌肠及中药外敷治疗。3 个月经周期为 1 个疗程。

（1）中药内服：用自拟"通管汤"。药物组成：柴胡 10 g、枳实 20 g、赤芍 15 g、当归 15 g、川芎 10 g、香附 15 g、延胡索 15 g、川楝子 6 g、三棱 15 g、莪术 15 g、红藤 15 g、天丁 15 g、三七粉（另包）3 g、穿山甲粉（另包）3 g 等组成，每日 1 剂，水煎 2～3 次，分服。经期停服。

（2）中药保留灌肠：红藤 15 g、天丁 15 g、透骨草 15 g、细辛 10 g、黄柏 15 g、蒲公英 10 g、川楝子 10 g、丹参 15 g、败酱草 15 g、金刚藤 15 g 等组成。上药由湖北省妇幼保健院煎药室熬成 120 ml 的袋装药，每日 1 袋，将药温调到 37 ℃左右，临睡前用一次性输液管插入肛门 10～15 cm,保留灌肠。次日排出，经期停用。

（3）中药外敷：透骨草 15 g、追地风 15 g、千年健 15 g、川乌 15 g、草乌 15 g、独活 15 g、羌活 15 g、鹅不食草 15 g、细辛 10 g、川楝子 10 g、白芷 15 g 等。将上药粉碎成粉状，装入棉布袋中（10 cm×12 cm 大小），每天用器皿隔水蒸至药味浓香时，用毛巾包好，以不烫皮肤为宜。敷于两侧少腹部，每日 1 次，每次 30 min，经期量不多时也可用。

（4）通液术：在介入治疗的同时，用 0.5％甲硝唑注射液 30 ml，加入地塞米松注射液 4 mg，进行输卵管通液术。在介入治疗后的两个月经周期，每次月经干净后第 3 天进行上述通液治疗，隔 2 d 再进行第 2 次通液，一般共通液 5 次。若通液显示通而不畅时，可考虑在下一次月经周期再进行 2 次通液。此后不再进行通液，只使用药物治疗。

2）对照组：经期采用左氧氟沙星 0.4 g 加入 5％葡萄糖 250 ml 中，加 0.5％甲硝唑注射液 200 ml，静脉滴注，每日 1 次，5～7 d 为 1 个疗程，连续用 3 个月经周期。月经干净后第 3 天进行通液术，方法同治疗组。

3. 治疗结果

1）疗效标准：参照《中医病证诊断疗效标准》中医妇科不孕症诊断疗效标准进行评定。治愈：两年内受孕。好转：虽未受孕，但与本病有关的症状、体征及实验室检查有改善。无效：症状体征及实验室检查均无改善。

2）结果：

（1）两组临床疗效比较见表 10-4。

表 10-4　两组临床疗效比较（例）

组别	例数	治愈	好转	无效	总有效率（％）
治疗组	50	23	22	5	90.0
对照组	50	10	20	20	60.0

与对照组相比，$P < 0.01$。

（2）两组妊娠率比较：治疗组 46％，对照组 20％，两组有显著性差异（$P < 0.01$）。从临床观察看，一般介入术后 2 个疗程内妊娠率只有 10％，70％的患者 2～3 个疗程妊娠，宫外孕者占 1％。其余在 3 个疗程后妊娠。

4. 讨论　不孕症一般占育龄夫妇的 10％～15％，而输卵管阻塞造成的不孕占 30％～40％。显微外科腹腔镜术，只能解决输卵管外在粘连及伞端粘连积水的问题，而不能解决近段输卵管阻塞的问题。近年来，由于介入技术的不断发展，输卵管介入再通术在治疗输卵管梗阻性不孕方面取得了较大的突破，其疗效明显优于传统的通液、中药及手术治疗。Thurmond 等证实，非手术输卵管介入再通术有其独特的治疗价值。但资料同时显示，单一介入再通术的术后重新粘连率较高，自然受孕率亦就低。我们采用输卵管介入再通术与中西医联合应用的方法治疗输卵管阻塞性不孕，明显降低了输卵管粘连率，提高了输卵管介入再通术后的受孕率。且编者通过临床观察表明，输卵管介入再通术后加用中药内服、保留灌肠、外敷等治疗，其受孕率经统计学处理明显优于单纯的西医治疗方法。

不孕症属中医学的"无子""带下""腹痛""癥瘕"等范畴。中医学认为，经期、产后或创伤后（宫内手术），或湿热邪毒乘虚而入，湿热阻滞胞脉或感受寒湿，则寒凝血瘀，胞络受阻；输卵管位于下焦少腹，属胞脉范畴，为足厥阴肝经所过之处，若情志抑郁，肝气郁结，疏泄失职，则气滞血瘀致胞脉受阻，气血失和，阴阳失调，迁延不愈而致不孕。正如《景岳全书·妇人规》云："瘀血留滞作癥，唯女人有之，其证或由经期，或因产后，凡内伤生冷，或感受风寒。或恚怒伤肝，气逆而血留，或忧思伤脾，气逆而血滞，或积劳积弱，气弱而不行。总由血动之时，余血未净，而一有所逆，则留滞日积而渐成癥矣。"

临床编者所用中药内服药通管汤方中，柴胡、赤芍、枳实、香附、川芎有"柴胡疏肝散"之意，功效疏肝行气，活血止痛。辅以延胡索、川楝子之金铃散有行气解郁，活血止痛之功，以加强疏肝行气活血之功效。正如景岳云："……然血必由气，气行则血行，故凡治血，则或攻或补，皆当以调气为先。"佐以当归、三棱、莪术、红藤、天丁、三七、穿山甲等活血化瘀，破血消癥等中药，如上所述本病与肝经关系密切，故选方用药上以入肝经为多。诸药合用，将疏肝行气、活血化瘀、破血消癥熔为一炉，以"舒其气血，令其条达"，气顺血和，则病自除，癥自散，病自愈。另外，中药灌肠是一种特殊的外用治疗方法，配合使用会起到事半功倍的作用。方用红藤、天丁、丹参具有活血化瘀的功能，为主药；配合败酱草、金刚藤、川楝子、蒲公英、黄柏等具有清热解毒祛湿之功；佐使透骨草、细辛，辛温走窜之药，为引经药，直达病所。中药灌肠直接达局部，共奏活血化瘀、清热解毒之功。

下腹部以特制的中药热敷，外敷中药由透骨草、千年健、川乌、草乌、细辛、川楝子、白芷、独活、羌活等辛温芳香走窜之品组成，诸药均可透皮直达病所，起到局部活血通络之用。

从本临床观察中得出结论，再通术后中医药的治疗尤为关键重要。且输卵管介入再通术结合中药治疗不孕症具有受孕率高、安全等优点，应作为治疗输卵管梗阻性不孕的首选方法，值得临床推广应用。

第四节　中药外治法治疗输卵管炎性阻塞性不孕临床观察

不孕症是影响男女双方身心健康的世界性问题，它的发病率很高。其中输卵管性因素是女性不孕症的主要原因之一，据有关统计报道，输卵管炎性不孕占女性不孕患者的30%以上。在我国，近年来由于性传播性疾病发病率的上升以及人工流产术、药物流产术等宫腔操作次数的增加、工作生活节奏的加快、妇科手术的无菌操作不够严格或急性盆腔炎未得到及时有效的治疗等原因，本病的发病率呈逐渐上升趋势。其治疗过程复杂，费用极其昂贵，然而成功率不理想。编者于2007年开始采用用中药保留灌肠配合外敷治疗输卵管阻塞不孕患者，疗效现报道如下。

1. 临床资料与方法

1）一般资料：研究对象为2007年1月—2009年12月湖北省妇幼保健院中医科门诊就诊的输卵管炎性阻塞性不孕的患者共61例，均符合《妇产科学》（第5版）中输卵管阻塞不孕的诊断标准。其中年龄最小 24 岁，最大为 44 岁；病程最短 2 年，最长 15 年。其中输卵管双侧阻塞 10 例，双侧通而不畅者 21 例，一侧阻塞而对侧通而不畅者 18 例，一侧阻塞而对侧通畅者 9 例，一侧输卵管切除，另一侧输卵管通而不畅者 3 例。

2）诊断标准：输卵管炎性不孕西医诊断标准依据《妇产科学》（第 5 版）拟定，诊断标准如下：①婚后未避孕有正常性生活，同居 2 年而未曾受孕；②男方生殖功能正常；③基础体温双相；④输卵管通液 2 次均不通；⑤子宫输卵管碘油造影证实输卵管不通畅、阻塞或积水等；⑥腹腔镜检查下输卵管通液证实通而不畅或不通，并且盆腔内粘连。以上 6 项前 3 项符合，加后 3 项中有 1 项符合即可以诊断为本病。

排除标准：经子宫输卵管碘油造影显示及有关化验结果诊断为结核杆菌等。

3）治疗方法：自拟中药灌肠方灌肠。处方：红藤、天丁、金刚藤、败酱草、蒲公英、紫花地丁、金银花、连翘、赤芍、野菊花、白花蛇舌草各 15 g，三棱、莪术、元胡各 10 g，每次煎煮至约 100 ml，取右侧卧位，使臀部移近床沿，按静脉输液方法，连接好输液器，排出气体，输液器剪去针头，末端涂上少量润滑油，缓慢地从肛门插入直肠 10～15 cm，将药液缓慢滴入。药液温度以 39～41 ℃为宜，压力要低，液面距肛门不得超过 30 cm，待灌完后，尽量卧床休息。保留灌肠液 2 h 以上，尽可能延长药液保留灌肠时间，以利药液充分吸收，最好至翌日凌晨排便时排出残液。每日 1 次，1 个月为 1 个疗程，连用 3～6 个疗程。

外敷主要采用药包热敷疗法，所用药物多为辛温散寒、理气活血之品。主要组成为千年健透骨草、追地风各 15 g，乳香、制没药、川乌、丹参各 10 g，血竭、山甲粉、艾叶、当归尾、红花、羌活、独活各 5 g，上药为粗末，置干布袋内蒸透后热敷小腹或两侧少腹，每日 1 次，每次 15～20 min，每包药连续用 10～15 d 更换，1 个月为 1 个疗程，连用 3～6 个疗程。

2. 结果

1）疗效判断标准：本组病例仅以治疗后能否宫内妊娠来判断疗效。治疗后宫内妊娠（经妇科检查或尿妊娠免疫试验或 B 超证实）为治愈，治疗后 3 个月至 2 年仍未宫内妊娠为无效。

2）治疗结果：61 例患者经治疗后有 41 例宫内妊娠，妊娠率为 67.2%。受孕中，输卵管双侧阻塞 4 例，双侧通而不畅者 18 例，一侧阻塞而对侧通而不畅者 9 例，一侧阻塞而对侧通畅者 8 例；一侧输卵管切除，另一侧输卵管通而不畅者 2 例。原发不孕 12 例，继发不孕 29 例。

3. 讨论

1）输卵管阻塞性不孕病因病机：中医对输卵管阻塞性不孕并无专门记载，可归属于中医的"不孕"范畴。对本病病因病机的认识，从古代医家到现代从医者，讨论众多，但从收集的资料分析来看，其发病机制在于"瘀"字。多是由于脏腑功能失调，肝气郁结，气血运行不畅，少腹瘀血，或于经期或产后，血室正开，胞宫空虚，秽浊之邪乘虚内侵，与气血相搏，致使气机不利，经络气血受阻，冲任带脉功能失而致不孕。编者认为本病的病机为血瘀成癥。故提出了以活血化瘀、通经活络为治疗本病的大法。

2）中药保留灌肠的作用机制：编者自拟灌肠方中，红藤、天丁、金刚藤、败酱草既有清热解毒之功，又有消瘀散结之用；蒲公英、紫花地丁、金银花、连翘、赤芍、野菊花、白花蛇舌草既活血化瘀，又凉血解毒；三棱、莪术、元胡既破血行气，又消积止痛。以上诸药相辅相成，共起清热解毒、化瘀止痛之功效。

因慢性盆腔炎的病灶主要在盆腔、直肠与子宫、附件邻近，直肠给药使药液直接作用于盆腔，局部浓度最高，可以通过直肠黏膜直接吸收，使药物直达病所，可促进局部的血液循环，抗菌抗感染、松解粘连，既能改善局部疼痛与炎症症状，而且通过活血化瘀作用的机化吸收，可使增厚、增粗的附件组织粘连消退，包块缩小。盆腔内静脉丰富，且与相应器官及其周围形成静脉丛相吻合，并与痔静脉丛交通，药物进入直肠后经痔静脉丛吸收，使盆腔内迅速达到有效的浓度，又经长时间的保留，药物可充分吸收而发挥药理作用，取得较满意的治疗效果。另外中药灌肠，药效成分的吸收大部分不经过肝脏而直接进入大循环，避免了肝脏的首过效应，也能防止药物对胃肠道的刺激，使药物的利用度得到充分发挥，同时中药灌肠剂又保持了传统肠剂的特点，可根据病情变化加减，灵活变通地使用药物。况且长期口服中药的患者又难以坚持，而采用中药煎剂保留灌肠既简便易行，又无副作用。经长期临床观察，未见直肠黏膜损伤及肛门松弛、月经紊乱等。

3）中药外敷的作用机制：中药外敷还可通过局部温热刺激，加快盆腔的血液循环，促使炎症吸收及粘连松解，使管道疏通，从而恢复输卵管"拾卵"及输送受精卵至宫腔功能。本疗法的方药中，千年健、透骨草、追地风、川乌祛湿通络，归尾、红花活血祛瘀，乳香、没药、穿山甲活血消肿，血竭、艾叶温经散寒，丹参活血凉血消痈，穿山甲、透骨草又有消疮疡痈毒之效，羌活、独活气辛而散。诸药中大部分又含挥发油，其力相加，相得益彰，又借助温度的作用更加大了扩散和渗透的力量。另外放药袋之处正是任脉、冲脉、带脉通过之地，这样就将药中的成分透入经络，作用于炎症组织，起到消炎止痛、祛痛消肿、软坚化积、活络通窍的作用，达到治疗的目的。

中药保留灌肠配合外敷治疗输卵管炎性阻塞性不孕，具有操作简便、疗效显著、无副作用、安全性大的特点，是一种较为理想的治疗方法。

第五节 愈宫汤治疗子宫切口愈合不良临床观察

子宫切口愈合不良是剖宫产后常见的并发症之一，据已有报道，其发病率为1.7%。子宫切口愈合不良导致产后恶露不尽，对以后的月经来潮和再次孕育造成不良影响，严重者导致切口感染或无菌性坏死，最终切口裂开，发生晚期出血，重者需切除子宫，给患者身心造成极大的痛苦。2005年3月—2007年3月，编者采用愈宫汤治疗子宫切口愈合不良所致的恶露不净及月经不调，取得很好的临床疗效，现总结如下。

1. 资料与方法

1）一般资料：共观察治疗100例，均为就诊于湖北省妇幼保健院中医及妇保门诊经B超确诊为子宫切口愈合不良的患者，随机分为治疗组和对照组各50例。治疗组年龄最大者39岁，最小者23岁；病程最长者110 d，最短者43 d；母乳喂养28例，混合喂养16

例，人工喂养 6 例。对照组年龄最大者 35 岁，最小者 24 岁；病程最长者 105 d，最短者 44 d；母乳喂养 29 例，混合喂养 14 例，人工喂养 7 例。两组患者在年龄、哺乳状况及病程方面均无显著性差异（$P>0.05$），具有可比性。两组治疗前 B 超监测未愈合子宫切口体积比较见表 10-5。

表 10-5 两组治疗前 B 超监测未愈合子宫切口体积比较

组别	例数	大体积（cm³）	最小体积（cm³）	平均体积（cm³，$\overline{x}\pm s$）
治疗组	50	1.9×1.8×1.8	0.6×0.5×0.5	1.989±1.556
对照组	50	2.0×1.8×1.7	0.5×0.5×0.4	2.110±1.701

未愈合切口体积以"纵径×横径×厚度"计算，各径线单位为 cm，体积单位为 cm³（下同）。两组患者治疗前 B 超监测未愈合子宫切口体积比较经统计学处理无显著性差异（$P>0.05$）。

2）纳入及排除标准：参照《妇产科学》《中医病证诊断疗效标准》及《中医妇科学》拟定。

（1）西医诊断标准：临床表现为产后恶露时间延长甚则恶露数月不尽，或恶露时断时续，常伴腹痛或子宫下段处压痛。妇科检查多可见宫颈口有陈旧性血液流出，子宫偏大，质软，子宫下段处压痛，最终须经 B 超检查确认。B 超诊断标准：超声表现为切口隆起明显，边缘模糊，肌壁内回声增强，呈轮廓不清之模糊团块回声，少数可见不规则回声区，或子宫肌壁与膀胱反折间可见不规则低回声或无回声。

（2）中医辨病辨证标准：产后恶露逾周仍淋漓不止，量中或量少，色暗，质黏稠，稍有臭秽，小腹疼痛拒按，头晕，乏力，肌肤不荣，口干咽燥，小便黄，大便干，舌暗红或有瘀点，苔薄黄，脉弦细数。

（3）排除病例标准（自拟）：①伴发热、白细胞急剧升高等产后急性感染症状者；②恶露量大大超过月经量者；③子宫切口严重感染或裂开等需手术治疗者；④合并子宫肌瘤或绒癌等生殖器肿瘤者；⑤合并有心血管、肝、肾和造血系统严重原发性疾病，精神疾病患者。

3）治疗方法。

（1）对照组：采用头孢呋辛钠 4 g（广东博洲药业有限公司）溶于 0.9% 生理盐水 250 ml 中，加入催产素 10 个单位，静脉滴注，每天 1 次。10 d 后改为口服阿莫西林胶囊（广州白云制药总厂），每次 0.5 g，每日 3 次；并配合中成药八珍益母胶囊（江西南昌青海制药厂），每次 3 粒，每日 3 次，持续服 18 d。

（2）治疗组：口服自拟益气养血，化瘀消癥之愈宫汤方：黄芪 20 g，炒蒲黄 15 g，五灵脂 15 g，益母草 15 g，枳壳 20 g，丹参 15 g，桃仁 12 g，当归 15 g，川芎 10 g，血竭 3 g（另包冲服），炮姜 5 g，阿胶 12 g（烊化服），败酱草 15 g，金刚藤 15 g。水煎，每日 1 剂，分 2 次口服。28 d 为 1 个疗程。

4）观察指标。

（1）临床症状及体征：恶露，小腹痛，头晕，乏力，肌肤不荣，口干咽燥，小便黄，大便干。舌暗红或有瘀点，苔薄黄，脉弦细数。

（2）B超观测指标：两组患者均于治疗28 d后复查B超。主要指标：未愈合切口大小和子宫复旧情况；次要指标：宫腔和陶氏腔积液情况。

5）疗效标准。痊愈：B超显示子宫切口处呈线状强回声，子宫大小正常；恶露干净，小腹痛消失。显效：B超显示未愈合子宫切口体积较治疗前缩小2/3及以上，子宫大小趋于正常；恶露干净，小腹痛消失。有效：B超显示未愈合子宫切口体积较治疗前缩小1/3～2/3，子宫较前缩小；恶露干净或恶露量明显减少，小腹痛消失。无效：B超显示未愈合切口体积较治疗前缩小1/3及以下，子宫缩小不明显；恶露量如前或量减少不明显，小腹痛仍存在。

6）统计学方法：使用SPSS13.0统计软件包进行分析，计量资料数据用均数±标准差表示（$\bar{x} \pm s$），结果用单因素方差分析，等级分组的计数资料用Ridit分析。

2. 结果　两组临床疗效比较见表10-6。

表10-6　两组临床疗效比较

组别	例数	痊愈	显效	有效	无效	痊愈率（%）	总有效率（%）
治疗组	50	18	23	8	1	36.0	98.0
对照组	50	11	21	16	2	22.0	96.0

与对照组痊愈率比较，$P < 0.05$。

3. 讨论　子宫切口愈合不良是近年来随着剖宫产率高而出现的新疾患，近期影响是产后恶露不净，子宫复旧不良。远期影响是月经不调，经期延长，编者曾治1例剖宫产后13年月经不调，经期延长达半月方净的患者，B超证实子宫切口未愈合，经治疗，切口愈合而月经随之正常。

1）中医对子宫切口愈合不良的认识："子宫切口愈合不良"是现代医学术语，此病也是随现代医学发展及社会生活环境变化而出现的新疾患，但按其临床表现来看，可参照祖国医学的"产后腹痛""恶露不尽""内痈"等病辨证，历代医家所论之病因病机当属本虚标实，虚实夹杂之证。凡新产之妇，百节空虚，卫表不固，摄生稍有不慎则可发生各种产后疾病。若新产之妇感受风冷之邪，冷为寒邪，寒性凝滞，阻碍气血运行，致血凝气滞，瘀滞冲任胞宫，不通则痛，故致产后腹痛；瘀阻冲任，恶血不去，新血不得归经，故恶露淋漓不尽，逾期不止。若瘀久化热，或七情太过，五志化火致热与血搏结，阻滞胞脉，败血浊液不得下行，热瘀血腐而成痈。故"气血亏虚，瘀血内阻"成为产后腹痛和恶露不绝的主要病机。瘀血内阻日久化热，热瘀血腐而成内痈。

2）西医对子宫切口愈合不良的认识：子宫切口愈合不良是剖宫产术后常见并发症之一，一般情况下，剖宫产手术切口损伤较少，炎性反应轻微，表皮再生24～48 h，便可将切口间隙填满，5～6 d起胶原纤维碎片和纤维蛋白束形成。随着胶原纤维的增多与成熟，肉芽组织逐渐转化成血管稀少的由胶原纤维组成的灰白色坚韧瘢痕。故术后7～8 d B超子宫声像图呈一平直状成弧形强回声光带。继而肌细胞再生使瘢痕肌肉化，此过程一般需3周。任何干扰子宫瘢痕肌肉化的因素，如手术操作及缝合技术、机体抵抗力、营养状况改变、麻醉效果、产程情况及力学因素等影响，均可导致子宫切口愈合不良，重者则可使切口裂开。对于子宫切口愈合不良而致恶露不净者，西医多用抗生素治疗，疗效不显。

　　3）中药愈宫汤组方依据：中药愈宫汤方是编者以传统中医理论结合中医药现代研究进展及多年临床经验，辨病与辨证相结合，本着"治病求本"的原则，不断探索，逐渐形成临床用之有效的方剂。本方仿产后常用经方生化汤合失笑散加减而成，方中川芎、桃仁活血祛瘀，当归补血生血，与黄芪、阿胶益气养血，扶正托毒生肌，同为主药。方中辅以丹参合失笑散化瘀止血，活血止痛，使瘀祛新生；加血竭具有活血化瘀，祛腐生肌，止血收敛，消肿止痛等功效，千百年来在治疗跌打损伤，内伤瘀痛方面功效卓著，在中医界被称为"和血圣药"；加益母草增强活血化瘀之功且能消肿，与枳壳相伍可增强子宫收缩，促进恶血排出和子宫复旧；另配以酱草、金刚藤清热解毒，消痈止痛。稍佐炮姜用为反佐，毕竟产后多寒，虽用药"勿拘于产后"，亦需"勿忘于产后"，使清热不过于苦寒。全方以益气养血，活血化瘀为主，兼以清热解毒消痈，寓清于补，寓补于行，寒热兼用，标本兼顾。临床研究表明，愈宫汤方对子宫切口愈合不良有较好疗效。治疗组痊愈率明显高于对照组，提示愈宫汤方治疗剖宫产术后子宫切口愈合不良效果更佳。